抗癌：生命至上

——癌症治疗的终极目的是让患者活下来

海鹰 徐晓 著

人民体育出版社

图书在版编目（ＣＩＰ）数据

抗癌，生命至上：癌症治疗的终极目的是让患者活下来 / 海鹰 , 徐晓著
．— 北京 : 人民体育出版社 , 2020
ISBN 978-7-5009-5842-0

Ⅰ . ①抗⋯ Ⅱ . ①海⋯ ②徐⋯ Ⅲ . ①癌 – 防治 – 基本知识 Ⅳ . ① R73

中国版本图书馆 CIP 数据核字 (2020) 第 159245 号

人 民 体 育 出 版 社 出 版 发 行
北 京 新 华 印 刷 有 限 公 司 印 刷
新 华 书 店 经 销
*
787×1092 16 开本 17.5 印张 314 千字
2020 年 9 月第 1 版 2020 年 9 月第 1 次印刷
印数：1—5,000 册
*
ISBN 978-7-5009-5842-0
定价：55.00 元

社 址：北京市东城区体育馆路 8 号（天坛公园东门）
电 话：67151482（ 发 行 部 ）   邮 编：100061
传 真：67151483   邮 购：67118491
网 址：www.sportspublish.cn
（购买本社图书，如遇有缺损页可与邮购部联系）

　　并不是只有活下来的癌症患者才是抗癌的英雄，而是所有的那些不肯向癌魔低头、拼尽全力求生存的患者都是抗癌的英雄。因为，他们都是在用自己的身体和生命为人类医学的进步滚雷！

　　我向他们致敬，这其中就包括我心爱的丈夫海鹰。

——徐晓

2020 年 8 月

治病留人，生命至上

这是我和海鹰写的第三本有关癌症的书了，这是我们早前怎么想都不可能想到的。因为我俩不是医生，也都没有一丝的医学背景。然而，我们是癌症的亲历人，是"癌症≠死亡"的见证者，也是"抗癌，靠坚强，更要靠智慧！"的倡导者和实践者。

从海鹰2012年3月罹患癌症，到今天，已近八年。随着时间的历久，我们对癌症的思考也逐步加深。如果说，第一本书《抗癌：第一时间的抉择》讲述了患者在最初被诊断为癌症时应该怎么想怎么做，更多地给予患者以战胜癌症的路径和信心；第二本《抗癌：防治复发》告诉患者抗癌要靠智慧，讲述的是应对癌症的策略与方法；那么在这第三本《抗癌：生命至上》里，我们力图强调的就是癌症治疗的根本，表述的是我们对天下癌症患者生命的担忧。我们希望这本书可以成为一个扩音器，我们要通过它，拼尽全力，去呼喊：癌症治疗的目的，不是杀灭几个肿瘤，而是要活下来！

活下来，没错，活下来！活得久一点，再久一点——这才是我们和所有癌症患者的愿望和初心！

然而，抗癌的路不好走，别说他人，就是海鹰也是几次复发，几番治疗，几多抉择。有时，我们也会在危难时被岔道上的一丝光晕所迷惑而把持不住治疗的方向，这就像身边的一些患者，为了对肿瘤的彻底绞杀，搭上去的是自身免疫力的降低，甚至，奉上了自己宝贵的生命。

　　凡是癌症的亲历者都知道，在癌症的治疗上，始终存在着一对矛盾——绞杀癌细胞的药力和患者身体的耐受力。药力不足，肿瘤下不去；药力过猛，身体又受不了。但凡遇到这对矛盾激烈冲突时，我都想起中医界的一句至理名言——"治病留人"或叫"留人治病"。我想，我们治疗的目的不正是要把人留下来吗，或者说，我们只有留下了人，才会有下一步治疗的机会呀！

　　当然，治病与留人——攻击肿瘤还是顾及生命，这是天平的两端，它们相互矛盾，又互相依托，哪边都不能偏颇，哪边放的砝码多了都要翻车。我常跟患者说，癌症的治疗，就像过独木桥，脚下江水滔滔，耳边山风呼呼，害怕吗？害怕就掉下去了；只有手里握好平衡的竿，胆大心细，慢慢走，才可能到达生命的彼岸。这也像中医吴南京先生说的一句话："治病之要，在于攻补寻机。"对，就是要在治疗中一次次地去思量哪里才是那个该攻、该守、该进、该退的最恰当的点，找到它，当机立断，该刹车刹车，该加油加油，该转弯转弯，这段险途你就过去了，你就活了！

　　那么，我和海鹰希望读者能在这本书里找到我们呈现给大家的逃生之法。比如，如何在治疗中把握身体状况的变化趋势、如何抓住病情的主要矛盾、如何面对无药可用的困境、如何度过治疗的"空窗期"、如何看待医生说的"观察"和"等待"、如何在"短效升白针"和"长效升白针"上做出选择、为什么癌症的治疗要走综合治疗的路、为什么中医和气功是癌症治疗的重要手段、化疗真的是多多益善吗、手术一定是"根治性治疗"吗……这里有大问题，也有小问题，但哪个问题都关乎生命。总之，我们希望读者在读完这本书之后，能建立起一个正确的癌症观，从宏观的视角看待生命的长度，从微观的角度把握治疗的分寸。

　　八年呀，时间不短，这里不仅有我们自身的痛苦、忧虑和顿悟，也有在抗癌路上所结识的无数同行者的苦难和挣扎。这些同行者真诚、质朴、坚强，并对我们充满着由衷的信任和爱戴。当他们把自己最隐秘的故事讲给我时，我的心理对他们充满同情、悲悯、敬仰和尊重。这些故事变成了这本书里的一颗颗文字，如珍珠般，在书页间熠熠生辉。我想，不论这些讲述者此时是在星空中闪烁，还是在大地间行走，他们都愿我用他们的故事警醒后人——生命至上，生命至上啊！

这些年来，我有一种强烈的感觉：好像人们一旦罹患了癌症，就像被烈火淬炼，霎时间变得善良和美丽。

哦，我的皇天后土，请保佑这些善良美丽的人们健康地活着，快乐地活着！

徐晓

2019 年 11 月 14 日

序言二

活

在一次兵团战友的聚会上，有人问我们："自从海鹰生病，你们夫妻俩就没闲着，写了两本抗癌的书，听说你们现在还在写。能说说你们在这几本书里到底写了些什么吗？"

徐晓想了想，说："前两本，每本都二三十万字，第三本也不会少。这啰啰唆唆将近百万字的书，说的是我们和癌症患者的经历，是我们这些年来在中西方治疗环境中的所见所闻，是我们面对各种治疗手段、办法及其后果的思考，也是我们对癌症患者的叮嘱和提醒。我们想把我们看到的、想到的告诉给患者，想让他们少走弯路，最后能活下来。"

有位战友说：能简单点吗？

我想了想说：能。

一句话概括：

抗癌，靠坚强，更靠智慧！

一个词概括：

四个字的——智慧抗癌；

三个字的——癌症观；

两个字的——生命；

如果非用一个字概括，那就是——活！

活，让天下所有的癌症患者都活下来，是我们写作的初心和归宿。

其实，我们心里有着千言万语，那是说不完的经验和道不尽的教训；我们胸中有着万语千言，那是说不完的嘱咐和道不尽的叮咛。我们想对你们——我亲爱的朋友，我苦难的战友，我们在抗癌路上一起艰难前行的癌症患者们，说一千句、一万句……这些，都在这三本书里了。

而这三本书的精髓就是一个字——活！

我用我的鲜血和生命为你们趟雷，你们要活下去！

海鹰

2019 年 11 月 15 日

我将海鹰的名字放在前面

凡是看过我和海鹰写的书《抗癌：第一时间的抉择》和《抗癌：防治复发》的读者都知道，从文字上说，我写的多，海鹰写的少，所以，在作者一栏里，从来都是"徐晓"的名字在前，"海鹰"的名字在后。而这次，我要把海鹰的名字放在我的前面。因为，当他离去后，我突然明白，海鹰应该是第一作者，没有海鹰，就没有这三本书。

这第三本书不同于前两本，它不仅包括了海鹰生前对"智慧抗癌"的系统思考，还包括了我对海鹰生命最后路程的记述与反思，它是我俩八年抗癌路的总结，是我们的心血、哀叹、挣扎和呐喊，更是海鹰生命的留言。

海鹰常跟患者笑语："我负责生病，徐晓负责总结。"确实如此。

所以，这就是我为什么要将他的名字放在前面的原因——我写书用的是笔，是键盘，他用的是血，是生命！

我这样做，也是要告诉天上的海鹰，在我的心中，他永远是第一位的，永远！

徐晓

2020 年 4 月 25 日

目　录
CONTENTS

第一章　危难中生出的智慧

在复发的泥沼中逃生　002

我在海鹰治疗中的辩证思考　016

　一、在癌症治疗的乱象中抓主要矛盾　016

　二、我对新药、新疗法保持谨慎使用态度　018

　三、要把好药留一些给未来　019

　四、透过现象看本质　021

　五、我对"再复发就没药可治"的思考　022

第二章　抗癌不定式

与一位胃癌患者探讨治疗的方案　025

好害怕，我得了一种罕见的病！　029

治疗癌症要从医心开始　034

与一位食管癌患者探讨治疗的方案　046

癌症指标高了？先别慌　052

癌症患者能喝酒吗？ 062

如何避免癌症治疗中的风险 064

如何救助我们患癌的亲人 075

一种药物，两种反应 081
——中西方化疗室里截然不同的气氛说明什么

化疗的药量可以调整吗？ 084

做了"根治性治疗"就不复发了吗？ 086

早期的患者需要用靶向药维持吗？ 089

患者该怎样对待医生说的"观察"二字？ 093

怎样对待治疗上的"空窗期"？ 095

"六次不一定保命，四次不一定犯病" 098
——一位化疗专家对化疗次数的评说

看趋势——癌症患者应该掌握的抉择方法 101

为什么要把"复发"看成癌症的常态 106

把好三关 避免复发 112

少说些话 多养些气 118

正确的诊断是康复的第一步 121
——再谈"抗癌不要输在起跑线上"

升白针，长效与短效，哪种更适合你？ 126

癌症治疗的要诀是找到进退的转点 132

谈"帮助医生建立癌症思维模式"的重要性 139

第三章　生命的留言——海鹰的讲述

何为"智慧抗癌"　　　　　　　　　　　　　　　　143

我们的"癌症观"　　　　　　　　　　　　　　　　148

患者要在治疗时参与其中　　　　　　　　　　　　149

坚定地树立"癌症不等于死亡"的信念　　　　　　153

癌症治疗，首选西医　　　　　　　　　　　　　　156

中医思想是我抗癌的宏观指导　　　　　　　　　　158

来吧，加入郭林新气功群体抗癌的大家庭　　　　163

吃好，让癌魔远离　　　　　　　　　　　　　　　168

少生闲气　避免复发　　　　　　　　　　　　　　172

好人好报　　　　　　　　　　　　　　　　　　　174

抗癌中的胆识　　　　　　　　　　　　　　　　　176

当我面对死亡　　　　　　　　　　　　　　　　　179

第四章　不得不做的补充——海鹰最后的日子

你跨过千山万水，却被一粒石子绊倒　　　　　　184

要战胜癌症，先要战胜自己　　　　　　　　　　　193

海鹰的牙该不该拔？　　　　　　　　　　　　　　196

如果能重新再来，哪些做法我会改变？　　　　　199
　　——对海鹰八年治疗的回顾与思考

第五章　抗癌英雄谱

从"有志者"到"有智者"　206
　　——一位濒临死亡又绝地逢生的患者的经历

将"生命不息化疗不止"变为"生命不息练功不止"　219
　　——三位卵巢癌患者的生命感悟

打开心扉，寻找生命的出口　232
　　——两位胰腺癌患者的求生之路

"肝癌无治"的定论可以改写了　239
　　——数位肝癌患者的康复经历

号召起全社会，把抗癌事业做大　247
　　——武夷山参会感想

打开更广阔的视角　250
　　——我对郭林新气功的再思考

致谢　259

出版说明　263

第一章

危难中生出的智慧

对于癌症患者来说，一切治疗的手段，包括手术、化疗、放疗、靶向药、免疫疗法、射频消融、腹腔灌注、粒子植入等；一切治疗的路径，包括西医、中医、气功；一切关于癌症治疗的思考、抉择，都应指向一点，那就是：治病留人，生命至上！

——徐晓

在复发的泥沼中逃生

> 毕竟，海鹰所有的治疗经历对我来说都是经验，
> 都是启迪我思索的不可或缺的过程，都是引爆我刹那
> 间"觉悟"的导火索。我希望这些经历也能给患者更
> 多的启发，从而找到开启自己生命之门的钥匙。

这是我最不愿说的事儿。

尤其是把它告诉给我的读者，告诉给那些崇拜我，认为我可以始终引领着海鹰一路高歌，使他再不会复发，他们自己也可以沿着我们的思路找到脱离苦海的途径，最终能活下来的我的患者朋友。

但是，面对癌症治疗的乱象，面对那些在痛苦中挣扎的患者，不讲出海鹰近些年的经历，不讲出他两次三番的复发过程，不讲出他几近生命崩塌的事实，我于心不忍。毕竟，海鹰所有的治疗经历对我来说都是经验，都是启迪我思索的不可或缺的过程，都是引爆我刹那间"觉悟"的导火索。我希望这些经历也能给患者更多的启发，从而找到开启自己生命之门的钥匙。

所以，打开心灵的闸门，说吧。

话要从头说起。

2012年3月，海鹰被确诊为非霍奇金淋巴瘤，B细胞来源，滤泡性，三期B（有时也写为三级B），在北京的中国医科院肿瘤医院治疗。当时采用的是R-CHOP化疗方案，疗效很好。只是因为在第四个疗程后出现了严重的药物性肺损伤，便停止化疗，求助中医，学练气功，也就没有再回到医院去完成后面的两个疗程。接下来的三年，海鹰如沐春风，自我感觉很好，以为从此可与癌症说拜拜。

2015 年夏天，癌症在悄无声息的状况下回来，海鹰不得不接受再次的化疗。这次是在加拿大温哥华癌症中心治疗的，采用的是 GDP-R 化疗方案。其间，我们谢绝了医生建议的"自体造血干细胞移植"，又根据海鹰当时的身体状况在第五个疗程后自主放弃了第六个疗程。

那次治疗结束在 2016 年的元旦。

春天来了，海鹰退去了脸上的青灰；夏天来了，海鹰的体力又慢慢恢复了。对他来说，得病、复发、再次缓解的经历都有了，必胜的信心更足了。

以上的经历我们写在了《抗癌：第一时间的抉择》与《抗癌：防治复发》两本书里。那么，后面的事情就要详细讲述了。

2016 年的秋天，我和海鹰回国，一起到青岛参加一个活动。那天爬崂山，他奋勇当先，爬到半山，他累了，便坐在一块巨型的山石下休息。山风从后背穿过，他受了些凉。

从那天开始，他就总有丝丝的咳嗽。按说，只要好好休息就没事，但是，回国后的活动一个接着一个，从与昔日的同事一起策划研究项目到给创业新人讲课，他没一天消停，忙得不亦乐乎。就在临飞加拿大的前一天夜里，他已经咳得彻夜不眠！

到了 12 月，眼看咳嗽控制不住，海鹰也担心这会引起淋巴发炎，就吃了些头孢类的抗生素。几天后，咳嗽似乎减轻，但口腔溃疡起来了，嘴唇边长出了一圈水泡，我知道，这是一些男士在吃了强力抗生素后常常出现的不良反应。

其实，这样的情况更糟——口腔溃疡会引起颈下淋巴结肿大，而颈下淋巴结肿大又很可能勾起海鹰身体里的淋巴瘤，我真是担心。

果然，不出我所料，转年的一月份，再见医生，医生就说，海鹰的颈下、腋下、腹股沟都有淋巴结，海鹰又复发了。姹瑞医生是海鹰的主治医，她说，结节都不大，可以现在就开始治疗，也可以等等看，毕竟滤泡性淋巴瘤是一种惰性的癌症。海鹰选择了等等看，他希望借助中药和气功把这些瘤子消下去，尽量避免化疗。

然而，两个月过去，瘤子非但没小，却在一天天长大。从增强 CT 看，腹腔里的瘤子大的到了 4.4 厘米，肺上的已经到了 4.9 厘米。海鹰不得不请求医生开始化疗。

但是，医院不是你家开的，怎能你想开始就能开始。再说，还需要化疗前的各项检查。等待，催促，再等待，时间在煎熬中挨到了 4 月下旬！而那时的海鹰已经身体消瘦，声音嘶哑，后背隐痛，并且出现了盗汗。

好在医生给出的化疗方案是 B-R，就是苯达莫司汀与利妥昔单抗（品牌名是美罗华）的结合，28 天一个疗程，需要做六次。我们欣然接受。因为这个方案在我心中就是治疗滤泡性淋巴瘤的最佳方案。据说它疗效高，副作用小。如果海鹰能用上这两种药，我想他一定会好起来。

4 月 26 日，苯达莫司汀，一个小时的输液。

4 月 27 日，美罗华加苯达莫司汀，五个小时的输液。

输液后的效果马上就可以感觉到，瘤子在缩小，颈下的皮肤不再感觉肿胀。但是，六七天之后，海鹰的脸开始泛红，如猴子的脸；随后，全身泛红，如被开水烫过的虾；接着，就是发烧，37.8℃、37.3℃、38℃、37.7℃；再接着，是满身的红疹，一层摞一层，前胸后背，胳膊大腿，直到双手双脚！再接着，皮肤开裂，全身布满细密的血口，手和脚的皮肤都顺着纹路开裂！

怎么办？化疗还能继续吗？我不担心外在的皮肤，我想到的是他的内脏——万一内脏器官上的表膜也都充血，也都肿胀，也都开裂，怎么办？我虽不是医生，也不了解人体的生理解剖和器官构成，但是我心里一直在跟自己说，我要透过现象看本质，外表的情况这样糟，他的内脏器官也不会太好！

5 月 23 日是下一个疗程前要见医生的日子。可这天见的却不是海鹰的主治医生姝瑞，而是一位淋巴瘤科新来的大夫——布若珂。我看不出她的年龄，像四十多岁，又像五十多岁。布若珂大夫说，姝瑞大夫怀孕待产去了，这一段时间由她负责海鹰的治疗。

我跟布若珂大夫讲海鹰一直在发烧，她说，38 度以下的发热都不算发烧，没关系，可以继续第二个疗程。我说，海鹰身上出了很多红疹，而且在开裂出血，会不会内脏器官也会出现类似的问题？她不置可否，便叫来科里有经验的斯高特大夫会诊。斯高特大夫看了看，说，苯达莫司汀确实有出红疹的副作用，一般不严重，但也有极小数量的致死率，为了安全，海鹰的化疗可以停一停，等等看，同时请皮肤科的专家给个意见。

化疗推迟了两周。海鹰的红疹下去了，体力恢复了一些，皮科专家也认为皮疹不关乎生命，可以继续化疗。

第二个疗程开始在 6 月 8 日。苯达莫司汀减量 25%。

不知这次是因为药量减了，还是海鹰的身体对此药的药性适应了，这个疗程后没有出现红疹，也没有出现发烧的现象。但是海鹰更弱了，是极度的虚弱。

7 月初，将开始第三个疗程，这时我不知道海鹰能否撑住接下来的化疗。我没有把握。我想与布若珂大夫商量化疗是不是可以先告一段落。那天，我试探性地跟她说我们打算停止接下来的化疗，一是海鹰浅表的淋巴结基本下去了，二是海鹰的身体非常虚弱了。布若珂大夫马上笑了："你是你的老板呀。"她的言下之意是——"你们可以自己决定，我无所谓。"最后，我们商定，8 月初做 CT 检查，待检查结果出来再做最后抉择。

8 月 10 日，CT 报告出来：疗效是显著的，但是在海鹰的肺上仍有不少的结节分布在气管周围，大小均不超过 2 厘米。

那时候，距离第二个疗程结束已经过了两个月，海鹰的体力已经恢复了一些，我想：既然他的身体是向好的趋势，我为什么还要为那些没有活力的小结节再给他化疗，再去打击他刚刚恢复的元气？

所以，我跟医生说："我们打算放弃后面的化疗了。"

布若珂大夫看我们主意已定，就说："既然如此，我建议海鹰做靶向药美罗华的维持性治疗，每三个月一次，维持两年。"

我问："这么做的目的是什么？"

她答："为了防止复发。"

我问："可以维持多久？"

她说："可以两年，或许四年。"她的语气并不坚定。

我看了看海鹰，海鹰不置可否。我跟医生说："谢谢，不用了。"

布若珂大夫离开后，她的助理对我们说，"为什么不用，多好的治疗方案呀！"

我不好解释什么，只说："谢谢，我想，到最需要的时候再用吧。"

以上是海鹰第二次复发，第三次治疗时的经过。那是 2017 年春夏的事情。

为了海鹰这第二次的复发，我跟他生了好长时间的气——

"为什么就不能停止那些不利于健康的工作？是出名了，还是挣钱了？"

"为什么屡干屡犯还不吸取教训？"

"你是不是觉得你的那点成就感比生命重要？"

"你的身体有多强大可以顶得住数次的复发和化疗？"

"如果再复发，我不知道你还顶得住顶不住？"

……

"好好好，我什么也不干了，别唠叨了，我改了还不行吗？"

然而，还没容得海鹰改了他的毛病，第三次的复发就排山倒海般地来到眼前！

这次，不是因为海鹰干什么了，而是感冒病毒把他干了。

2017年底的一场流行感冒席卷全球，使以往风平浪静的温哥华也被"感染"上了，几乎家家都有人感冒，一个接一个，高烧、咳嗽、起不了床。

海鹰去了趟图书馆，回来就身上发冷，接着就是咳嗽，然后他传给我，两人的咳嗽声此起彼伏，昏天黑地。

很快，海鹰嗓子肿了，颈下淋巴也起来了，而且不是一个两个，是围绕脖子这边一串，那边一串，小的像红豆，大的如黄豆。

我们这次想好了，一旦出现问题马上化疗，不要等什么中医和气功的疗效，要趁海鹰的体力尚可及早动手，要把肿瘤扼杀在摇篮里！

正好，2018年1月8日，是约定的与医生见面的日子。

仍然是布若珂大夫。她摸了摸海鹰的脖子，又检查了他的腋下和腹股沟，除了颈下，其他地方都没有结节。布若珂大夫说："不一定是复发，或许就是咳嗽引起的淋巴炎症。"我说："按照以往的经验，海鹰只要在颈下长起来结节，就必然引起全身的复发，不会有例外。"布若珂大夫说，"那就等做了CT再说吧。"

走出医院，海鹰挺得意地跟我说："没准儿还真是炎症呢，医生都说可能是炎症。"我说，"你别高兴得太早了，我倒认为此医生有点嫩。现在不好理论，等着CT检查后再说吧。"

然而，布若珂大夫给海鹰预约的CT检查迟迟没有消息。追问她的助理，助理说："早就安排下去了，还写了'加急'，或许检查室忙，你们就安心等着吧，一旦轮到你们，他们会电话通知的，别急。"

我们等了一周又一周。就在这两周里，海鹰脖子上的瘤子飞长。红豆粒变成了蚕豆粒，黄豆粒变成了鹌鹑蛋。

我跟海鹰说，不能再等了，我要直接去 CT 室询问。

那天 CT 室的护士一查，说："海鹰的 CT 被医生取消了，说这个患者不用做了。"

我问："什么时候取消的？"

答："2017 年 9 月。"

我说："那是去年的事情，今年复发了，医生又发出了新的申请。"

护士马上与医生联系，证实了这一点。原来，新的申请是以传真方式发出的，CT 室的护士忽略了。他们马上紧张，跟我说："我们马上安排，这事就不要跟别人说了。"

我能跟谁去说？又能说什么？只要他们马上为海鹰安排。

第二天，CT 检查。接下来，是等待检查的结果。

又是十天！

再见到布若珂大夫，她也不说是炎症了，海鹰满脖子的瘤子就在那里。她说："海鹰必须去做活检，决定了性质才能制定化疗方案。"

又是等！

一周后由耳鼻喉科的专家给海鹰做了活检——从颈下开刀，取了一个完整的淋巴结。

就因为脖子上这一刀，其余的结节受到了刺激迅速长大，仅仅几天工夫，那些小些的长成了大红枣，右边大些的居然成了大鸭蛋！海鹰的脸与肩膀长成了平的！他头疼，脑袋挨不成枕头！再加上消瘦，原本就瘦弱的身体又下去十斤！

这时，一位淋巴瘤科的护士跟我讲，她查了一下，海鹰的治疗方案出来了，是 R-CHOP，是布若珂大夫提出，并经由淋巴瘤科的多位专家会诊拍板定下的。

啊，R-CHOP？海鹰第一次治疗就用的此方案，它虽效果好，但是接下来的肺损伤怎么办？而且，这些年来，海鹰的肺一直有问题，就像在肺里藏着个炸药库，稍有风吹草动就爆炸，这次再用，一定会是雪上加霜！

我马上提笔给布若珂大夫写信，提醒她海鹰对 R-CHOP 方案的反应，婉转建议是不是可以改用 GDP-R 方案或者 B-R 方案。

布若珂大夫没有接受我的提议。她说，活检结果证明海鹰的淋巴瘤性质已经改变，成了激进式的，具有了弥漫大 B 的性质，所以只能用 R-CHOP。如果我们不接受，就要等下一次专家会诊再定。

到了这时，我只能抓主要矛盾——先把肿瘤打下去再说，至于肺损伤，也只能是下一步考虑的问题了。所以，我告诉布若珂，我们接受 R-CHOP 方案，只是希望化疗能马上开始。布若珂大夫挺高兴，却接着提出：海鹰要准备骨髓穿刺检查，看看有没有骨转移。

回到家，我心乱如麻。那天已经是周四，接下来是个大周末，就是说，周一也是假期，他们再上班要到下周二。那时他们再安排骨穿，再等结果，就不知要到猴年马月。那时，海鹰的病情一定会加重，如果此时没有骨转，到那时也一定转了！看着脖子已经如水桶般粗的海鹰，我决定拒绝骨穿。

"海鹰，其实现在做骨穿检查对你没有任何意义，转移了，是 R-CHOP，没转移，还是 R-CHOP，那为什么要去受那个罪？要去等那个时间？如果这里有国内大夫的技术水平，五分钟搞定，也就做了，可这里的技术，你领教过，你愿再去试试？"

"我不想试！"海鹰很坚定。确实，2015 年那次复发，就是在这家医院做的骨穿检查。那次很隆重地来了三位医生，有推车的，有打麻药的，有准备穿刺的，阵势不小。其中一位女专家，撸胳膊挽袖子，满头大汗，四十五分钟，居然愣是没把针钻到位！后来麻药已经过劲，专家只好说"没想到他的骨头这么硬，就这样吧。"待回家掀开敷料，那个针眼偏离正确位置两公分！——这是多余的话。

那天，有了海鹰的确认，我知道我该怎么做了。

第二天清晨，我用英文打了个草稿就直接给癌症医院打过去电话，那边还没有上班，是语音留言，这样更好，我可以从容地表达我的意思。我说，我是患者海鹰的太太，根据海鹰目前的身体状况，我认为开始治疗比骨髓检查更为重要。海鹰的病情已经很清楚，滤泡性，有了激进式发展，但是淋巴瘤的性质没有改变，开始治疗就是。海鹰的病情不能再等了，再等，就会等出癌细胞的转移和扩散，并且，海鹰决定放弃骨髓穿刺检查。所以，我们恳请布若珂大夫尽快帮助海鹰安排化疗。

上午 11 点，医院的化疗室来了电话："下周一化疗！"

下周一，大年初四，2 月 19 日，这是海鹰第三次复发，第四次接受治疗的日子。

那天，我看着药液滴注进海鹰的血管，多日烦乱的心终于安定下来，即便未来的风险不知，但化疗终于开始，我相信，只要开始，肿瘤就会下去！

那天用的是四种化疗药——环磷酰胺、阿霉素、长春新碱和地塞米松。

20 日，美罗华。

海鹰的脖子马上就见细，他可以躺下睡觉了——这就是 R-CHOP 的厉害之处。

但是，到了 25 日，海鹰却下不了床了。胃疼，不能吃东西，说不出话，腰弓得像虾米，这与 2012 年经历第一次化疗后的反应完全不一样。

是呀，时间已经过去六年，他也年长六岁，体力肯定不能与六年前相比。再者，这是第三次复发，第四次治疗，多次化疗的药物毒性在他身体里已经积累出足够的量，他还能承受多少？

非常巧，那两天，跟我咨询的患者都在谈话中不约而同地谈到他们复发了，他们害怕，因为他们周围没有患者可撑得住三次复发的。能撑住两次已经不易，待到第三次复发第四次治疗，人基本都受不了，也就离去了。

是呀，人的耐受力是有限的，对毒药的承受力也是有限的，那么，海鹰这也是第四次治疗了，他能承受吗？我知道，他已经走到了生死的界碑前。

3 月 9 日，又是见医生的日子。

今天来的不光是布若珂大夫，还有一位没见过面的男医生。布若珂大夫介绍，这是癌症中心实验组的大夫，他是来向海鹰介绍一种全新的疗法，希望海鹰参加他们的实验组。我问是什么试验，男大夫递过来一份打印好的文件。我一看标题：Etoposide……就这个单词的头一个字母 E，我立马警觉："这是依托泊苷的实验组？"

"是的。"

依托泊苷，我曾在第二本书《抗癌：防治复发》中写到过它，就是一片，仅仅一片啊，就要了我的好友周先生的命。我在美国作家悉达多·穆克吉的《众病之王：癌症传》里也曾看到过这个药名，说它在 20 世纪 60 年代是一种常用的化疗药物，但不知为什么后来却很少用到。而近两年，这个药又被重新提起，大有隆重启用的态势。在此药的说明书上是这样写的，"它适用于多次复发，并对各种药物治疗已经无效的患者。"我想，这是一种强力的，基本上是一种将死马当活马医的药物，而海鹰的情况与这不符。

男医生看我不语，便接着说："你们现在化疗都是每天回家，如果参加这个实验就要住在医院里了，因为用了这个药就不能开车了。"

"开车不开车，回家不回家，这都无关紧要，我关注的是风险。万一有风险可以退出吗？"我问。

"嗯……"男医生不知怎样回答。

"不是绝对不可。但是，一旦参加，最好坚持到底。"布若珂在旁插话。"不过，我看你们就算了吧，你们不会坚持到底的。"她的语气里已经有了丝丝的讽刺。

男大夫挺直了身，"算了，没关系。"他走了。有些失望。

布若珂大夫继续与我们讨论下一个疗程的方案。她说："因为海鹰的淋巴瘤性质已经变了，从惰性变为侵袭性的，所以就只有 R-CHOP 方案和依托泊苷方案，你们刚才拒绝了依托泊苷，也就只有 R-CHOP 了。医院不会给海鹰用 B-R，也不会给用 GDP-R。至于海鹰感觉胃疼，可以减去长春新碱这个容易造成胃损伤的药，如果感觉身体尚未恢复，第二个疗程可以推迟一周开始。"

医生的态度这样坚决，我们也只能如此。

3 月 19 日，化疗开始。是 CHOP 里去掉长春新碱的三药组合。

20 日，美罗华。（这次挺奇怪，美罗华不是静脉注射，变成了肚皮上的肌肉注射。这又是一种新招。）

应该说，每次化疗的头几天都是我心情不错的时候，因为海鹰的身体还没有太弱，而肿瘤却在眼见地缩小。每天清晨，一觉醒来，我第一件事就是盯着他的脖子看：小了，鸭蛋变鸡蛋了；小了，鸡蛋变鹌鹑蛋了；那边的也是，大枣变小枣了，蚕豆变黄豆了……

但是到了第六七天，一定是愁云惨雾：又发烧了，又起不来床了，又不能吃饭了，还一直在腹泻，继续消瘦……这回还伴着越来越重的咳嗽！

回想当年，就是2012年的初患治疗，海鹰是四个疗程后才出现的肺损伤，这回倒好，两次就来了！海鹰到家庭医生处开止咳药，一量体温，39.6度！医生不语，拿着体温计让我看上面的数字，还背着海鹰冲我咧咧嘴，点点头。那天，家庭医生在给海鹰开完药后，又开了一张"残疾人证"递给我。这证是为了患者上下车方便所用的，通常两年更新，可这次，医生居然给他开的是"永久"，我一下明白了大夫的意思。

4月9日，去肿瘤医院见医生，来的是斯高特大夫。他说，布若珂大夫请假了，他来替布若珂大夫执行下一步的方案。布若珂大夫给的方案是E-CHOP，用依托泊苷替代美罗华，而且CHOP方案里的阿霉素也不能再用了，因为人的一生最多只能用六次阿霉素，海鹰在中国用过四次，这回又用了两次，再用，就超过极限，就会对心脏造成严重损伤。所以，如果我们接受E-CHOP(要去掉阿霉素)，就接着做第三疗程，如果不接受，停一周，待海鹰的主治医生姟瑞大夫回来再重新商定。

我心想，我们不会接受E-CHOP，正好，海鹰的身体状况也不适合马上开始化疗，推迟化疗是明智之举。所以，我对斯高特医生说："我们愿等到姟瑞医生回来再做商量。"

说是商量，其实说到底还是我们自己要拿定主意。

我问海鹰："你还想继续化疗吗？"

他说："不想。"

我说："可是你的瘤子还在。"

他说："我觉得身体受不了了。"

"我也是担心这个。我最怕再多一针下去，你不行了，那时我想把药抽出来，可抽不出来呀！就像周先生，一片依托泊苷下肚，他就乾坤倒转，那时他多想把药吐出来呀，可他吐不出来！"

"……那就不化了。"海鹰说。

"我是想，干脆先停了，等你体力恢复，万一瘤子再起来，咱们再化，那时风险就会小一点，总不会像现在这样让我担心。"

"好，就这么定了。"

"那咱们下次见到姣瑞就这么说？"

"行。"

"那由谁做主要陈述？"我问。

"我来吧。"

"对，你是患者，你讲会感觉更诚恳。"

十天后，姣瑞回来了。她是喜得小儿子后的快乐回归，心情很好。

她开门见山，问我们怎么考虑第三疗程的治疗。她给海鹰准备的化疗方案是 R-CHOP，这就比布若珂留下的方案 E-CHOP 客气很多。

海鹰开口了："姣瑞，我想谈谈我的想法。可能，这里的医生会对我这样的患者很烦恼，也会很不理解，会想我为什么总是在拒绝医生。其实，我们心里对医生非常尊重，我们感谢医生为我制定的治疗方案，每次都是有效的，都会让我好起来。只是我从小身体就弱，而且经受了二十多年的肠梗阻的煎熬，我的体质不好，我可能不会像常人一样能够承受那么多次的化疗，我总要停一停，缓一缓。我们真的不是想总在拒绝医生。这一点希望您能理解。"

"我理解。只是你刚化疗两次，肿瘤没有完全下去，你却停了。根据我们的经验，肿瘤会很快反弹，到那个时候，药物就不顶用了，而药不顶用了，人就要死了。这就是我们医生最担心的。"姣瑞也很真诚。"我是希望你能再坚持一下，再做几次，我给你减些药量。"

听到"死"这个字，海鹰有些犹豫："减多少？"

"减 25%。"

"能减 50%？"我在一边插问。

"那就算了，没有意义了。"姣瑞答。

"姣瑞，我想问一个问题，这也是我心里一直想不清楚的问题。"我说。

"你说。"

"我就一直想不明白，都说滤泡性淋巴瘤是一种不能治愈总要复发的癌症，那为什么医生还都想把它一次治彻底？"

"因为医生都想让患者的无病生存期长一些，就是距离下一次复发的时间长一些。"

"那医学界对这个问题有过统计吗？比如，化疗两次，多长时间复发；化疗四次，多长时间复发；化疗六次，又是多长时间复发？"

"这个确实因人而异，没有什么规律。"

海鹰被姟瑞的真诚感动，又有些不好意思拒绝姟瑞医生的善意。他回头看我，小声地："要不咱们再化一次？"

我说："还是按咱们事先定好的方案做吧。"

海鹰马上坚定："行，不化了！"

他转头看着姟瑞，一字一句地说道："非常感谢姟瑞医生一直以来的关照。这次根据我的身体状况我就不继续化疗了。我只想请求姟瑞医生一件事情——万一下次我又复发了，希望你能够帮助我尽快开始化疗。"

姟瑞笑了，"这个好办，我不敢说能在第二天就化，但是在两三周之内一定会让你化上，毕竟，一些检查是必须要做的，那会需要一点时间。"

"太好了！谢谢！谢谢姟瑞！"我和海鹰不约而同地叫起来。

姟瑞也受到感染，快乐地转身走了。

这就是海鹰第三次复发第四次治疗的全部过程。

那天是 4 月 19 日，海鹰又解放了。

那么，化疗结束之后的故事呢？海鹰的情况怎么样了？

确实，我们只是因为担心海鹰承受不了更多的药物毒性才停止了后面的化疗，而他脖子上的肿瘤远远没有下去，那个十多厘米的瘤子还剩下四个多厘米凸显在那里，而那些小些的也都在，如黄豆，如红豆。

回到家，我跟海鹰说："你的瘤子都在，但是你不要担心，因为它们现在没有癌性了，它们不会马上长大，只要你守好了自己的底气。你好好吃饭，好好休息，好好练功，什么也不要想，早睡早起，快快乐乐的，就没事。你也争口气，咱们不求多，只求三个月。你三个月后好好地站到姟瑞医生的面前，你就成功了。"

"对，我争取。"

从此，海鹰放下了心里所有的事情，早睡早起，专注练功。开始时，他只能走十来分钟就要回家躺躺，几天后就可走半个小时，待到两周后，他一上午都在公园里不肯回来。

也是，温哥华的春天最美，远山葱茏，天空碧蓝，飞鸟在肩头，松鼠在脚边，樱花盛开，生机盎然，当他行走其间会感到自己的生命随万物一起勃发。

那些天，我们又在温哥华找了一位中医给海鹰把脉开方，这对排除化疗药物在身体里的毒素起了很好的帮助作用。几周以后，能感觉他脸上的铅灰在慢慢退去，气力也在慢慢增长，就连他脖子上的瘤子也在一天天缩小。

然而，那段时间，海鹰的身体状况也确实处于时好时坏的摇摆中，他常常会因为一点小小的着凉或轻微的劳累而发烧。比如，他进了一家有空调的商店，发烧；他站在太阳地里帮着运了一张桌子四把椅子，发烧；他在树林里高兴地如孩子般大声学鸡叫，多学了几遍，累了，还是发烧！我知道，他的身体远没有恢复，他仍然脆弱，仍然弱不禁风，仍然有随时逆转的可能，后面的路啊，就像行走在结着薄冰的河面，只有小心呀再小心才能抵达对岸。

日子终于挨过了三个月，7月12日，海鹰又站在姟瑞医生的面前。

还好，海鹰的肿瘤没有像医生预计的那样再次长大，相反，那些留在脖子上的"大枣""黄豆""红豆"都不见了，怎么摸也是没有了。唯一的问题是：海鹰在一周前的验血报告显示，他的癌症指标很高——乳酸脱氢酶到了346（正常值是90～225）！

姟瑞医生拿着他的验血报告，问："张先生，如果你复发了，你是打算治还呢还是不治？"

"治。当然治。"

"那你打算接受化疗吗？"

"当然。如果复发，我当然接受化疗。"海鹰肯定地回答。

"好。那四周以后做一个增强CT，待结果出来后咱们再做商量。"

回家的路上，我和海鹰都默默不语，我是在琢磨这个指标升高的来因，而他，可能会更多一些不安和烦恼。

一到家，我马上翻看日记，我要看看海鹰验血的那天到底发生了什么。一看，我恍然大悟。

"海鹰，不要担心了。就在你验血的那天，你发烧了，你的身体处于衰弱的状态，那时的检查不会有什么好的结果。现在，时间已经过去一周，你的体力已经恢复不少，我相信，这时候你再去验血，一定不是那个结果，指标一定会下来。"

一个月后，8 月 8 日，再次验血，指标果然下来了。我跟海鹰说，上个月，你的癌症指标是 346，今天就是 281，这说明你的身体状况在好转，这是大的趋势，保持住，指标还会继续降。

两天后，海鹰见姼瑞医生。姼瑞拿着海鹰的 CT 报告，说，"从报告看，张先生恢复得很好，身上已经没有肿大淋巴结，就连以前报告中说的肾上有一个 1.5 厘米的结节也不见了。"最后她说："张先生，祝贺你，你已经是一个新人了！"

新人，new man，海鹰开心无比！

这就是 2017 年和 2018 年海鹰两次复发两次治疗的整个过程。很详细，详细到啰唆。

为什么要这样细致地描述？我是想让读者知道海鹰治疗中出现的每个节坎，知道我是怎么考虑的、怎么与医生沟通的、怎么实施的，以便能对我在下文中说的道理有更多的理解。

2019 年 2 月 21 日

我在海鹰治疗中的辩证思考

癌症是基因病，每个人的情况都不同，身体对药物的感觉也不会完全一样。所以，这就需要每位患者都能在实践中总结自己的治疗经验，发现自己的治疗逻辑，探索属于自己的康复之路。

2018 年 9 月，我和海鹰回国。我们或乘高铁，或乘绿皮火车，从东到西，由北向南，绕了小半个中国，到了北京、太原、广州、珠海、重庆、唐山、南阳、武夷山，还到了澳门和香港。那次，我们在两个月的时间里跑了 13 个城市去看望患者，去与他们恳谈。

记得在香港的患者见面会上，有一位坐在后排的男士给我提了这样一个问题："徐晓老师，您说您不是医生，您没有医学的背景，那您凭什么可以给您的丈夫选择治疗的路，敢在治疗的方案上拍板？"

是呀，我凭什么敢拍板？我不愿自吹，可又必须回答。

我说："因为我学习的多，我一直努力地跟踪着世界最新的医疗思想；我接触的患者多，每天都有天南地北的患者跟我讲述他们治疗的故事，几年下来，我心里装的病案就多。这些多了，我就站得高了。当我可以以俯视的姿态去观望海鹰治疗的路径时，我就会看得清楚一些，知道哪里是通路，哪里有危险，哪里是死路一条。当然，这也建立在我对海鹰身体状况十分了解的基础之上，非此，绝不敢贸然拍板。"

接下来，我给患者朋友一一讲解我在海鹰治疗上的思路。

一、在癌症治疗的乱象中抓主要矛盾

癌症治疗，很多时候在患者心中就是一团乱麻。确诊了，却不知治疗应该从何下手。西医、中医，该入哪门？手术、化疗、放疗，该从何术？还有郭林新气功，能不能凭此就能抑制住肿瘤的发展？此外，随着我们对治疗手段副作用的认识，我们在治疗上又会增加许多的顾虑。

比如，2015 年海鹰第一次的复发，姣瑞医生已经为他安排了所有的检查，要尽快给他化疗，可是，我们畏惧化疗，考虑更多的是化疗的副作用，我们希望避开西医，仅凭中医和气功就能够抑制住肿瘤的发展。但是，实践证明这是行不通的，起码在海鹰身上行不通。中药和气功的作用在癌症爆发时赶不上癌魔争城夺地的气势，只有化疗的毒药才能尽快给癌魔以痛击。

所以，当海鹰再次复发，我们第一时间请求医生，尽快化疗！因为，那时，肿瘤是威胁海鹰生命的第一要素，这是主要矛盾，要先解决了它，至于化疗可能造成的肺损伤、肾损伤，那都是次要矛盾，要放在之后考虑。所以，我那时天天催着医生化疗、化疗。

然而，当化疗的药液推进到海鹰的身体里，它一方面绞杀癌细胞，同时也绞杀好细胞时，威胁生命的主次矛盾就逐渐发生了变化。这时，癌细胞失去了强势的进攻性，而药物造成的肺毒性、心毒性、肾毒性和神经毒性却占了上风，威胁生命的主要矛盾从肿瘤的强势占位变成了呼吸衰竭，心脏衰竭，或者肾脏衰竭。所以，即便肿瘤没有完全下去，也要叫停，这是为了给患者留下生命。要知道，只有留下生命，我们才有后面继续治疗的可能。很无奈，我在这时，一定向医生喊话：停！

记得 2018 年，我在山西忻州的一个气功学习班上遇到了一位年轻患者，他叫秦宁，人很聪明。我跟他讲我对化疗在复发时的应用，他接过话头，说："我理解您的意思，化疗在这时就是'踩刹车'的作用。"我说，"你说的对极了，准确极了，就是踩刹车！要及时应用，刹住癌细胞进攻的势头。然后，见好就收。"

我在海鹰的治疗上就是这样一脚"油门"，一脚"刹车"地蹀躞前行。至于何时踩油门、何时踩刹车，完全取决于威胁海鹰生命的主要矛盾是什么。

有时想着可笑，感觉自己就像在越战留下的雷区里行进，可转念一想，难道癌症的治疗不是一片雷区吗？

二、我对新药、新疗法保持谨慎使用态度

一种新药、新疗法的推出往往是癌症研究人员数年的工作成果，也可能是他们一生心血的结晶，这也是医学科学不断进步的体现。这是好事。

但是，对于新药、新疗法，我从来都持谨慎使用的态度，因为我知道，任何新生事物都是要通过实践的不断磨砺才能完善，初期都不会完美。毕竟生命只有一次，而癌症治疗的每一步又都"落棋无悔"。所以，要去尝试一种新药，必须是有十拿九稳的把握，非此，我不碰。

2015 年，海鹰复发，他在温哥华癌症中心接受治疗的时候，医生看到海鹰对药物的敏感性很好，便极力推荐他做"造血干细胞移植"，我们谢绝了；2018 年，因为海鹰的多次复发，医生又给他推荐"依托泊苷实验组"，我们又谢绝了。为什么？因为，我在患者的病案中看到过它们的风险。

先说造血干细胞移植。我接触过不少做过移植的患者，绝大多数是很快复发，然后纷纷离去。就如我在《抗癌：第一时间的抉择》里写到的山西长治的李先生，在《抗癌：防治复发》里写到的温哥华的周先生和北京华女士的丈夫。有几位在移植后复发，后又靠习练郭林气功活下来的患者提起"移植"，都觉不堪回首，他们对做此治疗都后悔莫及。而做了移植，从没复发的，我只遇到过一例，那是真正意义上的凤毛麟角。我不敢保证海鹰就是那凤毛麟角，所以，我不能冒险接受。

再说依托泊苷。曾有三位患者给我讲到他们服用此药的体会。一是周先生，一片，人就不行了。可能有人会说，那是他本身已经到了无药可救的地步。但，我知道的是，他在吃此药之前，是自己开车去的医院！另一位患者是微信群里的一个年轻姑娘，她加我微信私聊。因为已经失聪，听不见了，又说不出话，便由她的先生给我介绍病情：患者三十多岁，平时身体很好，查出淋巴瘤后用 R-CHOP 方案化疗，两次化疗后，姑娘自主要求医生给她加大药力，希望迅速杀灭瘤子好尽快上班。医生便给她加了依托泊苷。仅化了两个疗程，就感觉身体受不了了，又换回 R-CHOP。但是，姑娘的免疫力已被摧毁，她浑身出现溃疡，发来的照片没法看了——嘴角烂了、鼻子烂了、眼睑烂了，并伴随多器官转移！第三个讲述者是一位母亲。她上中学的儿子长了肿瘤，

可是几家大医院都对肿瘤的性质无法确诊，拿不准他是胸腺瘤还是淋巴瘤，所以就不好下药。时间拖了三个月，无奈，只好当淋巴瘤治疗。可是，什么药打进去都看不到明显的效果，医生便加了依托泊苷。那两天，孩子的母亲总给我发信息，说孩子受不了了……

这些患者的故事，对我都是警钟。如果我明知山有虎，却还"偏向虎山行"，那是我脑子有问题！

再说，依托泊苷这个药的适用对象是那些多次复发，并对其他药物均没有效果的患者，而海鹰，虽是多次复发，却对什么药都敏感——他对 R-CHOP 敏感，对 GDP 敏感，对 B-R 还是敏感。有这么多有效而相对危险系数更小的药，我为什么还要去尝试那个强力损害身体的药？在杀瘤上，我们没有那么急切，没有那么奋不顾身，我们在肿瘤与生命的权衡上，永远以生命为第一。

所以，对风险大的新药和新疗法，我是本着一慢二看三通过的办法行事，毕竟，"风险控制"是我们在癌症治疗上的重要理念。

三、要把好药留一些给未来

有的读者已经注意到了，在医生向海鹰提出美罗华单药维持治疗的时候，我谢绝了。这让医生的助理都觉得不可思议——这毕竟是防止复发的一个办法呀，而且，副作用又小，为什么要拒绝？

是啊，我为什么要拒绝呢？

首先，我想到的是需要不需要。

都知道美罗华好，尤其它对 B 细胞来源的淋巴瘤有非常好的疗效，海鹰第一次用它我就惊叹它的威力。以后，每次复发每次都用它，用了，效果就不一般。但是，当肿瘤下去以后，我为什么还要用它？化潜在的吗？那将是个没有尽头的战争。因为谁都不知靶子在哪，谁也不敢说化到什么程度才算清除了身体里所有的癌细胞。所以，对于没有靶子的空枪我不放，我要留着子弹。

第二，再好的药使用多了，也会产生耐药；副作用再小的药使用多了，其毒副作用也会累积。美罗华也是如此。

我的一位癌友，与海鹰的病情完全一致，滤泡性淋巴瘤。他采用了美罗华单药维持，八个月后耐药。大家应该注意的是，所谓耐药了，就是药性盖不住身体里的癌性了，他的肿瘤开始反弹。残酷的是，过去一直有效的美罗华到这时就失效了！

对这种"耐药"的成因，我也思考过，或许，它来自这样几个方面。

都知道癌细胞很聪明，它有异质性，当受到了一种药物的打击后，如果没死，它会改变自己的性质，让药物失去靶点。那么，再使用这种药，其实已经没有了实际的意义；另外，再好的药也是药，副作用再小也是有副作用，长期使用，副作用叠加，还是会对人体有所伤害。当身体弱了，免疫力低了，癌细胞就会死灰复燃，重新活跃；还有一种可能是身体与癌细胞都对一种长期使用的药物皮实了，适应了，他们在外表长出来一层包裹自己的"老茧"，对药物"刀枪不入"了。

所以，不论这种"耐药"来自何方，结果都是一样：一种好药变成了一种赖药——无效的药！

同时，我认为，对于患者来说，身体对癌细胞的清除能力来自于自身，如果依赖药物的作用，自身永远不会强大。如果我们能趁着癌细胞失去活性的时候赶紧把自己锻炼得强大起来，可以靠自身的免疫力来抵制下一轮癌细胞的进攻，那将是最好的。我希望给海鹰创造这样的机会。

第三，我们不光要着眼于当下，还要想到未来。

当医生给海鹰建议"美罗华单药维持方案"时，我谢绝的原因还在于以下三点。其一，我不认为海鹰这次就闯不过去，真的是面临不治，只能靠药物维持；其二，我不认为维持两年，让他多活两年（或者四年）就够本儿，我希望他能一关关闯过，陪我享受天年；其三，我不认为海鹰的这次复发就是最后的复发，既然滤泡性淋巴瘤是一个总要复发的病，我就要为下一次复发做好准备。

记得几年前我和海鹰在北京看中医时，步云霓大夫跟我们说过这样的话，"好的医生都会把好药留在后面用。如果基础的药就能治你的病，为什么还要用更好的药？有人说，这是医生要给自己留一手，其实，这是医生要给患者留一手，当他病重时，还有药能够救他的命！"

其实，不光中医这样说，西医也是如此。

我在协和医院淋巴瘤专家段明辉大夫著的《淋巴瘤173个怎么办》一书的《惰性淋巴瘤治疗原则是什么？》一文中，读到这样一段话，"对于化疗药物而言，第一次使用时疗效最佳，再次使用同样的药物时，总是难免出现不同程度的耐药性，从而降低药物疗效，因此，将有效药物保留到需要的时候再用，也是一种合理的策略。"

这两位大夫的话深深地印在了我的脑海里，我知道这里包含着医生对生命历程深刻而辩证的思考，我学着就是。

四、透过现象看本质

或许读者在我前面的叙述中已经注意到了，海鹰在这两次治疗中，出现过三次严重的化疗副作用——一次是皮肤开裂，一次是胃疼，还有一次是发烧咳嗽。

每一次症状的出现，我都不敢把它看成单纯的外部表现或单纯的独立症状，我一定会联想到内脏，联想到全身。我会透过现象想到其本质。

比如，海鹰在使用苯达莫司汀后出现了全身的红疹，继而出现皮肤开裂。我知道，苯达莫司汀属于烷基化氮芥类的药物，它抑制细胞生成，抑制血管生成，从而抑制肿瘤的生成与转移。我知道，人体的皮肤和内脏的上皮细胞都是代谢很快的组织，本该自然地更新换代，你却抑制它，这就造成身体里的扭曲和伤害。这种伤害因人而异，因时而异，或大或小，或强或弱。当我看到海鹰全身被一层层红疹覆盖，手脚皮肤开裂渗血，我会联想到他腹腔中的脏器怎么样了。我虽然看不到，但看不到不等于没有，我必须提高警惕。

第二次是化疗后海鹰的胃疼，疼得他直不起腰，我不敢让他再疼下去，更不敢在这个基础上再次加药，我担心的是：万一胃穿孔怎么办？

第三次，他出现高烧和咳嗽，我很自然地想到药物性肺损伤，而在这种情况下再化，就是呼吸衰竭，那时，我该怎么救他？

其实，化疗都有副作用，我不是说一有风吹草动就要停止治疗，那样就不要治了。但是，我们要从患者自身的体会里看到风险的临近，想到患者每一次严重的不舒服都可能是他身体受不了的信号，要能够止步于悬崖前。

记得那段时间，我脑子里总有一个声音在发问：万一海鹰出现危险，那个滴注进他血管里的药液我抽得出来吗？那个他吃进嘴里的药片我抠得出来吗？紧接着，是一个更强烈的声音在回答："臣妾做不到呀！"

所以，透过现象看本质很重要，患者要善于感知身体器官发出的求救信号，一定不能想着"再忍忍，再多做一次就好了"，万一那一次就是压倒骆驼的最后一根稻草呢，我们会多么后悔！

五、我对"再复发就没药可治"的思考

海鹰一共复发过三次，加上初患，他治疗过四次。四次治疗，我们没有一次完成过医生制定的化疗方案。而每一次半路停止，医生也都会说这样的话，"你刚化两次就停了，以我的经验，肿瘤会很快复发，那时，药就没效了，你也就面对死亡了。"

这话真是戳心。

谁不怕复发？谁不怕无药可治？谁不怕死亡？因为害怕，不少患者即便已经感觉身体受不了，也常会打消停止化疗的念头，继续化下去。

可是这个逻辑真的是这样吗？死亡的结论真的是这么推导出来的吗？

我在海鹰身上看到的恰恰相反。因为七年来，他对医生给出的每个方案都敏感，每种药到了他的身体里都是有效的。我有时会想，可能正是因为海鹰每次的用药量都不多，才使他的身体保持了对药物的敏感性。

从总量上说，七年来，海鹰前后一共打过13个疗程（4次、5次、2次、2次），虽说每次都不能让肿瘤全部下去，但当时确实是癌细胞的进攻性没有了，也就是我常说的"癌性没有了"。这样，我就敢让海鹰带瘤生存。有意思的是，当他停了药，当他调整好生活状态，当他的身体进入到一种健康的大循环时，我会发现，他身体里的药性在继续释放作用。所以，我想到，化疗药也有滞后性，不是说他今天停止化疗，昨天输进去的药的作用也戛然而止。

就说海鹰的 2018 年的这次治疗，R-CHOP 方案做了两个疗程，之后，脖子上还有一个四厘米大的肿瘤和四五个一两厘米的结节，但是三个月后，它们都消失了。这里有中药的作用，有气功的作用，我想，也不该抹杀西医化疗药的后劲吧。

所以，我常想，如果一种药品存在着它的耐药性，一定有一个它的用量的饱和度，我每次用得少，饱和度总不满，身体就会对它保持一种鲜活感。反之，如果一次治疗就是八个疗程，十二个疗程，先不说人受得了受不了，就说人对药的敏感性，仅这一次也就用尽了。再复发，患者就真的要面对无药可用的局面了。

我的这种联想其实也源自很多患者给我讲述的他们治疗经历。比如，有些患者本来病情不重，可是在经过八次、十次的化疗后，常常是两三个月后便出现复发转移，更有甚者是一边化疗一边肿瘤在长大！这是因为密集的大剂量化疗药摧毁了他们的免疫系统，使他们很难再造体力与癌细胞作战。同时，身体里的癌细胞久经沙场，根本就不怕你的那些药物了，当治疗进入到这种局面，那才是真正到了无药可治的境地了。

而海鹰，正因为药量用得少，仅仅是"踩刹车"时用了一些，他就可以在下一次再用其"踩刹车"，而不会出现用药无效的情况。基于海鹰对药的敏感性，我就敢在医生说出"你两次化疗就停了，癌细胞会很快反弹，那时就没药了，人就要死了"时，仍然敢坚决地停下来。

毕竟，海鹰治疗的实践经验摆在那里，我敢于按照他的身体逻辑和治疗逻辑前行。

以上是我在海鹰治疗中所思考的问题。

我知道，癌症是基因病，每个人的情况都不同，身体对药物的感觉也不会完全一样。所以，这就需要每位患者都要在实践中总结自己的治疗经验，发现自己的治疗逻辑，探索属于自己的康复之路。我在这里讲的，仅是海鹰治疗的个例，不代表全面，更不见得是真理，仅供大家参照、思考。

2019 年 3 月 6 日

第二章

抗癌不定式

拥有学识不代表拥有临床智慧。

我从未想到医学竟是这样一个毫无规律可循、充满不确定性的世界。

大量的事实模糊了一个层次更深且更重要的问题：学识（确定的、固定的、完备的、具体的）和临床智慧（不确定的、易变的、不完备的、抽象的）二者之间的协调。

——悉达多·穆克吉

与一位胃癌患者探讨治疗的方案

我就想问你一句，在你目前身体一切都向好的大趋势下，你愿意再挨一刀，或者再让身体喝几碗毒药，让自己变得起不来床，变得病恹恹吗？

昨晚，一位叫"乐乐妈"的患者加我微信，说是有问题请教。看她的头像图片是两个幼小的孩子，我想，这可能又是一个年轻的母亲，便马上用微信语音呼了过去。

果然，这位母亲才刚刚三十岁，她的大孩子七岁，小的三岁。

"你是什么问题？"

"胃癌。"

"你有幽门螺旋杆菌吗？"

"没有。"

"怎么见得？"

"去年出现问题前做过体检，也查了这个项目，吹气，结果都正常。"

"你以前有胃疼吗？"

"没有。只是有轻微的不舒服，吃一点东西就好了。"

"那是慢性胃炎的症状。既然你没有大的不舒服，那你是怎么发现得了这个病的？"

"是去年九月的一天早上，突然头晕，几乎晕倒。到了医院，挂号室让挂神经内科。神经科大夫没查出什么问题，建议看中医。中医说是气血不足，开了一些草药让回家喝。可是不顶用，浑身无力，还是头晕。直到开始呕血，医生才想到是胃的问题，才开始做与胃相关的检查。结果，一查就是胃癌晚期，低分化腺癌，四期，在胃的大弯处有一片占位，是弥漫性的。另外，腹腔里有了种植性的转移。"

"这么说，你不能手术了？"

"是的。因为转移了，医生就说没有手术机会了，先让化疗，化完了再看。当时用的是 SOX 方案加紫杉醇腹腔灌注。三个疗程后，因为腹腔里有积液，仍然不能手术，只能接着化疗。现在六个疗程都做完了。"

"效果怎样？"

"还不错。胃上的，原来增厚的地方现在变薄了；腹腔里的，医生说靠CT 检查看不出效果。前一阶段腹腔里有积水，医生估计是灌注的药液没有完全吸收，让等等看。前些日子再查，积水也没有了。"

"那就说明化疗效果从整体看是不错的。你的问题是什么？"

"医生说，过两天再检查一下，看看有没有手术机会。如果有，就全切，如果不能切，就接着再化六个疗程。"

"再化？化什么？"

"因为我是晚期，所以要多化几次。医生说，我的病总要复发，要一直化下去。"

"就是有人说的'生命不息，化疗不止'？"

"是这个意思。"

"那你怎么考虑？"

"我也是害怕，毕竟没有手术。如果能做手术，是不是还是要争取手术？不行再化疗？另外，我也做过基因检测，没有对应的靶向药。最近群里的一个患者说她在日本做了免疫治疗，效果不错。我也想试试这个疗法，不知您了解吗？"

乐乐妈问得小心翼翼，可能是她不愿让我为难，也可能是自己都不知问题的关键在哪里。在与她的交谈中，我能感觉她有文化，很理性，从她说话的声音和气息可判断她目前的身体状况还不错，只是因为孩子小，内心深处有无数的纠结，这些很自然，我深为理解。

"乐乐妈妈，你知道我不是医生，我下面讲的仅仅是我作为一个过来人帮你理一理思路。"

"我知道。您的两本书我都看过了，我明白。"

"好。因为这里涉及好几个层次的问题，咱们要一点点从头捋着分析。

"先说胃癌的病因。据我所知，大多为幽门螺旋杆菌所致。都是因为感染上这个病菌，出现了溃疡，以后慢慢加重，成了胃癌。可你不是。另一个病因是忧思过重，思虑过多。"

"对对对，我就是这样的。"

"如果这个病因不改，一定还会复发。

"再说胃癌的手术。医生对大多实体瘤，一般都是能切就切，切了就踏实。胃癌也是如此。如果早期发现，很小的一片，那就切了。不光从病理上讲，切了，病灶没了，复发的可能性减小了，从患者心理讲，也觉得身上无瘤，心里踏实很多。但是，胃癌的手术分两种：如果不是全切，只切掉部分，哪怕切了3/4，还能留下1/4，你仍然有胃的功能，它还能慢慢长大，有些人还可以慢慢长胖。但是，如果全切，从此失去胃的功能，你的后半生会很痛苦。当然，如果与生命比起来我们会选择生命。我说这些的意思是，你失去了手术的机会，未必就一定是坏事。因为你的胃癌是弥漫性的，要切，医生大多会选择全切。你才三十岁，没有胃，肠子与食管衔接，反流性食管炎的痛苦，一天吃数顿饭的麻烦，你今后的路怎么走？

"再者，即便全切，也不见得就能避免复发。很多全切的患者也是很快复发，那时，我们还能切什么？所以，在你这种情况下，首先要考虑是找到自己的病因，改正过来，避免复发。

"比如，你说你是一个多思的人。那以后就不要多思，整天傻呵呵就好。没事可以听相声，唱唱歌，让自己快乐。还有，你的孩子太小，又是两个，你会很累，这不成，一定要找个办法，不要带孩子，起码是近两年。"

"这一点没问题。我婆婆非常好，她现在帮我带着呢。"乐乐妈赶紧说。

"那就好。还有，就是不要感冒。总之，心情好，不劳累，不感冒，基本就可以维持住身体的平衡，不会出大问题。至于你问，还要不要继续化疗。我想问你几个问题。"

"您说。"

"你现在感觉身体怎么样？"

"感觉挺好的，起码没有不好的感觉。"

"你的胃里还有那种不舒服的感觉吗？"

"没有。"

"身上有力吗？还有那种总想躺下的感觉吗？"

"没有。我感到自己很有力。"

"你的体重是增加了，还是减少了？"

"增加了，我胖了好几斤呢！另外，就是因为看了您的书，我现在到赵继锋老师这里学习郭林气功来了。您看，刚几天呀，我的饭量大增，吃饭很香。"

"好。这就说明你目前的身体状况不错，整个身体的发展趋势是向好的。那我就想问你一句，在你目前身体一切都向好的大趋势下，你愿意再挨一刀，或者再让身体喝几碗毒药，让自己变得起不来床，变得病恹恹吗？"

"不愿意。"

"我们医学治疗的目的，都是为了扭转身体向坏的趋势，而不是相反。所以，下一步治疗的要点，是保持住向好的趋势，巩固向好的趋势，增强向好的趋势，而不是相反。至于一些新的疗法，也是在需要时再考虑，而不是当下。毕竟，任何的治疗都有伤害。万一万一，今后复发，再手术，也不会比今天更坏。"

"太好了，我明白了您的意思。我知道我下一步该怎么走了，我也知道我该怎么跟医生谈了。谢谢徐晓老师。"

"总之，要在今后的康复路上学会观察自己身体的趋势，这在治疗的抉择中很重要。"

这就是我与一位年轻妈妈的谈话，我由衷地希望她能与她的孩子们一起，长大，长大，长大！

2019 年 3 月 7 日

好害怕，我得了一种罕见的病！

我只是想对患者说，当医书上的记载与你的状况不符时，
要相信自己，相信自身的感觉，毕竟人在前，书在后，我们
每个人都可以成为奇迹的创造者，也可以成为医书的续写者。

2017 年的 9 月 13 日，我遇到了两位罕见病例的患者。

之所以对那天的日子记得那么清楚，是因为那天是我公公三十周年忌日。白天，我和海鹰的姐姐到八宝山扫墓，先去看了我的父亲，又去看了我的公公婆婆。晚上，我独坐书桌前，透过玻璃窗，望向不远处的北京二环路，车灯流动，或明或暗，徒令我生出一种生命空灵的感觉。

无人打扰，正好是我回复患者询问的时间。

我打开微信，又有四五位患者在等待我的"接受"。

语音呼叫第一人。

"徐晓老师，您好！真的没想到您能加我，太激动了！"是一位女士。

"你好。请问你有什么问题吗？"

"有。徐晓老师，我心里好害怕呀，可是又不敢跟别人说，只想跟您说。"

"你害怕什么？"

"我害怕，我得了一种罕见的病，医生说他们没见过，整个医院的大夫都没遇到过！"

"什么病？"

"库肯勃。"

"什么？"

"库肯勃。"

"哪几个字？"

"仓库的库，肯定的肯，生机勃勃的勃。"

确实，我没有听说过这个病，好奇怪的名字。

"这也是癌症吗？"

"是的。是一种癌症。"

"怎么见得你就是这种病？"

"我的卵巢里生了病，医生诊断为卵巢癌，全切了。可是一做病理检测，说我不是卵巢癌，是胃里的什么问题引起的，又查胃。可是找不到原发灶。我的病不知来自何方。医生说这个病叫库肯勃，极少遇到。"

"你是哪里人？在哪个医院治疗的？"我猜想，她一定是在一个小地方，医生可能有点少见多怪。

"我在南昌，在江西省肿瘤医院治疗的。"

"呵，省城，专科医院，也是大医院了。"我回应着。

"这里的医生说，他们十几年没有遇到过这种病。所以，我很害怕。"

"能告诉我你怎么称呼吗，你多大了？"

"我姓马，您叫我小马就好。我 46 岁了。"

"还年轻。你的孩子一定是个中学生。"

"不是。我生孩子早，我儿子已经 24 岁了，在美国读研究生。"

"那真不错。"

我一边跟她闲聊一边赶紧打开计算机，急切地搜索"库肯勃"三个字，我想知道"库肯勃"到底为何物。

"库肯勃瘤，是一种特殊的卵巢转移性癌，原发部位在胃肠道，肿瘤为双侧性，中等大，多保持卵巢原状或呈肾形，镜下可见印戒状黏液细胞，间质伴有肉瘤样的浸润的卵巢转移。由于德国人库肯勃于 1896 年报道了这种独特形状的卵巢瘤，证实为转移瘤，所以也称库肯勃瘤。"又说道："诊断困难的原因是，肿瘤罕见，极少考虑。""由于预后极差，生命短暂，研究较少。"在"预后"条目下，还有这样的话："预后极坏，多在一年内死亡。"（引自《百度百科》）

"预后极坏，多在一年内死亡。"这句话冲击着我的脑顶！

"小马，能告诉我你手术后有多久了吗？"

"两年了。"

"目前身体感觉怎样？有什么不舒服吗？"

"没有，我感觉挺好的。吃得下，睡得着。现在一直在练习郭林新气功，身上也有劲。前些时候还到美国去看儿子，都没问题。就是一想起来这是个罕见的病就害怕，毕竟世上就我一个人得，连个伴儿都没有，挺恐怖。"

"小马，其实你不用害怕。我想，你一定也看到过网上是怎么说的了，说这种病的生存期很短。但是，你活着呀，你已经两年了，而且感觉很好，要相信自己。至于词条里说到的生存期，一定是很久很久以前的记录了。你想，生此病的人那么少，谁都没遇到过，经验完全是一个世纪之前的医生总结出来的。那时是个什么医疗条件，又是什么医疗水平？那时得了此病生存期不长，可当年得了什么癌症能有一个很长的生存期？都没有。这是那个年代的医疗现状。所以，你的心里不必过于紧张。另外，你说你在练习郭林新气功，这很好。说不定，正是郭林新气功帮助你提高了免疫力，让你远离复发，你就这么练下去，争取用你的病例，让医学界改写医书！"

"听您这么一说，我心里好畅快。"

"别害怕。我会一直关注你。再见。"

与小马的语音通话就这样结束了，前后有二十多分钟。

我直了直腰，窗外仍是车流涌动的河，车灯时不时地划亮着夜空。我不敢歇息，再接通第二个"好友"——"一沙一世界"。

仍然是位女士。

"徐晓老师，您好。您能加我微信，太激动了！"同样的话。

"谢谢。你有什么问题？"

"徐晓老师，我得了一种特别特别奇怪的病，连医院的医生都没有见过。"

"什么病？"

"叫库肯勃。"

我的脑子一下有点短路，什么，库肯勃？又是库肯勃？不会吧？

"你多大了？"

"四十二。"

刚才那个四十几？好像也是这个岁数。是不是我接错了？又接成同一个人？我有点发蒙，身上起了一层鸡皮疙瘩。

"你的孩子多大了？"

"七岁。"

"怎么那么小？"

"生孩子晚。"

对了，刚才那位女士说她的孩子大了，在美国留学，所以，她们不是一个人。

"你是哪里人？在哪家医院治疗的？"

"我是湖北武汉人。在武汉的同济医院治疗的。"

"呵，很有名的医院。"

"我的病开始被医生诊断为卵巢癌，就手术了。全切了以后，医生又说是一种叫库肯勃的病，说他们所有的医生都没见过，整个医院多少年也没有遇到过这个病了。所以，我心里特别没底，很害怕。"

她的话与前一位几乎一模一样。

"怎么称呼你？"

"我姓黄，您叫我小黄就行。"

"好，小黄，你得病多久了？"

"一年半了。"

"你身体感觉怎么样？"

"目前没有什么问题。前些时候有肝转的迹象，现在好了。"

"你练郭林新气功吗？"

"练呀。一听说这个功我就学了。每天坚持。"

"好，小黄，你听我说，你可能不会相信，就在我呼你的前一分钟，我刚与另一位患者通完话，她的病也是库肯勃。"

"什么，还有跟我一样的患者？"

"是的，她是江西人。你们都说库肯勃罕见，医生也说极难遇到，可是就在这前后一分钟里，你们两位库肯勃患者在我这里相会。我现在就可以把她的名片发给你，也可以把你的名片发给她。这样，你们就可以交流治疗的经验了，也不会感到孤独了。"

"太好了，太好了！"小黄几乎雀跃。

就这样，我让两个心里极度恐惧的患者，一个南昌的，一个武汉的，拉起了手。

那天晚上，我的心久久不能平静。我在想，这是一种什么力量，会把两个病患一致，却不可能相见，各自都觉身处迷雾，又都深感孤立无援的患者牵到我的面前？冥冥之中，一定有一种神力是想借我之手，把她们拉在一起，让她们不再孤单，不再恐惧，让她们有勇气和信心战胜疾病。我真为由我来充当这助人之手而甚感庆幸与自豪！

之后，我常常能收到她俩在节日发来的问候，我也一直关注着她们。她们都很好，很健康。我常想，我仅仅接触了两例库肯勃患者，而这两个病例就都有着比医书记载的更长的生存期。到今天，小马是四年，小黄是三年半。按照这个现实情况，医书应该改写。但是不急，待有更多的库肯勃患者闯过生命的界碑，我们再来大书特书。

我只是想对患者说，当医书上的记载与你的状况不符时，要相信自己，相信自身的感觉，毕竟人在前，书在后，我们每个人都可以成为奇迹的创造者，也可以成为医书的续写者。

2019 年 9 月 8 日

治疗癌症要从医心开始

　　每当我遇到这样的情景，都会激动不已，也会浮想联翩，我会想，精神的力量会有多大呀，以为他不行了，他居然站起来了；我会想，亲人的关爱会在患者身上产生多大的奇迹呀，母亲的爱、父亲的爱、社会的爱、爱可以焐热一颗冰冻的心；我会想，人不会永远不死，但是，一个不甘心懦弱下去、决心与病患和命运奋力一搏的人，终能获得更长久的生存期，上苍眷顾勇者；我会想，对于癌症患者来说，心不死，生命就有希望！

　　2018 年秋季里的一天，成都抗癌组织负责人张荣晓老师让我在他们的黄家军群里给患者朋友讲一课。我说，谈不上讲课，就看大家有什么问题吧，我来回答。

　　那天荣晓老师收集上来的问题一大推，第一个问题就是："您认为，要想抗癌成功，第一重要的因素是什么？"

　　我回答："心理因素。患者内心的坚强和强烈的求生愿望是抗癌成功的基石。没有它，一切都是妄谈。"

　　过了不久，山东淄博抗癌乐园园长李英伟老师也希望我在群里讲一课，题目是他拟好的——《治疗癌症要从医心开始》。可见我们的想法一致。

　　说什么呢？是讲几句泛泛的道理，还是讲出我心里一直涌动的、不能忘怀的故事？我想给大家讲述那个凄楚的故事，可又不知患者是否能够承载，真是犹豫。最后，狠狠心，还是讲吧，希望我们的患者在听完故事的震惊之余能去思索"我们该怎样面对癌症，怎样安排罹患癌症后的生活"。

　　这是一个涉及安乐死的故事。

故事的主人翁是一位女士——杰娅。

我认识她时，是 2014 年的 12 月，温哥华。

她是由她的好友，也是我的好友刘先生带来的（后来知道，刘先生曾是别人给她介绍的对象，两人对象没谈成，倒成了无话不谈的好友）。来的时候，杰娅已被诊断为肺癌，有了肺积水，她来问我怎么办。

观察她的外貌，五十岁不到的样子，中等身材，有些瘦弱，说话明显底气不足，声音不大，还总要停下来喘喘气，估计她病得不轻。我按常规路数给她鼓励，让她先看西医，再看中医，最好学练郭林新气功等。就这样，我俩建立了联系。

后来她跟海鹰学习过一次气功，又从我这里借过学功的光盘，一来二去，我们熟悉了，我成了她故事的倾听人。

她告诉我她是陕西人，从小没有受过父母的疼爱。父亲原是西北大学的教师，教授机械制图，后来被打成右派，下放改造，以后历届政治运动又继续挨整心情抑郁，后来，变得很神经质，脾气极端暴躁，动不动就拿打她出气。她妈妈是医生，在她还很小的时候去参加了巡回医疗队，八年在外不回家。她那么小，身边没有妈妈，吃了上顿没有下顿，还一天到晚挨父亲的暴打。所以，她的身体一直不好。

长大了，她有了男朋友，两人同居多年她都不曾怀孕。去医院检查，医生说她宫寒，怀不上，吃了很多中药也不顶用。男方想要孩子，两人只能分手。后来，她作为服装设计师移民到加拿大，曾找过一个捷克人结婚。两人感情还不错，可是当杰娅的母亲来了，一家三口住在同一个屋檐下，文化的差异就显现出来。母亲看不上女婿的自我和小气，两人一天到晚地争吵。杰娅夹在中间不好过，只好离婚。离婚后，前夫回捷克去了。再后来，杰娅又找过一个男友，感觉说得来，就到了一起。但是，两人又因性格不合分开了。现在杰娅就是一个人生活。

她说，自 2006 年以来，她一直经受着癌症的困扰。先是子宫出问题，医生不确定是不是癌症，反正说不好，就给全切了。没多久，又说乳腺有问题，是癌，化疗加放疗。乳腺好了，甲状腺又出现症状，又是手术切除。没好两年，肺上又长出结节，这是当年治疗乳腺时造成的放射性肺损伤的结果，眼下已经有了肺积水。我问她，这些肿瘤都是原发的还是转移的，她也说不清楚，反正就是听医生的，让怎么治就怎么治。好了就去上班，去做她的服装设计，病了就进医院，生活很无味。

那段时间，她常常跟我通话，给我介绍她的治疗情况。她化疗了八个疗程，胸水全部下去了。同时每天练习一两个小时的郭林新气功，身上逐渐有了气力。

杰娅走过了2015年，到了2016年初，在电话里听她说话就是好人一个了，声音很洪亮，她还会很有兴致地给我介绍一些温哥华的生活常识。

记得那年夏末，我给她发微信，因为好久没听到她的消息了，问她在哪儿。她说，在意大利，跟她的男朋友一起。我悄悄地问，不是吹了吗？她说，又和好了。男友知道她得了癌症，又是晚期，就邀请她到他家去住，说可以照顾她。这样，她就卖了自己在温哥华的房子，搬到维多利亚的岛上去了。这次是二人和好后的"蜜月自由行"。

因为我没去过意大利，问她怎么租车，开车方便不方便，她说，他们没有租车。我问，那怎么去那些旅游景点？她说，走着。我说，那里不都是丘陵山地吗，上上下下，你受得了吗？她说，从宾馆到景点差不多都是一个小时内的步行距离，还好。我跟她说，这样不行呀，你身体刚刚好些，这会累着的。她说，还行，这次要去几个城市，都是这样安排的。

结束通话，我心里想，杰娅的男友真不会心疼人，大热的天，她一个患者，就这么折腾她，有点不够意思。我心想着，也不好说什么。

转眼，到了2017年的春天，杰娅呼我，告诉我，那次旅行回来，她真的复发了，她又经过一轮化疗和放疗，目前身体状况很糟。原来住在温哥华，身边还有不少朋友，现在一个人住到岛上，很孤单。我说，我把你拉到国内的患者群里吧，那里都是与你病情一样的患者，大家可以聊聊，有问题也可交流，她同意了。

可是，当她进了群，在修改了昵称写了真实的名字与居住地点后，她却遇到了一件令人匪夷所思的事情。那天，在群里，她跟大家打招呼，"我是肺癌患者，一个人在温哥华很孤独，现在有胸部和腰部的疼痛，问大家有什么好办法。"没想到，一个东北的女患者点着名地给她发信说："你别好的时候跑到美国，病了又跑回来装可怜，赶快回你的美国去吧！"当我看到这条留言，真是震惊，因为在所有的患者圈子里，我还从来没有遇到过这么不近人情的帖子！尽管群里也有人在留言里对这位薄情寡义的人给予了斥责，但是杰娅还是被深深地伤害了。她留言："我也是徐晓老师邀请来的，如果大家不欢迎，我可以离开。"

杰娅沉默了许久。夏日的一天，我跟她联系，她说，她越来越痛苦了。化疗药对身上的疼痛几乎没有作用，所以夜里她会疼醒。因为在大山里，练功也不是很方便，山道曲曲弯弯上上下下，走起来很费劲。所以，每天也就是散散步，走个三十来分钟。我问，谁给你做饭？她说，自己。我问，你的男友不帮你吗？她说，才不管，都是自己吃自己的！那天，我才知道她找的男友仍是洋人，这也难怪。杰娅告诉我，她把政府给的每月的生活费都交给男友，让他给自己买食品，可男友只按照他自己的饮食习惯买，买回来往那里一放，至于杰娅想吃什么能吃什么根本不管，而且，各自的饭各自做。杰娅只能有力气的时候熬一锅粥，凑合吃几顿，没力气的时候就忍着、饿着。有时，化疗恶心，一吐，男友扭脸就走，还要说一声"赶紧收拾！"杰娅的心寒透了！我说，你可以叫你妈妈来呀，她说，妈妈说了，"年纪大了，乘不了飞机了。"我说，你妹妹呢？她说，妹妹也说了，"上班没时间。"

哎……

那时，我就想，她应该出来，应该离开她的男友，离开那片森林，离开那个孤岛。可是，离开后，她能落脚在哪里呢？我也是为难。

时间到了2017年的11月。

一天，刘先生来电话，跟我说："杰娅准备走了，时间已经订好，11月19日。"

"什么？准备走了？去哪？回国？"

"不是，是她要安乐死，已经向医院做了书面申请，而且已经得到了医院的批准。时间定在 11 月 19 日周日的上午 11 点。"

这是我第一次遇到自己认识的人要去安乐死，我不能相信这消息的真实性，"不行！我得劝劝她，她到了哪一步一定要去安乐死？那么多晚期的患者都可以活，为什么她不行？我得去趟维多利亚，让她撤回这个请求！"

"徐晓，不要劝了，她决心已定，就让她按照自己的愿望走吧。"刘先生说。

"那我也要去看她！"我想的是，万一她能听我的劝，在最后一刻返悔呢！

"好，我来跟她联系。咱们一起去！"刘先生也是很义气的人。

联系的结果是：我们只能 11 月 18 日去。她的现男友不希望我们在 19 日那天打扰她，要让她平静地走！

17 日，我受刘先生之托，订购了一大盆鲜花。18 日，天还没亮，刘先生的车已经停在了我的门口。

打开车门，里面还有两个人，一个是杰娅在温哥华的多年好友，一个是杰娅的前夫，那位捷克人。捷克人能回来温哥华是杰娅的心愿。杰娅跟刘先生说，她想把她身后的全部存款留给前夫，她希望前夫在她死前赶到，她要当面给他。刘先生便将杰娅的愿望如实转告。前夫是 17 日晚上到的温哥华，就住在了刘先生的家，今天一起过海去看望杰娅，19 日一早的机票已经订好，他还要赶回捷克去。

小车在黎明的曙色中行进。到了码头，等船。海上航行一个半小时。上岸。汽车继续行驶。进入大山，进入森林。开呀开，路边再没看到商店，连个麦当劳那样的餐馆都没有。我想，真不知什么人喜欢住在这样的地方，生活真不方便。

车在山里开了 40 多分钟，终于到了。这是一座掩映在树林里的挺漂亮的大房子，进去还要上几层台阶。

敲门。是一个洋人老头开的门，他就是杰娅的现男友，不年轻，六十多岁的样子，没什么热情，只是对着屋里喊了一声："杰娅，你的朋友来看你了。"

进得门去，眼前一亮，一个很漂亮的大厅，有一百多平方米，客厅、餐厅连在一起。中间是一组巴洛克式的沙发，杰娅背对着门坐在沙发上。

听到男友的通报，杰娅转过头来。

"啊！"我的心里惊呼一声。她的样子震惊了我——脸只有一个手巴掌大了，一双巨大的眼睛突兀地占据了脸的上半部分，其余就是深深的皱纹。她让我一下想到了四川广元出土的三星堆面具——她怎么会成这个样子？

这时，她的前夫扑上去，搂住了她，"杰娅，杰娅！"呜呜地哭了。我们退到了餐桌后边，让他们说话。

就见杰娅摘下了自己的项链要戴在前夫的脖子上，而他的现男友走过去说："这条项链还是我去年给杰娅选的。"

前夫说："你不要在意，我和杰娅已经超越了夫妻的情感，我们就是兄妹的感情了。"

"好，你们聊着。我出去一下。一个小时后回来。"男友说。

他走了。我明白，他就给了我们一个小时的会面时间。

这时，杰娅已经给前夫戴好了项链，说："这项链是他帮助选的，但钱是我出的。"随后又拿出了一包东西塞给前夫，让他赶紧放到车上去，以免男友回来不方便。而刘先生也急着与杰娅商量事情——她走后，遗嘱怎么能顺利执行。因为刘先生是杰娅指定的遗嘱执行人。

这里没有我的事情，我应该回避。我退到最后面，环视着这个洋人的家。家里的陈设很有文化气息，有书，有琴，还有一些收藏的小摆设。杰娅的女友跟我说，现男友是个退休的杂志编辑，品位应该有，就是很算计，杰娅住进来时，房子很旧，他就让杰娅出钱装修，并扩建了这个大厅。

我环视着这个大厅，很舒适，也很气派。大厅周围的墙上挂着家庭成员的照片，一组组，很生动。哦，也有杰娅，健康时的杰娅——她，一对美丽的大眼睛，一双修长的美腿，长发披肩，墨镜架在头顶，围巾飘在胸前，或高山，或水边，杰娅笑着，舞动着，热情奔放。我感慨，她也曾有过那么美好的时光！

而眼前的杰娅是木然的，脸上始终没有表情，不论是对她的前夫，对她的女友，还是对刘先生，都是如此。我在她脸上察觉不到丝毫的心里活动——

是难过，是悲伤，是失望，或是欣喜。她看到我也仅仅是一句"你来了，谢谢。"

那时候时间已近中午一点。我们一早出来到现在没喝一口水，也都饿了。我想做点什么给大家吃，也想到杰娅也应该吃饭了。我轻轻地问："杰娅，我能给你做些什么吃的？"

杰娅摇了摇头，"不用，我还有一口剩粥。"

这时，前夫赶紧从背包里掏出一个塑料盒子，里面是一个苹果派。"我这有块点心，大家分着吃。"前夫用小刀将苹果派分成五份，每份有一寸多宽，三寸来长。每人都拿了一块。

我刚慢慢咬了一口，突然看到杰娅拿起来一块一下就塞进嘴里，刹那间就吞了下去——没了。我们都看到了，可手里的点心却没法再放回去。我真是后悔——应该留给她呀！

刘先生建议杰娅坐到餐桌那边去，以便大家可以说说送别的话。杰娅坐过去了，说："我先打一针。每天要打五次，到时间了。"她慢慢褪下裤子，从大腿处的一个预先埋好的针管往里推了一些药。"谢谢你们来看我。这辈子跟你们做朋友很幸福。"

刘先生是有备而来，他开始赞美杰娅，赞美她的美丽和善良，赞美她的奋斗和坚强，说天堂里有了杰娅这么美丽善良的姑娘上帝都快乐。

再看杰娅，眼睛半睁半闭，睡意袭来了，这是止疼药的反应，她努力地强睁着眼睛。

杰娅的前夫说："杰娅，你跟我没有孩子，但是我现在的儿女就是你的孩子。我会告诉他们，在天上，他们还有一个妈妈。你就安心走吧，我和孩子们都会怀念你的。"

杰娅的女友也是在说天堂没有痛苦，祝她一路平安。

全部是送行的话，没有人想拉回她，没有人想阻止她明天的行动，或者是没人敢把劝阻的话说出来。

我的心难过极了。我知道，我如果说不让她走，我就得说出下一步怎么办。如果，她是我的家人，我知道我该怎么办，我背也得把她背走！但是，对杰娅，我不知道，我似乎无能为力。我的心撕扯着，我只好说道："杰娅，我们后会有期。如果你有了新的想法，我希望你能告诉我，我会尽力。"

杰娅的现男友回来了，靠在门边看着我们，大家明白，我们该告辞了。我和刘先生还有那位女友好说，上车走就是，可是她的前夫怎么办？本来计划，他是要多留一些时间陪杰娅的。

这时，她的前夫站起来了，他想和我们一起走。也是，这里没有公交可以带他走出这片森林，出租车又不知怎么叫，估计杰娅的男友也不会愿意开车送他到码头，再晚，没有轮渡怎么办，而他回程的机票就是明天。

走吧，一起走吧。

杰娅站起身送我们，我们说，"不要送了"，可她执意要送；她走到门口了，我们说，"留步"，可她一定出来；我们说，"不要下台阶了，一会上去很累"，她却下来了；我们说，"不要再走了，我们发动车了"，她靠着山窝的大石头站住了，山风瑟瑟，吹乱了她的头发。这时我在她脸上看到了，她有那么多的不舍！

第二天中午，我急切地等待着刘先生的电话，希望在最后一刻出现转机。12点，电话来了。

"杰娅走了！"这是杰娅在维多利亚的两位女友给刘先生发来的消息，并把上午的事情跟他做了详细的汇报。

上午八点多，杰娅的两个女友开车进山去送她。其中一位是杰娅的老乡，陕西人。她问杰娅还有什么愿望，杰娅说，她很想吃一碗家乡的油泼面。

女友马上动手，和面，擀面，烧油，泼辣子。十点，油泼面做好。面条不少，四大碗（因为加上杰娅的现男友是四个人）。男友不吃，多出一碗。谁也没有想到，杰娅风卷残云般地吃完了自己那碗，又端起了另一碗！她全吃了，一点不剩！而两位女友还都端着自己那个碗，半碗也吃不下。

医院的人来了，问杰娅是否为离开做好了准备。杰娅点点头，走进卧室，换上一件鲜红的中式织锦缎做的棉袄平静地躺到床上。药液推了进去，几分钟，杰娅睡着了，永远地睡着了……

刘先生把杰娅"睡着"时的照片发给我，我无语。我一直在想，杰娅的病真的到了不可挽回的地步了吗？真的到了一定要提前自己了断生命的时候了吗？不是呀！她可以行走，可以吃饭，而且吃饭很香，就凭这一点，她离自然的死亡还远着呢！

她的瘦，那种奇瘦，绝不是病痛的结果。我也见过癌症晚期不能吃饭的瘦弱，一两个月的饥饿绝不会把人瘦成那个样子，那是长期饥饿造成的，就像非洲沙漠中那些皮干骨枯的孩子。

她的走是心死了，她在周围没有看到一个真正可以拉她一把的人——她的现男友、她的亲妹妹，甚至她的母亲！可能，还应该包括我，包括刘先生，包括她在温哥华维多利亚的朋友们，对了，还有她那位形象敦厚的前夫。

这时，我突然觉悟到一件事情——为什么杰娅要把存款留给她的前夫，还要他亲自来一趟？这天，我一下明白了——杰娅一定是想，或许前夫知道了她的处境，感念于她对他的情分，就会赶来带她走，带她离开这个孤岛，带她到一个有人烟的地方，照顾她吃喝，哪怕就是宾馆，哪怕就是几天，她也可以重温一下爱的滋味。在女人心中，都会有英雄救美的故事！毕竟，卖房的数万加币，这个钱不是小数，这个钱足够！

可是，梦幻没有成为现实。她的前夫来了，仅仅是蜻蜓点水，一个小时，接受了馈赠，转头走了。那天，听刘先生说，前夫回到温哥华后，又急着赶在商店关门前去采购了一大批东西带回捷克，因为，这边的物价比他那边便宜。呜呼。

我感叹杰娅的命运——世上还真有这么倒霉的人儿，从童年到成年，从生到死，那些心疼她的人在哪儿？

我曾设身处地来了一个换位思考，如果是我病了，我会怎么办？我想，我仍要保持自身的独立，我要留下自己的房子，房子在家就在，退路就在。我不会将自己依附于任何人，我必须始终保持自己人格的独立，而这首先就是经济的独立。我会依靠自己的经济收入，量入为出，让自己的钱够花。平时，在自己力所能及时多去帮助他人，结交下一些真正的朋友，遇到事情也可以求助有门。

可杰娅没有。当所有的社会关系都向她关上房门的时候，她的心死了，她活在世上没有意义了。这时，即便她的病没有那么危重，身体没有那么痛苦，她也要离开了，她离开的是冷漠。我想，那时能救她的，或许就是一句话，一句母亲的话——"回来吧"，她一定会奋不顾身地返回家园！

多少次，我看到过这样的例子！

2018年9月，我和海鹰到山西忻州参加李英伟老师的一个郭林新气功培训班。到达的第二天下午，是我和海鹰与患者交流的时间。那天，大家的问题一个接一个，问题涉及治疗的各个方面。什么靶向药升白针，什么中医中药，什么手术化疗，最后，一个小伙子站起来，他说他的问题与情感有关。

这个小伙子我注意过他，他跟我在一个饭桌吃饭。他每顿饭都吃得极少，菜没上到一半他已经起身，站起来时要一手撑着桌子一手扶着腰，显得腿没有一点力气。问他为什么吃这么少，他说疼，肺癌骨转移，整个腰背、腹腔，加上腿都疼得钻心，挪步都困难，每天就靠止疼药维持。他很瘦，个子高高的，下巴尖尖的，脸上带着病态的潮红。

那天，小伙子在会场里站起来，自报家门，说他姓韩，三十多岁，山东人。他说，他二十几岁时离开家乡到天津打拼，事业发展得不错，开了几家药店，还有一个杂货铺。他也结了婚有了孩子。可能就因为前几年太拼了，没有精力顾家，所以跟老婆的关系越来越疏远。

说到这里，小伙子顿了顿，吸了一口气，接着说："我现在病了，我特别希望她能坐在我的身边跟我说说话，替我揉一揉，希望她能再抱抱我，可是……"会场里鸦雀无声，"可是，她连我的床边都不愿靠近，连看我一眼都不愿意……"小伙子哽咽了，接着是抽泣，他说不下去了。

这时，我身边的海鹰站了起来，"小韩，你听我给你讲个故事。十几年前，我在一家国际公司工作。有一天加班，我和几个员工很晚才走出公司。一出门，看到一个孩子，也就十五六岁吧，坐在路边哭，他前面是一辆倒了的自行车，自行车上绑着一个很大的花环，因为车倒了，花环也弄得七零八落。我上前问小伙子怎么回事，他说是替人送货，附近的一家公司订购的这个大花环明天开会用，可他的车倒了，花环坏了，不知怎么跟人家交代，赔不起呀。我一听，回头跟我的员工说，'哥们儿，帮他一把'。大家齐上手，扶起了车，整理好了花环，我推着车，一会儿就到了那家公司的门口。我问小伙子，'用不用我们跟你一起进去？'小伙子说不用，他自己进去就行。临别，我跟他说'小伙子，记住，在人生的道路上，这种跌倒的事你还会遇到，你不能哭，哭也没用，只能自己爬起来，自己整理好东西，自己推起车，自己往前走，靠不得别人！'小韩，这句话今天也是说给你的！"

会场响起了掌声。

这时李英伟老师说，"小韩失去了太太的爱，可他还有我们大家的爱。小韩，站出来，看看，有多少人爱你！"

小韩擦着眼泪站到了会场中心。

首先是英伟老师的拥抱，接下来是海鹰的拥抱，是班里年龄最大学功资格最老的周亮娥大姐的拥抱，是年龄最小的电脑小专家的拥抱，是辅导老师高新丽、李志飞的拥抱，是病情最重可信心最足的患者的拥抱，是在座的所有美女的拥抱——橘子、玲萍、丽清、红玲、于午——排队等着与小韩拥抱的人很多很多……

小韩没有想到，有这么多人爱他，这么多人要用拥抱给他力量。

我说："小韩，我看你就像一个多情公子，你渴望爱，但爱不是靠祈求同情得来的，男人要想得到爱，是要靠自身的魅力换来。什么是男人的魅力？是坚强，是刚毅，是面对困难的勇气。我想你可以与你的太太谈一谈，看看她的真实想法。如果她真的不爱你了，放她一马，不强求。同时，你也要拿出你开辟事业时的勇气面对癌症，让她看看，你仍然是你，你是强者。或许，这样的结果会更好。"

第二天，大家发现，小韩吃饭的时间相对长了些，他愿意与大家交谈了。这是好的现象。

学习班结束时，我又跟小韩有次单独的谈话。我跟他说，夫妻关系的和睦是康复的重要因素，回去后要争取把关系修复起来，毕竟有孩子。如果修复不了，要及早分开住，以免每天见面生气，这样对康复不利。

小韩回他的天津了，一个月没有消息。群里有热心的癌友私下问我小韩怎么样了，很替他担心，怎么说，他也是一个身上到处转移的晚期患者。的确，我能感到群里的所有朋友都在为他捏着一把汗。

然而，2019 年一月里的一天，小韩在群里出现了！他发了几张自己练功的图片——他满面笑容，居然还胖了！

小韩说，他回到山东老家了，跟父母住在一起。他每天就是练功，每天都很快乐。他说，他现在就是尽人事听天命，自己做最好的努力，至于是不是能够康复，老天爷会不会让他早走，他都不管了，他就是自己努力，快乐地生活。

小韩的照片在群里引起了轰动，一百多人一起为小韩欢呼，"小韩很好！""小韩满血复活了！""小韩跟爸妈在一起！"

每个人都是发自内心地为小韩高兴，就如他是自己的亲兄热弟！

每当我遇到这样的情景，都会激动不已，也会浮想联翩，我会想，精神的力量会有多大呀，以为他不行了，他居然站起来了；我会想，亲人的关爱会在患者身上产生多大的奇迹呀，母亲的爱、父亲的爱、社会的爱，爱可以焐热一颗冰冻的心；我会想，人不会永远不死，但是，一个不甘心懦弱下去、决心与病患和命运奋力一搏的人，终能获得更长久的生存期，上苍眷顾勇者；我会想，对于癌症患者来说，心不死，生命就有希望！

最近，我跟小韩联系，问他怎么样，他说"最近的检查结果很好，没有什么问题。徐妈妈，您放心吧。"

呵，谢谢，谢谢上苍！

2019 年 3 月 16 日

与一位食管癌患者探讨治疗的方案

> 如果手术了就一定不复发，我们都可以毫不犹豫地选择手术。但不是，很多患者手术了，也会复发。因为复发的原因不仅仅是一个"没切干净"。

近来，遇到好几位食管癌的患者，他们都希望听听我对他们治疗方案的意见。我不是医生，对这个病也没有很多的研究，但是我仍然愿意与他们一起分享我的治疗思路。

这样，我就从一位食管癌患者的病例谈起了。

2018年夏末的一天，我的两位大学同学不约而同地给我发来微信，说我们的另一位同学李浩病了，食管癌，看看我怎么可以帮助到他。

李浩是同学里的佼佼者，当年毕业时留校当了新闻系的老师，后来调到电台一线工作，成绩优秀，成了国家级电台的领导。

今天他病了，这对一生顺风顺水的他来说能够承受吗？而且，食管，听着是个不算大的器官，可这里的风险有多大他知道吗？尽管我跟他已经许久不联系了，我还是主动呼叫了他。

"李浩，我是徐晓，很希望能够帮上你。联系我，别有顾虑。我在温哥华。"我当天就给他发出微信。

"老同学，你好！"李浩回信了。"嗨，真没想到得了这么个病。六七月份的时候，感觉嗓子有些沙哑，吃饭吞咽也有些问题。到医院一检查，就是这个结论，食管癌。当时的影像结果是，食管上有两处病灶。一个是距离门齿25~30厘米处，病灶较大，一个是在21厘米处，这个较小，但是距离咽喉较近。北京肿瘤医院的医生说如果现在手术就一定会切掉声带，所以要先化疗缩小病灶，看看病灶小了以后是不是有手术机会，是不是能保留下声带。徐晓，不知你对这种做法怎么看。"

我马上回信，"李浩，北京大学肿瘤医院是个很不错的专科医院，风气也不错，你可以放心。另外，食管癌是个大路子病，不属于疑难杂症，治疗方案上不会有太大的出入，你也可以放心。先化疗再手术是目前对付肿瘤位置欠佳的通常做法，一旦肿瘤缩小，手术不会伤到你的声带了，他们就会给你手术了。这一点你也可以放心。化疗吗，如果有靶向药，尽量加上。"

"医生给我在普通化疗药之外加了泰欣生。"

"泰欣生是治疗鼻咽癌的靶向药，用在你这，似乎也有一定道理，毕竟咽喉与声带离得很近。"

一个多月后，李浩给我来信，说两次化疗的效果不错，距离声带近的那个病灶基本看不到了，下面那个大的病灶也缩小不少。他非常高兴。

接下来的问题是要不要手术，怎么手术。

一天晚上，李浩来了电话，他跟我说，自从他确诊食管癌之后，他请教过不少专家，还去了趟食管癌高发的河南林县，到那里请教这个病的治疗办法，那边的专家也说能手术尽量手术，只是他自己一直纠结于"要不要强调保喉"。他说，医生说了，虽然从目前的情况看距离喉头的肿瘤看不见了，但是能不能保喉，还有待于打开后根据情况决定。所以他一直为是否跟医生强调保喉这事纠结。结果，昨天他看完了我的第二本书《抗癌：防治复发》，说这本书对他启发很大。特别是其中的两篇文章《保乳还是弃乳，把决定权交给医生》和《癌症的治疗来不得一丝任性》，让他明白了生命第一，为了生命，他可以切了喉头。

一听他说他可以接受"切喉头"，我的脑子迅速地开转，不对，治疗的逻辑推导并不是这么简单！

确实，为了生命，我们可以不必保留乳房，也可以不必保留肛门，我们可以丢卒保车式地舍去一切。但是，舍去，是为了得到长久的平安，如果这个平安不够长久，我们又愿在抉择的天平上将筹码完全地压在"舍去"上吗？

不会。很多时候，我们在做掂量时要考虑到方方面面的问题。

确实，我是说过，乳房可以切，肛门可以切，但是我不认为乳房、肛门与喉头是一个层级的东西。乳房没了，关系到美，美可以不要，或者说我可以用义乳代替；肛门没了，关系到今后的生活方便不方便，但是习惯了，不怕麻烦，也无关大局；只是嗓子没了，永远不能说话了，又无法修补，这是不是就比缺失乳房和肛门严重？

再说，我的这位同学，新闻专家，广播出身，爱说，也擅说，一辈子以说为生计，这突然间，喉头切了，失声了，再也不能上台演讲了，再也不能精彩地在人前表达自己的观点了，连最起码的跟人打个招呼都不成了，他得多急，多失落，多郁闷？而心情的郁闷对康复来说是极大的不利。

所以，我跟李浩说："你能想开很好，如果你是个画家，我会很赞同你的意见。但是，你是广播出身，我建议你还是要跟医生强调一下，尽量保喉。就是说在保喉这方面多加几分砝码。"

我把其中的道理讲给他听，他接受了。

九月，我和海鹰回京。李浩和他太太请我们吃饭。

见了面，一个好端端的李浩站在我的面前，他结束化疗没多长时间，身体就恢复过来了，不仅说话言清语利，而且脸色也很红润。他说，他现在就是要养好身体等着手术了。

而这时，对他是否真的需要手术，我倒是又有了新的想法。

原因是，在这期间，我在淄博抗癌乐园建立的食管专业群里随机选了六位食管癌患者并加了他们的微信，我分别对每一位患者说我想向他请教他的治疗过程，希望从他身上得到一些治疗的经验。这六位患者都很真诚而详细地给我讲述他们的治疗经历。有意思的是，这随机抽样般选出的六位患者，竟然是手术与非手术各占一半——有三个做了手术，有三个没做——没做的各有各的道理，有的是因为害怕，有的是位置不好做不成。但是，不论是做了手术的，还是没做手术的，他们目前的身体状况都挺好。这也正印证了一些癌症专业书中所说的：食管癌，手术与非手术，患者的总体生存率相差无几。

但是，如果说手术与否对患者的生存率影响不大，可手术的风险却不小。毕竟食管癌的手术从技术上说要更难做，创伤也更大。且不说此手术不仅要切除食管，还要切胃，把胃做成漏斗状与喉部相接，就是手术中的危险也是步步惊心。因为它与喉返神经、胸导管和主动脉离得太近太近，哪一点闪失都会引出大的麻烦，甚至致命。

我跟李浩说："其实，如果是海鹰得了你这个病，可能我就不急着让他做手术了。我会想，既然化疗效果不错，为什么不接着再化两次，巩固一下战果，让下面那个大的病灶再下去一些，这不就省得挨一刀了？以后仍然器官健全，不会为少了食管受罪。再进一步说，如果是我自己病了，我就是现在的你，红光满面，我就敢连化疗都不再做了，因为现在很好呀——肿瘤没有癌性了，一切身体的指标都是向好的趋势。在这种好端端的情况下，我不会再让化疗打击我的身体。我要做的就是守住这个好，调动一切积极因素，让这个好发展下去。你想，其结果会不会更好？

"当然，你说，万一复发了怎么办？可是谁也不能保证你不复发，因为癌症的特点就是复发。如果，手术了就一定不复发，我们都可以毫不犹豫地选择手术。但不是，很多患者手术了，也会复发。因为复发的原因不仅仅是一个'没切干净'。当然，医生会认为，切了就比不切强，复发的几率就小。也可能。这里有统计学上的概率问题。但是，对于每一个个体来说，特别是对于你，你是属于复发的还是不复发的，你排在哪个队伍里，这很难说。谁也不能保证切了就不复发。那么你下一步采取什么方案，你可以根据自己的情况考虑。我现在把那六位患者的联系方式给你，你与他们聊聊，可能会对你的抉择有帮助。"

我以一种轻松聊天的方式把我的想法倒给李浩，希望不要让他过于震惊。还好，李浩和他太太说，听着觉得有道理，可真要放弃手术也确实需要勇气。

几天后，李浩的太太跟我说，李浩还是决定手术，希望能把肿瘤彻底切了去。因为几乎所有的外科大夫都说，能手术尽量手术。而且他们请的是医院里最棒的专家。

"好，那就祝手术一切顺利！"

再见到李浩，他瘦了很多，那是劫后余生的相见，因为他手术后出现的严重肺炎让他差点出不了 ICU 重症监护室。

"李浩，祝贺你，手术成功完成，而且保留下了声带。"

"说实在的，做完了有点后悔。不知是不是不切更好。"

"不对，你现在要想的是手术全部的好，要想着你做了手术了，肿瘤切下去了，癌细胞没了，你很健康。以后，就是放松心态，快乐生活了。"

"可医生又建议我放疗，说我的那个大些的病灶有浸润。"

"看来，哪位医生都想给你做些贡献，你的待遇比较高。那你做不做呢？"

"我想还是听医生的。既然有浸润，就放疗一下，以后复发的几率就小了。"

"好。如果你要做放疗，我想提醒你一些事情，这些提醒是要你在放疗前跟医生讲的，或者说在医生面前要做再次强调的。这就是：其一，不要过度；其二，瞄得准些。听着挺可笑吧，这里有太多的教训了。"

接着我给他讲了我的一位患者朋友小杨的治疗经历。

小杨是我在 2016 年初的一次读者见面会上认识的，也是食管癌患者。2017 年初秋的一天我在北京玉渊潭公园又遇上他。问他怎么样，他说他前一阵刚做完放疗，目前自我感觉挺好，就是最近的检查报告不好，说他的肺上布满了小结节，芝麻一样，医生说是肺转移了，要他再次化疗。

我问，"你自己不是感觉挺好吗，怎么会有问题？"

他说，"是呀，这段时间一直练功，感觉身上比以前有力了，正高兴，可报告却说出问题了，又得去化疗。"

我说："刚才你说，你的肺上布满了小结节，会不会是放射性肺损伤呀？因为如果说转移，应该是一个、两个，不均匀，不会这样均匀地分部在肺上。这就如当年海鹰化疗后出现毛玻璃肺，追究这样的间质性肺炎是怎么造成的，综合医院的肺科专家说，这是药物性肺损伤，因为感染来的肺炎会是局部的，不会这么均匀。我觉得这个专家的推导是有道理的。所以联想到你这个问题，会不会也是放疗后的肺损伤呢？"

小杨说，他也问了专家，为什么会这么快就转移。医生说，放疗完的患者百分之八十多都是这个结局，都会出现这种转移。

我说，"这就更说明这是放疗性的肺损伤了。当然，损伤后，癌细胞就容易在这些有问题的地方安营扎寨，也就容易变成新的肿瘤。"

接着，我跟他讲，我们追究问题的来源，不是为了追究责任，是为了抉择下一步的治疗方法。因为不同原因导致的肿瘤应该用不同方法对待。

小杨说，东肿和西肿两家专科医院的大夫都认为他是转移了，他的一个外甥也是肿瘤大夫，也是这样认为，所以，他还是考虑接受化疗。

我说，那就注意保护好自己的元气，不要过度。

但是，他接下来的化疗并没有起太大作用，往往是，头两次化疗肿瘤小了些，第三次第四次又反弹，换药接着化，仍然如此。人就在这种不间断的化疗中越来越弱，越来越弱，转年春天就离去了。

所以，我提醒李浩，在做放疗时，一是不要自己去要求加大剂量，要严格地把剂量控制在医疗说明的范围内，要知道放疗的作用与副作用都是慢慢释放出来的；二是要提醒医生瞄得准些再准些；三是自己也要配合，放疗中不要做大喘气类的动作。

我说，因为海鹰没做过放疗，我不是很熟悉，这些教训都是患者讲的，我讲出来是要给你一个参考，总比出了问题再说好。

2019 年春节前后，李浩的全部治疗完成了。他接受了我的建议，去吃中药，去学郭林新气功。他说他感觉很好。我说，你身上没有肿瘤的负担了，好好生活，你会一直很好！

这就是我与身边的一位食管癌患者就他的治疗方案的探讨过程，以及他的治疗概况。记录下来，仅供参考。

2019 年 3 月 26 日

癌症指标高了？先别慌

医学发展到今天，看似辉煌，可我们尚有无数的，有些看起来甚至是遥不可及的人体奥秘需要探索，而发现这些人体奥秘的机缘，不仅在医生，还在患者。如果说，我们有幸被上苍选中成为癌症患者，就不要辜负这一称谓，要主动地去体会一些东西，比如，药物在身体里的作用、身体在治疗中的变化，要摸索其中的规律。这不仅可为医学的进步做些贡献，还可使我们变得清醒，让我们有更多的机会活下来。

我常常遇到这样的事，就是癌种相似的患者经常会扎着堆儿地来向我咨询，就像他们约好似的，从天南地北在同一时间到我这里聚齐。比如，某一天来询问的都是孩子的妈妈，孩子的病同样都是骨癌；过两天，来的又都是乳腺癌患者，清一色的是年轻的母亲；而今天，心急火燎地加我微信的都是因为癌症指标高了却查不出实体瘤在哪儿，急着让我帮他们出主意的人。

嗨，我不是医生，而且他们的病也是那么地不同，我纵有三头六臂也不可能学习那么多，了解那么多。可我又不能对身处绝境的患者说不，那我能说些什么呢？

我只能说些别人的经验，说些我自己能感觉到的某些事物内在的规律性的东西。我希望我们的患者能在这些模糊的逻辑中找到自己下一步的治疗路径。

今天跟我聊天的第一位患者，是我2018年秋天在北京玉渊潭公园结识的。他是军人，五十来岁，胆管瘤。因为他对近期的治疗方案产生疑惑，便急急地联络我："徐姐姐，请帮我出出主意，我不知下一步该怎么办了。谢谢！！！"

这位军人叫我姐姐，可见他的诚恳与急迫。我便尽快用微信的语音功能呼叫了他。

"徐晓老师，咱们见过面，你应该记得我。"

"我记得，你怎么样了？遇到什么问题了？"

"是这样，2017 年，我被诊断为胆管瘤，当时就做了根治性手术，情况稳定了一年。2018 年 9 月，我的癌症指标 CA19-9 高了，医生让我做一个 PET-CT 检查，报告说一切正常，没有发现什么病灶。当时不放心，医生就又让我去做一个核磁检查，这是距 PET-CT 两周后做的。报告说在手术的刀口处有点问题，但是也不能确定。医生就让我回去找做 PET-CT 的医生，让他们返回头再仔细看看我的片子，是不是刀口处真有问题。我去了，人家医生回答：'我们维持原判，没问题就是没问题。你要不放心，可以再做一次。只不过刚刚做完两周，是不是太密了？算了吧，你观察就是了。'这样，我又回到了 301 医院。他们建议化疗。我也问了'东肿'（中国医科院肿瘤医院）和'西肿'（北京大学肿瘤医院）的专家，他们也都建议我化疗。我便接受了紫杉醇的化疗方案。但是，化疗后，指标不降反升，每化疗一次指标就升上去一些。我问医生这是怎么回事，医生说，'这可能是化疗把癌细胞打乱了，它有个挣扎的过程，这会让指标高一些。你再化着看看。'可再化，更高了。后来换了化疗方案，似乎那次下去一些，可再化一次，就又长了。其实，在完成第六个疗程时我就又做了一次核磁检查，原来说的刀口处的那个疑点也排除了，什么病灶也没有了。可就因为指标高，医生一定让我完成 8 个疗程，说，完成之后再做一次 PET-CT，再评估，再拿方案。现在的问题是，徐晓老师，我已经做完 7 次了，可我真不想再做了，我这人身体本来很好，承受力也强，可现在我感觉一天不如一天呀，而且，我的 CA19-9 已经升到了 700 了（正常值应该在 0~37），我不知化疗的意义在哪儿，您说，我该怎么办呀？"

这是第一位咨询者的主诉。

第二位患者是个年轻的少妇，三十多岁，河北沧州人，微信名叫"美好的明天"。

"徐晓老师，您能加我微信，跟我通话，我太激动了。"

"别激动，慢慢说。"

"嗯。我是 2015 年 8 月确诊的。乳腺癌。当时做了手术，也做了化疗和放疗。2016 年 12 月发现骨转移，又做了 6 次化疗加放疗，同时加内分泌治疗，打绝经针，吃依西美坦。这次治疗之后好了一段时间，但很短。到了 2017 年 5 月，肿瘤标志物 CA125 和 CA153 就开始超标，然后一直不停地上升，可也看不到病灶在哪里。医生又让我化疗。一个方案不顶用再换一种，我坚持了半年，可这么多次的化疗并没有抑制住指标的上升，CA125 从 168 升到了 259（正常值在 0~35）。我又到北京的肿瘤医院去看，专家建议我切了卵巢，说切了卵巢可能指标就会下来了。我就回到沧州，在家乡的医院把卵巢切了。当时的病理分析说，卵巢里虽然没有肿瘤，但有癌细胞，是来源于乳腺的。大意是这个卵巢没有白切。但是，即使切了卵巢，我的肿瘤指标仍然没有下去，又升到了 265。这样，北京的专家建议我马上化疗，可我们沧州的医院建议我歇歇，观察，等等看。

"徐晓老师，我真的不知道我该听谁的！而且，再化，从身体到经济我都觉得难以承受了。"

这是第二位患者给我介绍的情况。

第三位患者来自福建，泉州人，叫阿琴，42 岁，三阴性乳腺癌。

"徐晓老师，我是 2017 年 9 月查出乳腺癌的，一发现就已经有了转移，在右颈下锁骨处有个 0.8 厘米的小结节。当时，医生让我先做 6 次化疗，然后再做手术切除乳腺上的肿瘤。手术切除之后我又做了 2 次化疗和 28 次放疗。完成这所有的治疗，时间已经到了 2018 年的 5 月 9 日。

"在 2018 年 12 月时，我做了一个 PET-CT，报告说一切都好，没有问题。但是到了 2019 年的 1 月，左颈下长出来一个 0.7 厘米的结节，医生又让我使用长春瑞滨加紫杉醇白蛋白化疗，一周一次，要化九次。在化疗完两次的时候，肝功能受损，心率过速，拉肚子，医生便去掉长春瑞滨，用单药紫杉醇白蛋白继续化。到了 3 月，我又感冒，咳嗽，医生说没关系，可以继续。尽管我就这么一直坚持化着，我的癌症标志物也没有下来，而且是越化越高，CA125 到了 1300。我现在已经完成第九个疗程，浑身一点力气也没有了。但是给我看病的医生仍然让我化疗，他们希望把我脖子上的那个 0.7 厘米的结节彻底化没了再说。我一听，还要化，吓坏了，就跑到厦门肿瘤医院来了，这里的专家看了我的报告说，'你不能再化了，你已经过度治疗了。'可是，面对我的高指标，他们也没有办法，也拿不出主意。我不知道我下一步该怎么走。

"徐晓老师，我看了您的两本书，我知道我可以带瘤生存，脖子上那个0.7厘米的小结节我不在乎，可指标这么高怎么办呢？"

我看不到阿琴的形象（我不愿用微信视频跟患者对话，这可以让患者有更多的私密感，交流起来会更顺畅），但我能从她的声音里感觉到她的确是太虚弱了，她跟我说话始终都是在努力地提着气，这真让人心疼。

这就是我一口气接到的三位患者的病情倾诉。

他们每一句的诉说，都让我想起一个人，一个让我始终耿耿于怀的病例。

这个病例是我在一次朋友聚会上知晓的。

2016年秋天，我的"发小"世华给我打电话，说她有两个昔日的同事想跟我聊一聊。两人都与癌症有关。一个自己是患者，肺癌；一个是丈夫是患者，已故去。两人都看了我们的书《抗癌：第一时间的抉择》，心里有很多感触，要找我谈谈。

就这样，我们四人坐在了北京长安街旁的一家小饭店里。

那位夫君故去的女士一坐下就跟我说："徐晓，我要是能早一点看到你的书，我丈夫就不会走，我就不会让他那么治疗，他就会活着，起码今天能跟咱们坐在一起。"

这位女士姓张，她的夫君是一位话剧团的导演。

2015年夏末，他们两口子从美国旅行归来刚下飞机就赶上单位体检。检查后发现，这位导演有一项血液指标超高，医生便提醒他抓紧时间到大医院检查。

这项指标是CEA，也叫癌胚抗原，正常值会因为不同医院的不同检测设备而稍有差别，通常在0~5，可这位导演的指标到了400。

这两口子没有耽误，马上到北京医院找了最好的癌症专家诊治。因为导致 CEA 指标偏高的最大可能是肠癌，医生便首当其冲给他下了肠镜——可是，未见异常；又检查其他项目，仍然是未见异常；上 PET-CT 检查，还是没有发现任何病灶，一切都显示正常。而这时，导演的癌胚抗原却一天天往上升，700、800、1000……专家也非常着急！

"干脆，行广谱式化疗。"专家就这么决定了。

然而，一个疗程下来，导演就被打垮了。人站不起来，浑身还出现多处的黑斑，一片一片，从头到脚。专家也不知下一步怎么办了，他们只好转院到了广安门中医院治疗。可是，再怎么医治，这个指标上升的趋势都不能被扭转——1300、1400、1500，成百个成百个地跳着往上走，最后升到了2000！而且，不仅是 CEA，就连 CA125、CA153、CA19-9、AFP 等其他一切与癌症有关的指标也都高了。这时，医生也惊讶，这些指标高到没边了——顶到了测试的最高点——爆表了！

即便这样，医生们也没有找到那个实体瘤，也没有找到那处癌细胞活跃的闪光点！

最后，导演带着满腹的不解离世。从体检到离去八个月。

"那医院给他的死亡病因是怎么写的？"我硬着心肠问这位导演夫人。

"写的是肠癌。可是，徐晓，你知道吗，这期间，两家医院都给他做了肠镜，都是专家呀，可都没有发现一丝一毫肠癌的影子！"

"是这样……"

这就是我要给患者讲的故事，一个实实在在的病例。我是想说，医学发展到今天，看似辉煌，可我们尚有无数的，甚至有些看起来是遥不可及的人体奥秘需要探索，而发现这些人体奥秘的机缘，不仅仅在医生，还在患者。如果说，我们有幸被上苍选中成为癌症患者，就不要辜负这一称谓，要主动地去体会一些东西，比如，药物在身体里的作用、身体在治疗中的变化，要摸索其中的规律。这不仅可为医学的进步做些贡献，还可使我们变得清醒，让我们有更多的机会活下来。

就像我。七年来，我一直记录着海鹰在治疗中的身体反应，保存着他所有的检查报告，我会去对比和思索。不要小看这些记录，它们会像一个个航标灯，连接起来就可以让我看清来路与归途。

所以，面对患者的疑问，我也常常会以海鹰的治疗情况和身体指标的变化来表述我的观点。

这次，我也是这样讲给三位患者的。

海鹰得的是淋巴瘤。他的癌症标志物是"乳酸脱氢酶"。

我第一次听说"乳酸脱氢酶"这个词，是 2012 年 3 月海鹰初患淋巴瘤的时候。当时，他浑身都是瘤子了，活检也确诊他就是癌症了，可看他的验血报告，却是一切正常。乳酸脱氢酶的指标完全在正常范围内。但随着化疗的进行，乳酸脱氢酶的数值开始升高，在他第四个疗程后，也就是说，他身上的瘤子都下去时，他的乳酸脱氢酶指标达到最高。以后随着他吃中药，练气功，身体逐渐康复，这个指标才慢慢下来，回归正常。

2015 年，海鹰的淋巴瘤复发。那项指标也经历了同样的走势——治疗前，指标正常；治疗后，指标升高；待身体恢复后，指标回归。

2017 年，海鹰第二次复发，乳酸脱氢酶的走势图大致如故。

2018 年，第三次复发，仍然如此。

当我把这些数据按时间顺序排列起来，并且把海鹰当时的身体状况和治疗经历附在其上，其中的规律便一目了然。就是说，在每次治疗前，尽管海鹰的肿瘤已经凸显，但是他的验血指标是正常的。所以，单纯看乳酸脱氢酶的指标，并不能判定他是不是复发了。它标示着正常，其实质未必是正常。但是，随着化疗的进行，随着肿瘤的缩小，他的乳酸脱氢酶指标常常不降反升。如果单纯看这个指标，就会否认化疗的作用，就会不见肿瘤缩小的事实，也就不会顾及化疗药物对身体的损害，而会去换种药，再孤注一掷地化下去。

那么，为什么这个指标在海鹰身上会与肿瘤的发展趋势相违背呢？我体会，这个指标并不仅仅是表达了人体局部的指征——也就是癌细胞的状况，而是更多地表达了人体整个生命力的状况。

这么说吧，每一次，海鹰在一种正常的身体状态下传染了感冒，或熬夜，或上火，从而勾引出了颈下淋巴结肿大，但那时，他的体力尚在，他仍然可像好人一样雄赳赳地干许多事情——写作、讲课、开车、种草、浇园，他身体里尚有元气可以托得住那几个肿瘤，所以他的指标是正常的。但是，化疗药上来了，一次次，这些"毒药"在身体里聚集，它在打击肿瘤的同时，也打击了人体的免疫力。终于，"毒药"在杀灭癌细胞的同时也把那个托着他身体的元气打没了，把那张本来可以隔住与死神对望的窗户纸捅破了，把那个勉强兜着他生命的薄布兜击穿了。这时，那个不正常的指标就显现出来了！所以，我不把这个指标与海鹰的肿瘤挂钩，而是将它与海鹰的身体挂钩，与他的体力挂钩，与他的元气挂钩，说到底，是与他的生命力挂钩！

这么看问题的时候，我就会比较清醒，遇到海鹰指标高时，我会想到他整个身体所处的状态。

就像 2018 年夏天，海鹰的乳酸脱氢酶指标突然升高，到了 346（正常值应小于 225）。医生说他可能又复发了。我跟自己说，冷静，让我想想那时发生了什么。

那天回到家，我马上翻看日记，验血那天是 7 月 5 日。日记里是这样写的，"上午，海鹰验血。下午，海鹰又病了，发烧，咳嗽，是因为昨天帮雁雁在太阳地里搬桌子累着了——出汗后受凉。哎，又得去看中医。"

所以，我跟海鹰说："我说呢，你那天发着烧，指标怎么会好？现在，时间已经过去一周了，你此时的身体已经比那时强壮，我相信，现在再去验血，指标一定是下来的。"果然，8 月 10 日再验，指标就是 281 了。我又跟海鹰说："虽然，现在的指标还不在正常范围内，但趋势是向好的，指标在往下走，你的体力在往上升。所以不怕。只要别胡折腾，好好练功，早睡，下次验血，还会更好。"事情的发展正如我所料，不久就恢复正常。医生再见到海鹰时说："你是一个新人了！"

我们说，医学的发展确实让我们比以前看到了更多的微观世界，有了"癌症指标"这种技术，可以让我们捕捉到更早期的癌细胞的发展和身体里的细微变化。但是，绝大多数"指标"又都不是特异性的，不是唯一的。

比如，CA125，癌细胞的变化可以影响它，妊娠可以影响它，例假也可以影响它，身体里的多种不适都会影响它，使它不正常；比如，CA19-9，它不仅预示着肝脏系统的疾病，也与消化系统有关；比如，CEA，它不仅预示着肠癌的风险，还与胃癌、尿道癌、卵巢癌、肺癌、胰腺癌、乳腺癌、甲状腺髓样癌、膀胱癌和宫颈癌有关；还比如，乳酸脱氢酶，引起它升高的原因不仅有淋巴瘤，还有心脏疾病、肝脏疾病，甚至贫血、肺梗死、骨骼肌损伤、进行性营养不良、休克、肾脏病等（见"百度百科"）。这也正如一位医生在"健康万家乐"中所说，"虽然肿瘤标志物检查已广泛应用于临床，但其特异性和准确性并不足以代替病理检查作为肿瘤诊断的金标准。因为肿瘤标志物检测呈阳性不一定是肿瘤，而仅仅是一种提示和信号，需要结合患者的病史、症状、体检及影像检查来综合判断。"

说得多清楚呀，癌症判断的金标准是实实在在的肿瘤，而不是"指标"！

我常常想，影响癌症患者生命的到底是什么？是癌症的指标吗？不是。是肿瘤的"毒性"吗？不是。肿瘤没毒，它不是砒霜和耗子药。那是什么？是它的占位！是它无休无止的占位和对人体的消耗！

既然如此，当我们没见到实体瘤时，没有见到它出现，没有见到它占位，没有见到它发展时，我们就可以等一等，等待它的出现，等到真的看清它的面貌时再开枪也来得及！

而有些医生，只看到指标高，就下令"广谱式化疗"，说白了，就是"盲化"，就是"散弹射击"。这时，任你花再多的钱买什么"靶向药"，也是没靶子。而且，你的医生猜想他是肠癌，你就不怕他是尿道癌？你想着他是淋巴瘤，就不怕这回他是心脏病，是营养不良，或某种我们尚不知的疾病？这时，患者急，影响到医生也跟着急，可人体真的是一个"精密的仪器"，最好不要拿着大改锥乱拧。当然，有时医生也会赌对了，皆大欢喜；可要是赌错了呢，是雪上加霜。这种试探性错误时有发生，情急之中为了救人可以理解，只是我们要学会及早回头。毕竟，"盲化"的结果往往是人财两空呀！

所以，那天，我跟那位患胆管癌的军人说："如果是我，我会放弃第八个疗程。一是因为目前的化疗无效，你的指标并没有因为化疗而降下来；二是因为你的耐受力，也就是体力在丧失。再化，无一利而有百害。如果是我，我会赶紧停下来，给自己一个休养生息的时间，看看下一步身体会发生什么。待问题清晰了，待体力恢复了，再寻找治疗的办法。"

我跟河北沧州的"美好的明天"说："姑娘，你要是让我拿主意听谁的，我说听你们沧州医院的，你先停一停。其实，在你最开始发现 CA125 高了的时候就要找原因——为什么高了？当时发生了什么？"

"我找原因了。我做了 PET-CT，没发现问题。"

"我说的不是这种找原因。我说的要从根本上找。比如，你感冒了吗？你累着了吗？你生气了吗？是什么导致了你身体的不适？"

"我生气了……"

"是呀，以我的经验，乳腺癌，90% 都是因为生气，而且还都是夫妻之间的感情问题引起的气。生这种气，会引起乳腺癌的复发。如果是这个病因，你首先要调整心态，要让内心平静，这样治疗才有效。不解决这个根本，单凭化疗去解决问题，不对症。"

"美好的明天"迟疑了一下，"徐晓老师，您说对了，我跟我爱人分开了，虽然没离婚，但不一块儿过了。我带着孩子在沧州，他在别的城市。"

"人会遇到各种生活境况，你有孩子，两个，而且孩子还小，所以，你一定要活下去，而且必须活下去！我们说，哪儿来的病哪儿了，心理的病心理医。今天，你不要纠结于这些指标，要先把心情调整好。恶劣的心情也会让癌细胞蠢蠢欲动指标升高。所以，调心第一。不是医生在你身上找不到肿瘤吗？你就当没有。如果，真的有一个潜藏的癌在活跃，你也不要急，它没出来你化疗也没有意义。在你等待它显现的这段时间里，你好好生活，积极锻炼，争取让没显现的肿瘤缩回去，让指标慢慢降下来。总之，先歇着。退一万步说，即便肿瘤起来了再治，也比这样无休止的盲化好！"

我跟第三位，那位厦门的姑娘说什么呢？

"阿琴，你确实化多了。就为了那个高指标就可以一次又一次地化？后面居然还要一周一次，一连九次地化？如果有效，九次的化疗顺带也应把那个 0.7 厘米的小瘤子捎带下去了，为什么它还没下去？可能并不对症。为什么他们还要让你接着化？紫杉醇白蛋白不便宜，一周一万多元！我不知让你接着化的北京的'专家'看中的是你的生命还是什么，你应该自己想明白。说你治疗已经过度的是你当地的医生，是跟你没有任何经济利益关系的医生，他们说的是实话。如果是我，我接受他们的意见，停下来，观察、等待。等待不意味着等待复发，而是积极生活，用正确的生活方式换来自身的强健。你也可以找一位好的中医，先去调理，同时，慢慢恢复练功。总之，这些全是治疗，是一种没有副作用的治疗。待病情清晰了再找西医治。"

这就是我跟三位患者的谈话，谈话中包括了我对癌症指标的思考。当然，病与病不同，各种指标的变化路径也不同。我始终对患者强调，一定不要完全按照海鹰的经验去思考，要结合自身，找到自己的治疗规律，从而找到自己的生命出口。

此刻，我要跟所有癌症患者说，万一哪一天你的指标也高了，先不要慌，要学会思考——思考你近来的生活发生了什么，有什么事件可能影响到你的情绪和身体了，最近感冒了吗，劳累了吗，生气了吗，吃什么特别的东西了吗，到什么新奇的以前没去过的地方了吗，接触了什么特殊的物件了吗……建立这样的开放式思维模式，可能会找到自己致病的原因，对症处理，会更好。

当然，再次强调，海鹰的路就是海鹰的，你的路，要自己体会，自己找！

2019 年 5 月 9 日

癌症患者能喝酒吗？

实话说，癌症太容易复发了，你不知哪个蝴蝶扇了扇翅膀就会在你这儿引起山呼海啸，就会引起复发。一旦复发，那真是后悔呀。

前两天在患者群里遇到这么件事。

患者甲问："哪位知道，咱们患者能喝酒吗？"

患者乙答："尽量别喝吧。"

患者甲说："教功的李老师都喝，人家也没事。听说上海的一位老师也喝，也没事。"

患者丙插话："我看还是不喝为好，万一引起复发怎么办？"

患者甲说："我就是体寒，喝点让身体里血液循环，舒服。"

我看了，想笑——这位患者一定是馋酒了。

然后，我私加了患者甲。

"老弟，你怎么想起在群里问喝酒的问题了，是不是馋酒了？以我的经验，不喝，或少喝为妙。"

"徐晓老师，我确实想喝点。忍了好久了，后来听说教功老师也喝，我就想，他能喝我也能喝呀。再说，我都好了两年了。"

"那我告诉你，海鹰当年就是以为自己好了，已经三年了，就喝了酒，后来就复发了。我不是说他复发就因为喝酒，当时他还熬夜，还吃麻辣花生，还被蚊子叮了。可喝酒一定是其中的一个原因。"

"那为什么有的老师喝了就没事呢？"

"你能跟老师比吗？人家康复都是十几年、二十几年了，每天风里雨里地教功，身体倍儿棒，病也应该说是好透了。可你呢，化疗完才多久？不能比。"

"我要是少喝点呢？"

"那要看你喝什么、喝多少、多长时间的频率。啤酒、葡萄酒和白酒一定不同，38度的和52度的也不一样，五粮液与衡水老白干的劲也不会相同。你喝的是什么？是一小口啤酒？那估计问题不大；可要是一大口62度的老白干，你就等着上火吧！你说，老师喝，可老师喝的是什么你不知道，也许人家就是一小杯葡萄酒呢？"

"我就是想晚上睡觉前喝点，好入梦快。"

"不是不行，是怕你越喝越想喝，怕你在量上逐渐放开，控制不住。当年海鹰也是这样。先是喝一小口啤酒，过些天，半听，再过些天，一听。待老同学来访，问'谁能陪我喝点白的'，他就来劲了，'我陪着！'这不就出事了。"

"看来还真得小心。"

"是啊。我不是说喝酒就一定复发，但是我们不能让喝酒作为一个因素去给疾病做指数上的添加。实话说，癌症太容易复发了，你不知哪个蝴蝶扇了扇翅膀就会在你这儿引起山呼海啸，就会引起复发。一旦复发，那真是后悔呀。所以，我们必须小心着，把好各个关口，别让馋虫坏了我们的康复大事。老弟，我希望你过两年再喝。如果你实在想喝，又能节制自己，那就睡前来一小口，度数不高的，注意不要上火。密切观察，争取两全其美。"

"那我就忍忍，以后再说吧。谢谢徐晓老师提醒。"

患者甲听进去了，但多少也带着点悻悻然。

挂断语音，我偷偷地笑了。

2019 年 5 月 11 日

如何避免癌症治疗中的风险

要避免治疗中的风险，就要首先知道癌症治疗的风险在哪儿。

我认为，治疗的风险容易出现在五个方面，它们贯穿于癌症治疗的全过程。

2018年10月末的一天，微信里传来央视主持人李咏离世的消息，一时让我怎么也接受不了——为什么呀，一个每天可在电视里看到，带着你玩，带着你跳，带着你欢笑的主持人，怎么说没就没了？怎么就"永失我爱"了？想不通！

翻看他妻子发上来的照片，就是几个月前呀，他还那么雄赳赳气昂昂神采飞扬地出现在机场——他出国治病去了——到世界上最好的医院去了，可是……

联想这些日子遇到的一些患者的情况，我真的是愤极而无语。是的，我们是得了癌症，但是，当我们拿到诊断书的时候，我们尚能吃喝，尚能蹦跳，尚能在岗位上发挥能量，这样的患者怎么就该走了呢？就像中医名家祝肇刚大夫说的，"不论你的诊断书上是怎么写的，但是现在你的元气与肿瘤仍然处于相互持恒的状态，我不能说你的病就是晚期！"

我也是这么看的。如拿下棋比喻，这时的棋局尚看不出胜负，只要好好下，就有胜利的把握，但是，我们的患者呀，就这么不操心，拱手把生命托与他人，让别人代下，可代理人哪有你自己上心，人家就这么七下八下，把你的棋下成了僵局，下成了死棋！尽管你去的是最著名的医院，找的是最权威的大夫，享受的是最新的技术，使用的是最昂贵的药品。但是，结果呢？因为，一切外在的东西都顶不上"用心"二字呀！

确实，癌症的治疗是一个十分痛苦且又充满风险的过程，很多患者倒在了治疗的路上，但绝大多数，他们不是因为肿瘤的占位而离去，而是因为过度的治疗，倒在了心脏衰竭、呼吸衰竭、肾脏衰竭上面。总之，元气没了，即便肿瘤不大，可人却没了。

在此，我要大声疾呼：治疗有风险！治疗有风险！！治疗有风险呀！！！

但是，我还要说，不能因为有风险就不治！就像我们都知道的，抗日不容易，但是也不能投降，一定要战斗，不能当亡国奴。同样的道理，我们不能向癌症投降，只是我们要知道哪里有风险，就像进入雷区一样，知道这儿有雷，避开它，绕道走，减少伤亡，减少牺牲。

要避免治疗中的风险，就要首先知道癌症治疗的风险在哪儿。

我以为，治疗的风险容易出现在五个方面，它们贯穿于癌症治疗的全过程。

一、确诊时的风险

癌症是个很复杂的病，它不是来源于外部，而是来源于我们自身，是一个基因病。因为每个人的基因不同，病也就不一样。都是肺癌，可肺癌里分腺癌和鳞癌，分小细胞肺癌和非小细胞肺癌，对它们治疗的方法和用药都不同。比如，肝癌，是原发的，还是继发的，是因为乙肝病毒传来的，还是酒腻子喝来的，治疗方法也不同。淋巴瘤的种类就更多了，先分为两大体系，是霍奇金还是非霍奇金，在非霍奇金底下再分为 B 细胞来源还是 T 细胞来源，每个栏目底下又都有更细致的划分，粗说都有七十多种。

我们说，如果你的病是大路子货，就是肺腺癌，就是乳腺癌，就是弥漫大 B 淋巴瘤，没问题，病情很清晰，对症下药就可以，在哪家医院都是那个药方，都是那几个治疗方案。你不用去跑北上广，不用多花旅差费。但是，在遇到疑难病，遇到医生不好确诊的时候，你就要小心了。比如，孩子的胸膜上长了瘤子，有的说是淋巴瘤，有的说是胸腺瘤。当医生不好确诊时，你就要到大医院去，要多听几位专家的意见。我的经验是如果不同医院的两位专家意见一致，OK。如果两位专家意见相左，你就要再多听另一位专家的意见。因为，不对症的治疗，一是会让你病情加重，二是会耽误病情，即便你过后再回到正确的治疗上，也会因为之前使用过其他药物，而使后来的好药疗效减低。这都会影响整体的治疗效果，是风险的潜在因素。遇到这种情况，即便治疗晚开始几天也是要等的。

还有一个是做活检的风险。比如，对老年的患者，对八十岁以上的患者，特别是对那些有心血管病史的患者，能不能下气管镜，能不能下食管镜和胃镜，都是问题。有人说，这个医生不敢下，我就到其他医院找敢下的医生去。我说，其实，这不是医生敢不敢下的问题，而是你自己敢不敢下。不敢下的医生未必是技术差，敢下的也不见得就是技术好，这里就看他对你的生命有多少的顾及，对他自己的技术有多大的把握。所以，如果你找到的是胆大心细的大夫还好，如果遇上一位只有胆大而经验不足的医生，你就惨了。

这些是治疗前的风险。

二、手术的风险

首先是要不要切的问题。

我想，对一些早期的，切了也不会失去一个器官的手术，我会听医生的——切。比如，对肺上的结节、乳腺上的结节、肠子上的肿瘤，切了，也只是伤及部分的器官，而这个器官还在，其功能还在，对这种手术我不会多犹豫，做了就是。毕竟，医生在切除肿瘤的同时，也切去了很多患者心中对肿瘤的纠结与恐惧。

但是对整个器官的切除，我们就要慎重了。比如，胃癌，能不能给我保留下一部分胃？这个很重要。如果能保留下一点，来日尚可以长大，胃的功能就可以慢慢恢复。如果全切了，自此就没有胃的功能了，这在未来的人生中会很痛苦。还比如食管的整体切除，比如咽喉的切除，从此不能发声了，这都属于把一个器官切没了。我不是说不能切，我是说慎重，要三思而后行。手术前，一定多想想还有没有其他办法可以代替手术切除，能不能把这个器官保留下来。毕竟，全切，并不能保证你永不复发，它仍然有很高的复发率。

大家知道，我们的脏器在胸腔和腹腔里各有各的位置。一个器官忽然没了，它的位子就空了，这种空腔的感觉会很不舒服。再有，每个器官都有各自的任务，它们协调一致，人体机器才好运行，忽然少了一个，它的工作由另一个替代了，你说，那个替代的部件得多累，它又能使用多久？想想也明白。

再有，在遇到自身的疾病带来手术的难度时，不要过分纠结于不能手术。比如，你的肿瘤距离大血管很近，或肿瘤包着主动脉，做，就有大出血的可能，你愿意冒险吗？我们有些患者，听说肿瘤切了最好，就千方百计地找敢动刀的医生。最后切个半半叽叽，没切干净，还刺激它了。不值！

还有，要躲开一些办事鲁莽的医院和医生。我曾听一些患者跟我讲述他们的治疗经历。

一位南京的患者，胰腺癌，上了手术台，切开，动不了，缝上了。我问在哪里做的，在某某某医院。

过段时间，我同事的丈夫病了，医生说是十二指肠癌，要手术切除。上了手术台，切开，扒拉开看看，不是肠癌，是壶腹部癌，下不了手，缝上。一问，哪家医院做的？是这家某某某医院。

在山东青州我遇到一个患者，肺癌，也是切开了，说位置不好，也是没切肿瘤就缝上了。再一问，还是这家某某某医院！

我心里就想，为什么几次听说这种切开了又缝上的事，都是出自这家医院，他们做手术到底有没有谱？如果说，这种事在所难免，可我为什么就没听说这种事出自协和，出自东肿和西肿？都是一个同等数量的患者群在我这里流过，为什么偏偏你家的这种"无效手术"就多？我常想，现在影像技术这么发达，正常情况下，该看到的都看到了，你实在看不清没把握的，就不要动，为什么总要在病情不清的情况下切开看看？我明白，对一些没有实践经验的医生，他们真的太想动动刀子、长长见识、增加实践经验了。可我就想问一句：如果，这是你的家人，你愿意也这么打开看看吗？

我们患者本就体弱，再这么挨上无效的一刀，是不是有点雪上加霜？

还有些手术，本身就难做。

比如胰腺癌。胰腺癌是癌中之王，不是说它的毒性有多大，而是说它的位置不好，它长在腹部的中心地带，被多个脏器所包裹，而且，血管、神经围绕着它，很难下刀。

还比如食管癌，听着不大，其实食管癌手术是个大手术，难做程度远远大过肺癌和胃癌的切除术。它挨着的都是人体的一级大动脉，稍一出错，就有生命危险；再有就是要把胃切开，做成漏斗状，与咽喉衔接，这就造成了胸廓的改变；还有，手术中的机械性损伤，造成出血、麻痹或严重感染，这些都是要命的。所以，在做这一类手术时，一是想一想要不要做；二是如果一定要做的话，就要到大医院去，要找有经验的大夫做。

三、化疗的风险

化疗的药物说到底是"毒药"，我们完全可以这样理解。但是它对杀灭肿瘤是有效的。

我始终提倡癌症患者在第一时间求助于西医。毕竟，西医的化疗药比中药，比气功来得快，在肿瘤侵袭式发展的时候，一般情况下，化疗药可以迅速地抑制住肿瘤争城夺地的气势。所以，要使用它。但是，它毕竟对我们人体来说是"毒药"，这就是风险的所在。

我们知道，几乎所有的化疗药都会造成骨髓抑制，造成白细胞低、中性粒细胞低、浑身无力。这时最容易被感染，一旦感染上任何的病菌，别人是小事，你就是致命的——因为，你的身体没有一丝的战斗力！

有些药还会造成心脏毒性，比如红色药水，也叫阿霉素，或叫多柔比星、表柔比星。在国外使用红药水之前是一定要做心脏检查的，而且有规定，一生最多用六次。我不知道我们是否有用多的时候。

比如，铂类的药，卡铂、顺铂，也都被经常用到，但是它会严重伤肾。

还有的药会造成肺损伤、毛玻璃肺、雾状肺，出现这个状况，也可被视为癌前病变，加重点儿，医生很可能就会说你是"疑似肺转移"。

还有的药具有神经毒性，会造成肢体麻木，神经反应迟钝，有的人做完几个疗程后，几年都感觉走路像踩棉花，开车常常发生剐蹭。

以上所说的这些副作用，有的是马上显现的，有些是过后逐渐显现的。我看过一本书，叫《化疗的真相》，讲到，可以恢复的叫副作用，恢复不了的叫损害。比如，脱发，我们不用怕，几个月后就长出来了；呕吐，不要怕，药停了，就不吐了；红疹子，药停了会逐渐退去。这些反应叫副作用。但是，有些损害是一辈子的。比如我先生化疗后的肺损伤，一直会有咳嗽，一有风吹草动，肺上的结节就会有变化。我问一位老中医，就是中国四大名医施今墨先生的外孙祝肇刚大夫，"海鹰的肺能好吗？"他反问我："人能返老还童吗？不能。所以，损害了，就是损害了。"

这些是我们要预防的远期风险。

还有一种是近期风险，或叫眼下的风险，就是再多一针，患者马上就不行了，就要失去生命了！

我曾在我的第二本书《抗癌：防治复发》里写过一篇文章，叫《你怎么就没劝住我做造血干细胞移植呢》，那篇文章记述了一位周先生的故事。周先生是淋巴瘤患者，他的病比海鹰轻，就是肚子里有一个三厘米的瘤子。但是就因为他把自己完全交给医生了，医生让他做什么他就做什么。医生说六个疗程，他OK；医生说你做移植吧，做了就好彻底了，他又OK。我劝他风险大，跟他说："癌症中心的老专家说过，目前世界上没有一家医院可以拿出一份像样的有关造血干细胞移植的报告，那个技术不成熟。"他回答，"你知道的，我太太也是学医的，她让我还是听医生的吧。"结果他做了，三个月后复发。而且，他那时的体力也绝对不是以前的样子了，可他又接受了30次的放疗，最后转移得满腹腔都是。我一直劝他回国学习郭林新气功，他总是有事拖延，有点问题就去找化疗医生。最后医生给了他几片依托泊苷，就吃了一片，人就不行了。十几天以后，人走了。临终前，他跟太太说："你怎么就没劝住我做造血干细胞移植呢？"我太理解他了，当他的身体不支时，他得有多后悔，他一定想起来我劝他的话，也想起来她太太的话。可是能说什么呢？打进去的药液抽不出来呀，吃进去的药片吐不出来呀！

还有上个月一位上海的患者给我讲的一位她的病友的经历。

这位病友也是淋巴瘤，小B细胞癌，属于惰性。她用R-FC方案进行化疗，化疗后瘤子就下去，但是每年都会复发。只要一复发，她就去医院化一次，瘤子就又下去了。到第七个年头时，她改用依鲁替尼靶向药维持治疗，又维持了两年。2018年因为感冒引起复发，估计也是耐药了，所以，她接受了医生的建议，采用大化疗。本来四个疗程后肿瘤已经全部下去，可她想：这次听医生的，争取把癌细胞消灭得彻底些。就在身体十分虚弱的情况下做了第五个疗程。结果是，未待到第六个疗程，便全身复发，很快，人就走了。

病友的离去，让给我讲述这个故事的患者也分外遗憾：其实她不该做这个大化疗呀，就这么维持着不也是活了一年又一年吗？或者说，就是做了，也该结束在第四个疗程之后呀，为什么要再做那个第五次？可谁又能知道那第五次就有风险呢？

还有，就是上周才传来的消息。

一位上海患者，肺鳞癌，六十多岁，姓高，曾是一家医院的肝胆外科主任。2019年3月下旬，他跟我微信语音通话，希望听听我对他是否继续化疗的意见。他说，他的同事让他化四个疗程，他已经做了两个，可是感觉身体一点力气也没有了，他想停下来，可又不敢。我记得我还跟他开玩笑，说："你们医生之间还真是手下留情呀，他没给你一下开六个疗程，真是客气了。但是你说你现在没有一丝力气，从心里不想化了，让我拿主意怎么办。如果是我，我会停下来。因为，你的身体已经在向你呼喊了，它受不了了。"高医生说他一定考虑，不能过度治疗。

那次通话以后我们就没有再联系。可是刚过去两个月，就是上周，高医生的太太发来微信，说他还是完成了医嘱的四个疗程。完成后，人就再也扶不起来了，五一期间，他走了。

面对这些悲剧，我就想，如果我们的患者能明白，不能完全按照医嘱行事，计划归计划，变化来了要服从当下！要学会审时度势，要知险，要能在自己受不了的时候回应身体的呼唤，要意识到往前一步是深渊！及时停下来，就不会马上死！就是说，如果，高医生停在了第二个疗程或第三个疗程结束的时候，就可以避免身体免疫力的崩塌，他就有可能缓过来，就不会这样急匆匆地走！

所以化疗的风险随时都在，我们要懂得身体的耐受力是有限度的，不是靠坚强就可以挺得过来的。

四、放疗的风险

放疗也有风险。

以前我不懂，以为就像烤电，不痛不痒，几分钟就过去了，以为谁都可以受得了。但事实不是这样的。放疗的副作用更多是延迟出现的，是放疗完成后慢慢体现出来的。

比如，食道癌、甲状腺癌、肺癌、鼻咽癌、咽喉癌，对这些部位的放疗，距离口腔很近，几次放疗之后，口腔就烂了，吃不了东西喝不了水。年轻人、体质好的，可以熬过去这段时间。但是对年老体弱的，这段时间很难熬，体质会迅速下降，甚至出现恶病质体征，人很快就不行了。

还有，就是远期的伤害。

我知道一个山东的小伙子，叫王延伟，在他高中要毕业那年得了鼻咽癌，孩子学习很好，要参加高考。他跟医生说，加大剂量给我放疗吧，我好了就可以考大学上大学了。医生就给他加了比常人多的剂量。后来他将他的治疗经历，他后来的身体遭遇，写在了他的书里。这本书叫《活着》（东北师范大学出版社出版），写得很真实，看了就知道放疗的后遗症有多严重了。这个孩子在半年后慢慢张不开嘴了，后来慢慢听不到声音了，放射线烧坏了他的听觉神经和咀嚼神经，他写书的时候嘴只能张开一点点，上下牙齿间只能有一根筷子的缝隙，食物根本放不进嘴里去，只能喝稀汤。所以人极瘦。

另一位是海鹰同学的妻子。肺腺癌。复发后，放疗，伤了食管，出现食管破裂。吃饭时食物会从破溃处渗出，引起胸腔感染。后做食管支架，但，仍堵塞不全，仍会有汤水渗漏。疼痛、高烧，很快离世。

还有就是一些癌种手术后的放疗会严重损伤淋巴系统，造成严重的肢体水肿，大粗胳膊大粗腿，终生不愈。比如对乳腺、子宫、膀胱、前列腺等部位的大清扫手术后再加上放疗，都可能造成这种后遗症。

放疗有时还会引起第二癌症的出现。比如对食管癌的放疗。放疗后，会有很多的患者出现弥漫性的肺损伤。结果，医生就会说："肺转移了，化疗吧。"有些乳腺癌患者接受放疗后，也会在几年后出现第二癌症——肺癌或甲状腺癌。

这是治一经损一经呀！

这就是放疗的风险。

五、其他一些新疗法的风险

我常常感叹，我们对癌症治疗的新疗法引进得真快，在国外并不普及的疗法在我们的医院里都能见到。可，新，未必就更好。我们的患者在使用时还是要留些心。

比如，介入式治疗（此疗法也不算新了），很多情况下它就是缓兵之计，就像割韭菜，你今天割了，它明天长，肿瘤被消融了，你还没高兴多久，在旁边又长出一个，你再做，它再长，长得还更大。试问，你能做几次？

比如，粒子植入。医生通过一种细针，往肿瘤里放入一些带有放射性的粒子，在肿瘤内部放疗，这是一种相对新的技术。根据瘤子的大小放置不同的颗数，一个粒子数百元人民币，听着不多，但是一个瘤子要放几十粒，数万元（近来，有越放越多的趋势）。宣传品上说，这是局部放疗，副作用小，但是恰恰相反，一包带有放射性的粒子被安放在你的身上，它要在两个月中始终给你放射射线，你想停都停不下来，一直要等它把所有射线释放完了才算了事。我在《抗癌：防治复发》里写到的那位北京姑娘风和，就是在肾脏肿瘤里植入了多颗粒子，先是尿血，查不出原因，最后大出血，医生才说实话，是粒子将瘤子烧穿，伤及肾脏。其实这种技术在西方都极少用到，不知咱们这里怎么这么先进，什么都引进来了。大家在采用时要小心。

还有免疫力治疗，要防止"过免疫"，免疫力太强了会自己杀自己，出现这种问题时，人会一下就不行了，很难救。

PD-1治疗，也不是对所有患者有效。我同事的丈夫在用头两次的时候感觉尚可，但是做完第四次，差点要了命，赶紧停了下来。所以，这个新技术仍然风险很大。

以上是我说到的治疗中的五种风险。

那我们怎样应对呢？

首先是学习，你要做什么治疗，你就要学习什么。比如，你得的是肺癌，赶紧买本肺癌的书恶补一下，得的是乳腺癌，也要赶紧学习乳腺癌的知识。我丈夫海鹰得了淋巴瘤，我就买来很多关于淋巴瘤的书看。其中一本是美国癌症协会编著的《恶性淋巴瘤》的最新版本。其中有句话我记得很清楚，"异体干细胞移植的风险很大，死亡率极高。"读到这句话时我马上联想到央视主持人罗京。我想，如果罗京也读到过这篇文章，他还会接受"异体移植"吗？一定不会！

我们的患者在学习后知晓了在治疗中可能出现的问题，就会将近期的身体状况和有什么慢性病主动汇报给医生，以便医生在制定治疗方案时参考。同时，治疗中一旦出现某些问题，也会提醒自己，并提醒医生，及时调整治疗方案，确保生命安全。

对化疗的风险如何避免？

我想其核心是避免过度治疗。那么，如何判断要不要化，坚持不坚持继续化，要掌握两点：一是治疗的药物是有效的，二是你的身体是耐受的。二者缺一不可。没效果的化疗多一次也不做。就像近来有好几位患者问我："徐晓老师，医生让我做八个疗程，我都完成七个了，可肿瘤不小反大，指标不降反升，您说，我还要不要完成第八个疗程？"我说，"如果我是患者，绝对不要！"因为，无效的化疗，对肿瘤无效，但对杀灭人体的免疫力却极端有效。当你免疫力低下时，复发就来了，而且是溃堤式的，不好抑制。所以，要全神贯注地守好自己免疫力的堤坝。

还有，就是要看自己耐受不耐受。即便再好的药，有效，瘤子见瘪，但是你自己受不了了，也要停。因为再多一针，可能你就没命了，你这时还管什么瘤子？我常跟患者说，留得青山在，不怕没柴烧，你人在，就有机会再次治疗。可你要闯不过去这一关，没命了，即便出来了一剑封喉的治癌药，你用得上吗？有位聪明的患者，马上理解了，她在群里回应："对，留得身体在，不怕没药治，万一复发，再治也来得及！"

在我们治疗的过程中，会出现很多乱象，我们要学会看影响生命的主要矛盾是什么，要抓主放次，以保住生命为先。

另外，我还要强调——耐受力与坚强无关！你的精神再坚强，你再能吃苦，可你的元气没了，也战胜不了肿瘤。

对放疗的风险我们怎么办?

我希望我们的患者不要人为地去要求加大剂量，不要急于求成。要跟医生讲要瞄得准些再准些，你自己也要控制住自己的呼吸不要动，因为，任何的偏离都会造成损伤范围的加大。

对一些新技术怎么看?

不到万不得已时不必尝试。如果尝试，一定抱着一种小心翼翼的态度。行，就继续，不行，赶紧止步。

这就是我要说的治疗中的风险和如何避免风险的想法。很浅显，但是有用。唯愿我们的患者在疾病来临之时，积极治疗，知险而止，能够平安走完治疗的全过程，最终康复。

2019 年 5 月 18 日

如何救助我们患癌的亲人

> 每一位癌症患者在接到诊断书时都会有恐惧感，你
> 这时也一起恐惧，一起哭泣吗？不能。作为患者的至亲，
> 你应该是他的肩膀，你要担得起这副担子，你坚强，患者
> 才能看到希望。

　　睁开眼睛，窗外的天色很暗，细听，可闻淅淅沥沥的雨声。这天气如我的心情，有点沉重，而这沉重来源于昨晚的一场谈话。

　　昨晚十点，一位网名为"范老师"的宫颈癌患者联系到我，给我讲述她和她亲属的治疗经历，让我为她，为她的亲属，为她联系着的数千相同病患的人们的痛苦和命运感慨万千，不胜唏嘘。

　　今天，先不说别的，就说她的表哥吧，怎该是那般命运？

　　范老师的表哥是部队里的一个军级干部，据范老师说，他人高马大，十分英武。2017年被查出食管癌，在部队的最高级别医院301医院医治。手术化疗完成后，他的体重从180斤掉到了120斤，但精神尚可。然而，一年后复发，肿瘤转移到脑部、肺部、胃部和肝部，几乎是全身转移。范老师根据自身的治疗经验，赶紧买了《抗癌：第一时间的抉择》和《抗癌：防治复发》两本书送给表哥，希望他看书后能明白，此时应该改变治疗策略，应该引入中医和郭林新气功来延长自己的生命。可那时，表哥的家人不敢放弃西医的治疗，总抱有一种侥幸的心里——"万一下一种药有效呢，怎么也该试试吧。"就这样，表哥从2018年9月再次接受化疗——化，无效，换药，再化，无效，再换药，一直化到了2019年的一月份。因为化疗确实没有效果了，医生便让他试试放疗——又是一个月的折磨！春节将临，医生跟家人说"带首长回家过个年吧。"范老师到家里去看望表哥，一米八五的大个子呀，瘦得只有

80斤，是一张皮裹着骨头，身上哪里还有肉！表哥已经完全不能进食，身上插着各种管子，而且全身黧黑，其样子，惨不忍睹。范老师心里非常难过，知道不可挽回。果然，正月十四回到医院，十五就去世了。

待办完丧事，表哥的家人陷入深深的痛苦——后悔呀，妻子说，不该让丈夫这般治疗；孩子说，不该让父亲这般受罪，他们对不起亲人，对不起呀……

我也是这么想的，他们对不起离世的亲人！

为什么？就因为我们的这些家属一直用自己的思维来替代亲人的感觉！

我知道，家庭中有一个成员罹患了癌症，全家人都为之着急，为了救他，家人可以卖房卖车，可以献血献髓，甚至愿用自己的生命来替换！但是，家人的满腔热血并不能替代医学的规律，不能替代人体的奥秘，不能替代救治的策略。你不是患者，你怎知他的感受？怎知打下去的一针会在他身体里产生什么样的化学反应？怎知多一次的放疗会造成他日后什么程度的疼痛与伤害？怎知他是否承受得了？怎知他下一步就是巨大的死亡风险？你更是不知，在面对一个极端痛苦的治疗方法时，你的亲人是否真的愿意承受，即便他答应承受，这里到底有几分是为自己，还是为了答应你们的央求，为平缓你们未来的不安而做的妥协？更或是根本无力来与你们争执——随你们去吧，爱怎样怎样，不就是自己受些罪嘛！

这就像我八十六岁的婆婆在临终前，微笑着跟我说"小伶呀，谢谢你回来照顾我，今生再见！"我也说，"妈，您去吧，爸在天上等您十八年了。"婆婆微笑着点头，她是那么平静，那么从容地准备走向远方。可是，就在她的血压监测仪表盘显示她的血压成一条平线时，医生过来问："抢救不抢救？"我的小叔子说："抢救！"我说："不要！"这时，旁边的朋友拉开我，说："你是外人，要听人家家人的意见。"医生们进去了，我被屏蔽在门外，我知道，里面是电击，一声声，我心碎无比……

那么，作为癌症患者的家属，我们该怎样救助自己的亲人？

我认为，最重要的是，要学会站在患者的角度去思考问题，要知道他在想什么，他希望怎样，怎样做才能延长亲人的生命。

我知道，每一位癌症患者在接到诊断书时都会有恐惧感，你这时也一起恐惧，一起哭泣吗？不能。作为患者的至亲，你应该是他的肩膀，你要担得起这副担子，你坚强，患者才能看到希望。

我知道，每一位患者在走进医院的大门时都会对未来的治疗心中没底，一脸茫然，你这时也是一头雾水、稀里糊涂、一问三不知吗？不能。你这时应该学习得差不多了，起码在网上搜索也应该对这个病了解了七八分，能说上个子丑寅卯，对下一步的手术、化疗、放疗有个大致的概念。你清晰，患者才不怕，才敢跟着你往前走。

我还知道，每一位患者在踏出医院大门时都会对接下来的"空窗期"感到前路渺茫，你这时也不知南北、不知路在何方吗？不能！你要知道，我们还有中医中药可以帮他扶正祛邪，帮他调理身体，知道我们还有郭林新气功，助他身体恢复，并避免复发。你知晓，患者才可跟随你加入群体抗癌的队伍，才能找到家的感觉，才能心有所依。

作为患者家属，要保持乐观的情绪，你整天笑呵呵，患者的心里就轻松；你要勤奋，要抓紧时间学习，你明白了，治疗上就不会走弯路，亲人活下去的几率就大；你要机警，要眼观六路耳听八方，要多看看其他患者使用了什么治疗的办法，多听听他们治疗后的效果，以成为自己的经验和教训，作为日后的借鉴和参考。

确实，癌症患者的家属不好当，因为你担任的是救命的任务，为救命，你就来不得一丝的懈怠。

可在现实中，我遇到的患者家属大多糊涂，我对他们救治亲人的思路真的不能认同。

第一种思路：不就是花钱吗？花！花多少也要救！

可你要知道，命不是能拿钱买来的。大把地花钱，意味着大量的新药、靶向药的灌入，意味着新技术的实验性上马，这就带来很大的风险。每次，我听说谁家为救人花了七八十万，花了上百万，我就知道，完了，救不了了，因为谁的肉身也承受不了这么多弹药的狂轰滥炸。毕竟，不论是手术、化疗、放疗，都伴随着对人体一次次的伤害。往往，我们亲人的一句"钱，咱们有，医生，有什么好药您就上吧"，就可能成为过度治疗的推手，所以这句话是万万不能出口的！

第二种思路：我们自己什么也不懂，怎么治，就完全交给您医生了！

你倒是给了医生极大的信任，可是你的医生对你亲人的活命打了包票吗？我相信，没有，任何医生都不能替他的患者打生死的包票，更何况你的亲人得的病是癌症！

我始终认为，癌症的治疗是一个劳神劳力又极其细致的活儿。患者的每一步治疗都要恰如其分。药物对肿瘤的杀伤，与患者对药物的承受一定要保持在一个平衡点上，任何的偏差，都会引起翻船，所以患者治疗的分寸真的就在进进退退的毫厘间。而我们的医生，再细心，他关注得了手下数十位患者的病情变化吗？他看不过来呀！他看不过来，你却放心交给他了，你是不是放弃责任了？

我总说，一个正确的治疗方案来自于知己知彼。知己，是知道自家患者的身体状况，知彼，是了解药物的性质和可能产生的后果。医生知彼多，而知己少。那么，作为患者的家属，就要替病床上的亲人把这一点补上。

第三种思路：再多做两次吧，多做了保险，多做了就不复发了。

真不知是谁告诉你的，化疗是多多益善！如果有人这样说，一定要让他拿出数据来证明给你看！

多少位患者，就是在完成了治疗计划后，不知什么原因，又会接受"再来两次巩固一下"的建议，倒在最后的那次治疗上。

这让我想起很多位患者的治疗教训，也让我想起一件五十年前我在内蒙古当知青时的往事。

那时，我们冬天的农活大多是挖沙垫地。沙子，取自于数米高的大沙包。可沙包在零下二三十度下成为坚硬的冻土，根本下不去锹。我们要先在沙包下钻一个洞，从下面掏沙。那个洞越掏越大，危险就会出现，因为谁也不知道头顶上方的沙包硬土会在什么时候塌下来。但是，在没塌之前，我们这群傻姑娘，就是钻进去掏呀，挖呀，再掏点！贪婪是没有止境的，直到轰的一声，巨大的冰冻硬土塌下来，柳筐被砸扁，锹把被砸断，跑的慢的被捂在了沙包里，大家才傻了眼！

同理。我们干什么也要知险，不能说，今天你的亲人还耐受，他明天就一定还行！

第四种思路：国内治不了，我得带我的亲人出国去！

我昔日同事的老公病了，壶腹部癌，医院做不了手术，切开又缝上。同事的女儿急了，一定要带父亲出境治疗！先是打听台湾有什么新技术，再是打听美国，急得我的同事赶紧来问我应该怎么办。

出国？怎么走，一个刚做了腹部手术的患者站着都成问题，怎么出去？再说，你的女儿对国外了解多少？她在外面看过病吗？她跟那边的医生沟通过吗？她对那边的城市熟悉吗？一切都不知，就想抬着一个病弱的患者冲过去？那不是把人往火坑里送吗？让我说，在危急时刻，我们更要扬长避短，你熟悉哪里，跟哪里交流方便就在哪里治疗。从医疗设施看，我们国家在设备和技术引进上很前卫，一点不比西方国家落后，医生的个体操作技术还会更胜一筹，所以不要脑子一热就往外跑。那种认为西方医疗一切都好，去了就可以救命的想法太幼稚了！

当我讲清道理后，我同事的丈夫决定留在国内治疗，四年多了，虽然常会有一些问题出现，但他活着，而且越来越好。

以上四种思路，往往都出于家属对患者急切的施救心情，只不过不太了解救治的方法。那么还有一种，就是家属正忙于工作，根本没把心思放在患者的救助上，他们这时出的主意，大多不经脑子，所以根本不要采用。

就说有位患者，病本来不重，因为有现成的实验组可以免费用药，就参加了。但实验组有实验组的规矩，要反复抽血，不断透视，他自己用药后的反应也不好，就想退出来。他自己拿不定主意，希望得到家属的支持，可家属一句"还是听医生的吧"，患者只好咬牙坚持。结果呢？不说了。

就说我自己，也有可恶的时候。那是年轻时的一个往事，至今想起来都后怕。

　　记得我母亲七十来岁的时候，有段时间，她总说自己的左胳膊疼，针灸、贴膏药都不顶用，她还曾找盲人按摩师治疗。盲人医生站在她胳膊上用力踩呀踩，妈说那疼得真是钻心，受也受不了。后来她到北京某大医院去看，一透视，说是骨结核。这时，给她看病的年轻大夫建议母亲截肢，要从上臂处截，说不截肢就容易骨折。母亲说，"那我先回家商量商量。"我记得，那天母亲回来跟我说，"医生建议我截肢，说截了就不疼了。"我当时想都没想就说："如果需要截就截吧，到时候我帮你洗脸提裤子。"说完我就忙自己的事去了。后来，母亲自己决定不截肢，要靠吃抗结核药来治疗。几个月后，母亲的疼痛居然好了，骨结核没有了。后来，她活到九十多岁。她帮我们做饭，带孩子，做了许多事情，她热爱旅行，跑了世界上很多的好地方。她的后半生很快乐。这么多年，每每想起这事我就后怕。当时母亲要是听了医生的，听了我的，截了胳膊，那又会是怎样一番光景？

　　一想起这件事，我心里就会问：当年那个年轻医生为什么会做出截肢的建议？仅仅是经验不足吗？或许有一点儿，但更多可能是他太渴望做截肢手术这种实践了，太想练练手了！而更可怕的是我自己！作为母亲最信任的大女儿，就这样未经思索地表态同意，就没想想除了截肢手术之外，还有没有其他办法解决疼痛？而且，我也没有认真地想一想，母亲一旦失去左臂，今后怎么生活！我真的能像她自己的手一样随时随地地跟着她，给她做饭，跟她上厕所，代理她的一切吗？所以，我的意见是没经脑子的，是不负责任的！幸亏母亲没听我的，幸亏！

　　我此刻要说的是，如果今天有患者的家属如我之当初，患者万万不可听这样的意见，只要按照自己的心去拿主意就好！

　　总之，患者的家属要救自己的亲人，要用心呀！金钱、情感、辛劳，都代替不了心。还是那句话，患者抗癌靠智慧，我们家属救人也要靠智慧呀！

2019 年 5 月 28 日

一种药物，两种反应
——中西方化疗室里截然不同的气氛说明什么

　　应该说，药品说明书上的用量仅仅是一个参考量、推荐量，或者说，是风险量，多了不可！毕竟，癌症的化疗药是"毒药"，在应用时，是要锱铢必较的。

　　我家海鹰经历过中西方癌症医院的化疗，我也跟着他曾在国内的病房和西方的病房里走动。我常常疑惑，为什么中西方病房里的气氛会如此不同？

　　2012年，海鹰因患淋巴瘤在北京的一家肿瘤医院住院化疗。每个疗程要输液三天，输完出院。这三天里我们会遇到不少患者，这个出去那个进来，大家目的一致，就是化疗。记得当年不少患者对药物反应强烈，呕吐是最明显的症状之一。有位河南的患者一直在吐，嗷嗷的，全楼道都能听到，他老婆端着个盆寸步不能离，脸上既挂着对老公的心疼，又挂着对大家的歉意；还有个小女孩也是吐，她妈妈拿着块大毛巾一直在给孩子擦呀擦。还有一些患者是躺在床上哼呀嗨的，说难受死了。再看他们身边的家属也是愁眉不展，或是偷偷抹泪。那里的气氛真的可以用"愁云惨雾"四个字来形容。

　　海鹰化疗了四个疗程，我回回所见如此。以后，我还去过其他医院的化疗室看望患者，其情景大致相仿。

　　然而，当海鹰复发后在西方癌症医院化疗时，我却被那里的景象和气氛震惊了。那里一片祥和，其气氛有点像阅览室，或像休息厅。如果同时走进两个人来，我分不出谁是患者谁是家属。他们大都是很健康的样子，没有弯腰驼背，没有捧心皱眉，脸上没有那种化疗人常常带着的铅灰色。大多数的患者是自己开车来的，坐下，扎上针，跟护士说几句玩笑，或看书，或闭目养神。通常，输液时间不长，因为他们很少有那种保肝养胃的营养药要输，所以一般也就一两个小时，甚至就是 30 分钟，拔针，走人。他们乐呵呵来，潇潇洒洒走。这么多次，我居然没遇到过一例恶心呕吐的，真是奇了。我常想，他们哪里长癌了，怎么个个都跟没病似的！

所以，中西方化疗室里两种不同的情景总要引起我的思索：为什么呀，打的都是化疗药，为什么西方的患者与我们的患者反应不一样呢？他们的轻，我们的重？难道他们比我们坚强，能忍？为什么总说西方国家的患者生存率高，可这高生存率怎么都体现在西方人身上，而我身边的好几位华裔患者却陆续离去？如果说，中西方的自然环境有些许的不同，那么生活在西方的华人也与西方人一样，呼吸着同一片蓝天下的空气，喝着同一条江河的水，可结果却也不同？

唯一说得通的解释是患者的基因不同，他们的耐受力不同。

我想，目前化疗药的使用剂量大多是根据人体的表皮面积核算出来的，个子高大的，人体表皮面积就大，用药量就大，个子小的，表皮面积就小，用药量就小。听着挺合理。但是，仔细一想，不对——表皮虽一致，可"内瓤"不同呀！

在北美生活了几年，会越来越感觉亚裔人的体质跟西方人的体质没法比。咱们还捂着绒衣、帽子、大围巾时，人家早就短衫短裤满街溜达了。也是，他们吃了几辈子牛肉了，可我们，又刚吃几年饱饭？他们是牛奶、黄油、牛肉、面包打的底子，祖上就这么吃的。可我们，在我的记忆里，20 世纪 60 年代，棒子面粥先喝了三年，只有过年才见点荤腥，到了十几岁长身体时又在兵团饿了三年！而我们的父辈更是艰苦，吃糠咽菜半辈子，能吃上山药蛋就算好生活。所以，我们的体质没法跟西方人比！

我们承认自己的体质与西方人不同，不是精神上示弱，是要正视化疗药在不同人种上的不同反应——吃肉的动物与吃草的动物体力不会一样。毕竟，化疗药是西方医学家发明的，他们的研究成果是建立在患者对药物的有效反应上的，而这些试用药物的患者应该绝大多数为西方人种，他们制定的用药剂量也是基于西方人种的承受力计算出来的。

　　或许有人说，不对，药品研究的实验对象里面包括了亚裔人种。是的，是包括了，但所占比率又是多少呢？我在一份特罗凯靶向药（又称厄洛替尼）的试验报告里看到，那次参加试验的患者来自世界各地，一共 6586 名，其中中国患者为 519 名（见百度"特罗凯"词条）。大家算一算，仅占十二分之一（7.88％）比例的患者耐受情况会对整个研究结果起到多大的影响呢？它是不是已经被淹没在另外那 92％ 的患者反应里了？其实，我想，即便华人患者占到试验者的一半，我们也不该用那个平均值完全地套在每一位患者的身上。应该说，药品说明书上的用量仅仅是一个参考量、推荐量，或者说，是风险量，多了不可！毕竟，癌症的化疗药是"毒药"，在应用时，是要锱铢必较的。

　　所以，我们亚裔人种，或更确切地说，我们华人，或我们曾经经历苦难、体质并不强壮的患者，在用药时，是不是就要根据自己的身体特点进行一些调整呢？调低后，或许，身体就不会有那么强烈的药物毒副反应，化疗的效果会更好，也会让更多的人活下来？

　　其实，咱们不说与西方人种的区别，就是自家人，不是也该分分谁是年轻的，谁是年老的，谁是体强的，谁是体弱的吗？总之，为了用药"恰如其分"，我们就该动动脑筋，费点神。

　　这是我的看法和思考。我希望我们的医者和患者也都来思考这个问题。

　　只有看到不同，承认不同，才会因人施救，才会把疗效提高——这是我的想法。

2019 年 5 月 29 日

化疗的药量可以调整吗？

传统中医里有句话说得好，叫"治病留人"，也叫"留人治病"。我们一切的治疗是为了活命，而不是杀瘤，所以，根据患者的身体状况及时地调整用药剂量，是为了既治病又留人，或者说，只有留下了人，你才有继续救治的机会。

我们的患者常问"化疗的次数可以不可以改变"，却少有人问"化疗的剂量可以不可以调整"，看来想到此问题的人不多。

化疗副作用大，自我感觉承受不了，减少化疗次数是一种办法，同样调低药量也是一种行之有效的措施。

海鹰复发过多次，他在温哥华的癌症中心也化疗过多次。不论他采用什么方案化疗，其第一疗程的药量一定是足量的。就是说，每次复发，医生都会按照药品说明书的建议剂量给海鹰制定化疗药的剂量。但是，海鹰常常反应很大，医生也就不得不对他的药量给予不断的调整。

就说 2017 年的复发，用的是苯达莫司汀加美罗华。化疗八天后，出现严重的红疹，四肢皮肤开裂。第二个疗程时，医生便将苯达莫司汀的药量减少了 25%，那次化疗完，就没有再出现红疹的问题。

2018 年，海鹰复发，用的是 R-CHOP 方案。第一疗程后的第五天，出现严重的胃疼，持续多天不减轻，大有胃穿孔的迹象。告知医生，医生便在第二疗程去掉了容易引起胃损伤的长春新碱，仅用其他四种药物化疗，海鹰的胃果然不疼了。

可能有些患者会想，减了药量，疗效就不强烈了，会不会就不能杀灭癌细胞，就减低疗效了？我想，一定的，药量减了，药力怎会不减？这点毋庸置疑。但是，给人治病的药一定不是越强越好，而是恰如其分最好。什么叫恰如其分，就是既没有药死你，又治好了你的病。

打个比方。你有失眠的毛病，安眠药有用，你敢多吃吗？能吃一片解决问题，你愿吃一把吗？

抗生素也是如此。能几片消炎的，谁也不会去吃一整瓶。

那为什么到了癌症用药的问题上就想不通呢？如果一味地强调强力杀瘤，一旦患者受不了，要面对"出师未捷身先死"的局面，你后悔不后悔？

传统中医里有句话说得好，叫"治病留人"，也叫"留人治病"。我们一切的治疗是为了活命，而不是杀瘤，所以，根据患者的身体状况及时地调整用药剂量，是为了既治病又留人，或者说，只有留下了人，你才有继续救治的机会。大家想想，是不是这个道理？

2019 年 5 月 29 日

做了"根治性治疗"就不复发了吗？

患者经初次治疗，今后会不会复发，取决于多个因素，绝不是一个"根治"就能一劳永逸。

不少患者认为做了"根治性"手术就不复发了，就可以从此高枕无忧了，所以，手术之前，盼着做，手术之后，大松心，以为再不会复发——根治了嘛！

正像有的食管癌患者一听"手术是根治性的方案"，就千方百计要做，哪怕他的手术条件并不成熟。有的鼻咽癌患者认为"大剂量放疗是他的根治性治疗办法"，就希望医生加大剂量。一些乳腺癌患者一听"非保乳手术"是"根治性"的，毫不犹豫——就是它了！

其实，这里的"根治"二字，仅仅是一个词汇，一个代表了医生愿望的词汇，一个区别于"姑息式治疗"的词汇，也是一个给"大范围切除术""大剂量化疗术""大剂量放疗术"所做的良心解释，或叫代名词。

美国医学作家悉达多·穆克吉在他的获得普利策新闻奖的长篇巨著《众病之王：癌症传》中讲述了那段关于"根治性治疗"兴起与衰落的历史。

这个词——"根治性手术"，始于上世纪初期，风行于20世纪中叶。在当时的世界性的外科会议上，"那些权威的并喜欢直言不讳的外科医生"站出来说："我在用外科手术抗击乳腺癌的过程中，遵循了一个基本的道理：就算是在早期，这种疾病也是一个相当可怕的敌人，我有责任采用解剖学所能允许的最根治性的外科手段。"就是在这种宣言下，"根治性乳房切除术渐渐变得'特别根治性'，最后发展成'超级根治性'，这是一种异常病态的毁形过程。在这个过程中，外科医生一般要切除乳房、胸部肌肉、腋窝淋巴结、胸壁，偶尔还包括肋骨、部分胸骨、锁骨及胸内淋巴结"。切的结果是人没有了人形。

为什么要这样切除？当时，医生们认为，"癌症就像一架恶毒旋转的风车，从身体的某一个单一中心呈弧形不断向外扩散。"所以，他们就是要通过切除身体里每一个可能扩散到的部位来抵制癌症的离心扩散，就好像锁住出错的风车轮片并将其破坏。这就意味着必须用进攻性、决定性的方法，来治疗早期的乳腺癌。切除得越多，治愈的可能性越大。"

推波助澜的是患者本身，他们也认为，只要可以"根治"，即便残疾也在所不惜。她们恳请着医生"切吧！"

然而，极端的"根治性手术"并没有换来乳腺癌患者的彻底痊愈，仍然有相当大数量的患者在复发。

转机发生在英国伦敦的一家医院。医生凯恩斯接诊了一位乳腺癌患者，她的乳腺中有溃疡性恶性肿块。医生感觉患者太虚弱了，经不起激进的"根治性手术"，她会死在手术台上，便在患者的乳房里放置了 50 毫克的镭，以照射肿瘤，希望减轻她的症状。没想到，这个办法真的起了作用，溃疡愈合了，肿块缩小了！

凯恩斯医生又将同样的策略用到其他患者身上，他发现，"最成功的那些方案都是由一系列小手术和小剂量的放射治疗谨慎组合的结果。"在积累了很多病例之后，该医生和他的同事发现，尽管他们没有用到激进式切除术，但经他们治疗的患者的复发率也没有比美国的"根治性手术"后的复发率高，而且，他们的患者更没有受到"根治性手术"带来的残忍的精神折磨和身体折磨。所以，凯恩斯医生在总结报告中写到，"对于某些乳腺癌病例来说，病灶外的延伸切除，有时是不必要的。"

之后，尽管美国提倡根治术的医生嘲讽英国医生的技术是"肿块切除术"，但是，随着人们对癌细胞的认识，"根治性手术"遭到了质疑。那时，一位美国的医学家也发现，癌细胞并不是螺旋式的"离心"扩散的，而是不规则扩散，它可以"跳过附近的淋巴结，出现在很远的地方"。这样，"根治性手术疗法"在逻辑上就出现了缺陷。

总之，前前后后，经过 40 年的探索，终于有了结论——"根治性"与"姑息性"手术的生存率一致，没有多少差别。也因此，鉴于根治性手术对患者的极大伤害，这种做法被摒弃。

对于化疗，也经历过类似的认知过程——从被人们认为是剂量越大越好，到被人们看作太大就是"致死量"。

以上的故事在《众病之王：癌症传》里被描写得触目惊心。我们以史为鉴是为了知道今天的路该怎么走。当我们在治疗中再次听到"根治性"这个词时，是不是就该在抉择时多一些慎重呢？起码，我们在做治疗方案的抉择时，不要因为"根治"一词便给那个方案更多的倾斜。

补充一句，患者经初次治疗，今后会不会复发，取决于多个因素，绝不是一个"根治"就能一劳永逸。

2019 年 6 月 1 日

早期的患者需要用靶向药维持吗？

作为早期患者，治疗后，特别是身体没有任何症状之时，防止复发靠的是改变以往生癌的生活方式，而不是药物。因为，药物带着与生俱来的副作用。

前两天，在上海爱彼利吾患者群里看到几位病友的对话，引起我的思考。

一位叫"唱姨"的说："咨询一个问题，肺癌早期术后，服用靶向药物，目前身体状况良好，能不能服用中药？"

马上有位陈姓患者问："早期还用服用靶向药？"

唱姨回："医生说，预防性服药两年。"

一位王姓患者说："不明白，靶向药可以作为预防药吃吗？而且是药都有副作用。"

一位叫"中国和平"的患者说："癌症有预防药？忽悠。"

一位叫"大海情怀"的患者回答得全面："就肺腺癌而言，其一，对吃不吃中药学术界有争论，上海、广州有中医专家认为，靶向加中医为好。而广州的吴一龙教授认为，如果要解决某种慢性病，或缓解靶向药的副作用，可以暂时吃一段时间，用药越简单越好。另外，中药成分比较复杂，是否影响靶向药的效果很难说。其二，吃靶向药只能延长生命，控制病情，不能治愈肺癌。靶向治疗是肺癌治疗的一次革命，大大延长了有基因突变的晚期病人的生命，它只能控制，而最终会耐药，不能治愈！对吃靶向药的患者而言，往往是'上了贼船下不了船'。"

看了大家的发言，我接着说："唱姨，群里病友问得好，早期的患者还用吃靶向药吗？是药都有毒，这么吃下去，或许在两年内你不会复发，但是当它把你的免疫力削弱了，你可能就复发了，医生会说你耐药了。那时，你还用什么药救命？"

为了对唱姨的病情和治疗过程有进一步的了解，我加她为好友。

唱姨告诉我，她今年57岁了，是江苏连云港人，曾是一家医院的护士长。2018年8月在体检时发现肺上有一个结节，2.5厘米×3厘米，遂在上海胸科医院手术切除。经活检，确诊为肺腺癌，因没有任何的扩散转移和浸润，被定为二期A。手术后，上海的医生说接下来有两个方案可选择，一是化疗四次，一是用靶向药维持两年。唱姨回到连云港与本院的医生商量，医生说，为了踏实，咱们两种方案同时上。这样，唱姨先接受了顺铂加培美曲塞的四次化疗，然后接上靶向药易瑞沙（又称吉非替尼）的维持治疗。时至今日，她已经用了八个月的靶向药。

那么，正像大多数患者所疑惑的，作为早期患者，身上已经没有任何问题——没有实体瘤，没有指标高，还要不要用靶向药去维持？

要回答这个问题，就要先看看"易瑞沙"这个靶向药在它的说明书上是怎么阐述它的适用范围的。

说明书上写道："本品适用于治疗既往接受过化学治疗的局部晚期或转移性非小细胞肺癌（NSCLC）。既往化学治疗主要是指铂剂和多西紫杉醇治疗。"

从说明书上看，易瑞沙针对的人群要具备三个条件，一是非小细胞肺癌，二是接受过化疗，三是晚期或有转移的患者。

从唱姨的病情看，她符合了前两个条件，但是第三个条件不符合——她不是晚期，也没有任何转移。

那么，既然不完全符合药品的适用要求，却硬要使用，这样好不好呢？我说，不好。

哪里不好？

过度治疗。把轻的病当重的病治，就是过度治疗。这就像病友们说的，是药三分毒，你没病，你还吃什么药？

当然，有人会说，这是防止你复发呀！

可我说，防止复发是一个综合的系统工程，它包括：良好的生活状态、健康的饮食、快乐的心情、积极的户外锻炼等。独独不包括没有靶点的药物使用。（当然，患者会说，她曾做了免疫组化检验，她的基因改变适合易瑞沙，但是，经过治疗，她身上没有了肿瘤，也就失去了使用药物的意义。）

这些年来，我接触过很多患者，我常常感慨，癌症的早期和晚期真是天壤之别。早期，意味着，铲除病灶后很少复发；晚期，意味着复发在所难免。这是实话。（当然，早期患者好了伤疤忘了痛，瞎折腾，也会复发；晚期的患者，治疗后，处处小心，也会平安。）

那么，作为早期患者，治疗后，特别是身体没有任何症状之时，防止复发靠的应是改变以往生癌的生活方式，而不是药物。因为，药物带着与生俱来的副作用。

当然，也有人会说，有点副作用比起复发来，还是可以忽略不计的，让你用靶向药维持，虽说多花了些钱，但是给你双保险呀。

那我要问：这种办法能保险几年？

按照常例，靶向药的耐药时间，大多为两年。有人说，某某用了五年、八年，没有耐药，还在用。可我说，那是凤毛麟角，我没有遇到过，而且绝大多数患者都是在不满两年时就耐药了。

何为耐药？

就是原来好好的，突然复发了——没瘤子的长出了瘤子、小的瘤子变大了、莫名的癌症指标升高了等。而这时，你想再用这个救命的靶向药，它已经一点效果没有了。

那么，这种靶向药使用的意义在哪里呢？

在于维持生命——一段时间。所以，它会用在晚期患者、转移的患者身上。说白了，言下之意就是：晚期患者生命时间已经不长，能用药物帮他维持一天是一天！

而我们早期的患者，治疗完身体很好，复发的几率也很小。我们还要靠它维持吗？

当然，靶向药也会用在年纪大身体弱的患者身上。比如，我的大学老师，

70多岁检查出肺腺癌，医生考虑了她的年龄和身体状况，建议她用易瑞沙单药维持治疗。老师从2016年夏天用到2018年夏天，耐药后换药，继续治疗。

这也就是上海胸科医院的医生为什么跟唱姨说有两种方案可选择的原因。如果唱姨感觉身体耐受好，扛得住化疗，就选择第一种方案——四次化疗；如果感觉身体不行，就选择靶向药维持治疗，但是仅仅是二选一。没想到唱姨回到家乡的医院就选择了两个都上，他们以为那是鱼与熊掌的关系，他们希望"兼得"。

当然，唱姨的医生同事给她推荐两种方案一起上的原因是"预防"，而不是"维持"。说的是："预防性服药两年。"那么我就想问：既然易瑞沙靶向药对肺腺癌可以起到预防作用，为什么只用两年？为什么不用十年、二十年、一辈子？如果它真的可以预防癌症，太好了，我相信我们所有的患者都舍得卖房卖地，去买来足够的药品，以换来我们生命的长久。

当我与唱姨讲完这些道理，真的要决定下一步怎么办时，我也会感到前路并不清晰，因为唱姨已经用药近八个月了。目前，她除了有一些皮疹的副作用，其他一切均好。那么，此时能不能停？停下来的后果是什么？会不会被靶向药压着的癌细胞一下崛起？

我想，具体到每一位患者身上，同一个做法可能会有完全不同的结果。你是什么结果，取决于你的身体，你的心态，取决于你所采取的生活方式和后续措施，如中药调理和习练气功。我们要学会自己体会，自己抉择，自己修正行走的路线，最终，使自己的生命快乐而绵长。

2019年6月7日

患者该怎样对待医生说的"观察"二字?

我们要把"治疗"二字想得宽泛一些。趁医生没给我们开刀下药之前先给自己一些没有副作用的治疗,这就是在"观察期"我们要做的事情。

常听患者跟我说,他们身上出了一些小问题,比如肺上又出现了一个几毫米的结节、手术刀口处又见一些活跃的信号、某项癌症的指标又有些升高等。这时候,医生会对他们说,"先回家观察吧,过段时间再来看。"

凡遇到这样的情况,患者大多心中没底,忐忑不安,不知下一步会有什么结果。他们来问我怎么办,我通常会给他们以下的解答。

"观察"二字,包含了很多内容。有时是病情不重,不值得去为它动手术,或去接受全身的化疗,所以要等等看,等待病情发展了再去治,这是其一;其二是,病情不清晰,一个症状出现了,它是什么问题引起的,看不出来,要等待症状明显了再说。这里又包括两种可能,一是病情没有充分展示,病情不清晰,二是人类对某种疑难病症确实认识不清,不知它的来龙去脉,这需要医生对它有个观察和认知的过程。

那么,患者怎么对待这个观察期?

首先是别怕,医生让你等待,就说明你的病情尚轻,不值得马上治疗。你要利用好这个时间,让病情有所变化——不是向坏的方面变化,而是要创造条件,使它向好的方面变化。

怎么向好的方面变化呢?

最重要的是要找病因——为什么自己身上会出现新的问题?是生气了,还是累着了,还是感冒了?事出有因,你只要找出了生病的原因,就是治好了一半。你把这个病因铲除——生气了,赶紧释怀,快乐起来;累了的,赶紧停车，休息；感冒的，抓紧时间养好了——是什么问题解决什么问题，这就铲除了生病的基础，身上的问题就可能不继续发展。如果，能让不好的症状停止发展，就是成功了一半，再努力，"那个问题"可能就缩回去了，就成不了气候了。

这就如 2014 年年底 2015 年年初，海鹰的肺上有了两个结节，从发现时的 0.7 厘米长到后来的 1.7 厘米，医生高度怀疑肺转移。我想了想，之前海鹰曾患重感冒，有咳嗽，他的肺上就不会有好的表现，所以给海鹰一段时间，让他好好休养，认真练功，加上吃些中药，就可能让结节缩回去。果然，几个月后，它们又回到 0.7 厘米。这时候，医生也说："啊，原来是炎症。"

我常说，身体里的东西与万物一样，有来就有去，也像中医步云霄大夫所说"肿瘤有聚就有散"。所以，找到原因，改正它，让问题怎么出来的，怎么缩回去，不是没有可能。

第二我是要告诉患者要珍惜这个"观察期"，要利用这段时间，积极"治疗"，不要消极等待。很多患者一听"观察"二字，就以为要等着病情加重，要等着挨刀。不是的。

那什么是积极的治疗呢？我认为，一切有利于病情好转的办法都可以称为治疗——中医的调理是治疗、学练郭林新气功是治疗、健康的饮食是治疗、适度的户外锻炼也是治疗，还有，快乐的心情，更是最好的治疗。

我们要把"治疗"二字想得宽泛一些。趁医生没给我们开刀下药之前先给自己一些没有副作用的治疗，这就是在"观察期"我们要做的事情。

当然，我们的患者也会遇到经验不足的大夫，比如，有时我们自己感觉很不舒服了，可医生却说得轻描淡写，那就换家医院，再找另一位医生做个诊断。如果结论一致，就可踏实地"等待"和"观察"了。

庆幸吧，在肿瘤还没有起来的时候，我们有了这段"观察"的时间，这是我们自我认知和改变自我的机会，抓住它，就有可能换回一个健康的自己。

2019 年 6 月 8 日

怎样对待治疗上的"空窗期"？

总之，空窗期弥足珍贵，我们希望这后半生都是治疗的空窗期，永远空窗。我们好透过这个空窗去看世界。

又有患者来问了："徐晓老师，我手术做完了，化疗也做完了，医生让我出院。您说，我就这么待在家里，什么治疗措施也没有，我是不是很快就复发了？心里真的很害怕。"

也有患者问得挺专业："徐晓老师，我该怎么面对治疗上的空窗期？心里没底，能给我一些建议吗？"

凡遇到这样的问题，心里是又好气又好笑：怎么，你们是喜欢医院不成？恨不得一辈子住在医院里才踏实？开刀、化疗、放疗，哪样好受？受了罪，你还不过瘾，还要继续接着来？

其实，这时候深入了解一下，就会发现他们绝大多数人经过第一轮的治疗，基本上没有了实体瘤，身体状况除了虚弱也没有更大的问题。在这个时候，他们最需要的是休养生息恢复体力，而不是继续地"灌毒药"。

所以，我常常跟患者说：你们不要怕停止治疗，现在你们的身体是太需要这个空窗期了，太需要了！

接下来我会给他们一些具体的建议。

首先，去找一位好中医，请他帮助调理一下身体。本来生癌就事出有因，一定是身体里哪处不协调了，阴阳失衡了，现在需要扶正怯邪。再有，手术后的衰弱，化疗放疗后的热毒，都需要中医帮助调理清除。所以，看中医十分必要，喝几副中药比自然化解快得多。

第二，我向患者推荐郭林新气功。郭林新气功是近半个世纪以来被数十万患者以自己的抗癌经历验证出的一条行之有效的救命之法。20 世纪 70

年代初期，有位叫郭林的女士在北京的公园里传授她自己在古气功的基础上创编出的一套功法，以救助疑难病症和癌症患者。当其中一些人的病情得到缓解，得以治愈，郭林新气功的名声远播。在 80 年代初期，我国的著名作家、诗人柯岩在看到很多被医院判了死刑的癌症患者在习练后奇迹般地活下来时，便提笔写了报告文学《癌症≠死亡》。这本书更是鼓舞了成千上万的患者加入到习练郭林新气功的队伍中来。

我家海鹰也是在 2012 年患病后走到郭林新气功的队伍中来的。实践中，他体会到此功法给他带来的好处，七年了，他始终自觉坚持练功，风里雨里。尽管他时有复发（他得的是滤泡性淋巴瘤，这是一个不能治愈的病，复发是常态），但是他总能恢复，他成了打不倒的小强。他说，如果没有郭林新气功，他绝不可能每次化疗后都能很快恢复，郭林新气功给了他生命的希望。

所以，我也建议患者在这个空窗期赶紧去学学，未雨绸缪，早练早受益。

第三，我建议患者利用这个空窗期学习一些与自己的病患有关的书籍。毕竟，对付癌症是一辈子的事，我们应该替未来有所准备。

生病之前，几乎所以的患者都不曾留意癌症这个词，都以为这病与自己无关，突然一天，这病轮到了自己头上，一下就蒙了，就开始哭，就开始急，接着就是进医院，手术、化疗、放疗，懵懵懂懂地在各个科室间轮转。那个时候我们对自己的病缺乏了解，只能听从医生的各种指令。现在好了，一切都平静下来，我们有时间了，就该学习了。

我推荐患者学习一些与自己病患有关的知识，要知道此病从何而来，往哪方而去，要了解对它的治疗手段，了解经过治疗后应该达到的效果，如果复发，它还会以一种什么方式出现，又有哪些药物对这个病是有效的，等等。让自己尽量成为这个病种的专家，起码达到能与医生对话的水平。这样，在今后需要治疗的时候，你不迷茫，你会理解医生的询问，也会主动地有针对性地介绍自己身体的不适以求得重视。总之，经过学习，你会从治疗的必然王国走向自由的王国，你会在癌症面前表现得更加从容。

第四，我建议患者利用这个空窗期去学习一种娱乐方式，唱歌、跳舞、画画、摄影、厨艺，不论什么，只要不累，只要让你快乐。

快乐，是所有疾病最好的良药。我接触患者无数，那些康复的患者都有一个共同的特点，就是性格开朗，整天乐呵呵。我感觉，快乐是中药的药引子，是郭林新气功的催化剂。快乐，可以使身体里的疾病发生一种"乾坤大扭转"！

第五，我建议患者利用这个空窗期去结交朋友，三五成伴，三月沂水之滨，夏日蒙古草原，秋天去寻黄叶遍地，冬季再奔椰林海南。

有朋友好，好在可以交心，可以畅谈，可以把憋在心里的委屈散尽，可以交流得病的症状，交换治疗的教训与经验。有朋友就有事干，就会快乐地忙活着。

总之，空窗期弥足珍贵，我们希望这后半生都是治疗的空窗期，永远空窗。我们好透过这个空窗去看世界。

2019 年 6 月 9 日

"六次不一定保命，四次不一定犯病"
——一位化疗专家对化疗次数的评说

记住这位山西专家说的话吧，"六次不一定保命，四次不一定犯病"，这是医生跟自己人说的话，是实话，更是秘籍！

2018 年深秋，我在重庆的一所大学的操场上陪海鹰练功，一边走，一边听抗癌之家群里一位叫何川的患者所做的抗癌心得分享。

何川是山西忻州人，是一位医务工作者。她是在 2009 年 12 月的一次体检中被查出肺部有问题的。随后一系列检查，确诊为肺腺癌。那年她 42 岁。医院领导很重视她的病，专门为她联系了中国医科院肿瘤医院，让她在那里做了手术。接下来是回到忻州她自己工作的医院做治疗。治疗的方案是由省里的专家制定的：4 次化疗、20 次放疗。而本院的大夫说，既然化疗，还是做满常规的六次为好。

这样，何川先做了四次化疗，停下来，做了一个月的放疗。本该接着完成后面两次化疗，但是何川感到身体太虚弱实在受不了了，便给省里的专家打电话，问到底用不用完成后面的两个疗程。

这位专家是她曾经的校友，说："六次不一定保命，四次不一定犯病。你可以根据自己的身体状况决定。"何川听罢，立刻拔了输液港，结束了她的治疗。

那天，我就是听到何川分享的这句话，一下警觉，"六次不一定保命，四次不一定犯病"，说得多好呀，这是医生跟自己人说的实话！

那些天，这句话一直萦绕在我的心间不能忘怀。我在琢磨：这位专家从哪里得出这样的结论，这个结论说明什么？

首先，我想，这位医生讲的是实话，是一个医生讲给他的至爱亲朋的实话。

这话是他临床实践的总结，是无数患者化疗后的真实结果，这是治疗的真相。

其次，我想，"六次不一定保命，四次不一定犯病"，这话正视了人们的个体差异，看到了不同患者因不同的体质、对药物不同的敏感程度、对药物的不同的耐受性而产生的不同的治疗结果。

其三，我想，"六次不一定保命，四次不一定犯病"，蕴含着患者在结束化疗后，因不同的生活态度、不同的生活方式、不同的生活境遇、不同的后续康复措施而收获的不同的生命结果。

回忆我所接触的各类患者，其治疗的结局正好印证了这位专家的话。

就说谨遵医嘱的，足次足量完成化疗计划的，也不全是活下来的。就像我在温哥华的朋友——淋巴瘤患者周先生，就像海鹰同学的"发小"——北京的骨髓瘤患者宫先生，都是把医嘱奉为神明，要"尽善尽美"地完成，可他们最后都没有保住生命……而另一些患者，因为各种原因，无奈地放弃了后面的疗程，却奇迹般地活了下来！

就说在玉渊潭公园里常会见到的魏大姐，淋巴瘤患者，当年，就因为一打化疗药便休克，只能拔针。第二疗程时再试，还是如此。看似老天绝了她的路，可她找到了郭林新气功的群体，加入进去，每天坚持练功。现在，她活着，快乐地活着，十年了！

还有青岛的赵继锋，一位直肠癌患者。他得病的时候更早，1986 年，那更是一个谈癌色变的年代。他手术后，成了永久造口携带者，医生让他化疗六次。但是，第一个疗程就出现严重的心脏反应，第二个疗程更甚，无奈之下，只好停止。同样，绝望中，他的亲戚塞给他一本《癌症≠死亡》的书，让他找到了郭林新气功，真真应了"天无绝人之路"这句话。以后，他练功，教功，岁月流逝，从确诊那天算，他已经走过三十三年的抗癌之路，中间没有复发，这是不是奇迹？

我们可以说这是奇迹，也可以说这是常理——当一条路走不通时，及早掉头，换条路走，哪条路不能到达罗马？

所以说，"六次不一定保命，四次不一定犯病"是一句充满辩证思维的话。

然而，今天，我们很多医生讲的是完全不同的话——"你要不做足了量，一定复发，只要复发，你就没药可治了"，吓得我们的患者不敢有丝毫的懈怠，哪怕身体极度虚弱，也要打起精神咬牙坚持，最后免疫力崩塌，复发是溃堤式的，到了那时，局面就很难挽回。

所以，记住这位山西专家说的话吧，"六次不一定保命，四次不一定犯病"，这是医生跟自己人说的话，是实话，更是秘籍！

那么，何川后来怎样了？

2018年9月，我在山西忻州的一个气功学习班上见到了她。她是那次学习班的一位组织者，忙里忙外，非常健康，我真替她高兴。

2019年6月13日

看趋势——癌症患者应该掌握的抉择方法

> 趋势不是节点，不是一时一刻的表现，它代表了
> 你身体状况的发展方向。

很多时候，当患者问我他的下一步治疗方案如何抉择时，我常会跟他们说："要看趋势"。我会了解他们身体状态的变化趋势和肿瘤发展的趋势。因为只有看明白了这个"趋势"，才能决定下一步怎么走。

讲一个例子吧。

海鹰的姐夫是 20 世纪 60 年代地质大学的毕业生，一毕业就志愿到新疆克拉玛依油田工作。在三十年前他罹患了淋巴瘤，治疗后康复，多年来也一直平稳。然而，就在 2018 年秋天，他被一辆飞驰而来的电动车撞倒，车把硬生生地撞到胸上，伤在了肋骨下的心窝处。半个月后，那里疼痛不消，遂在克拉玛依的医院检查，报告说，疼痛的纵膈处有一肿物，很可能是外伤引起了淋巴瘤复发。

"癌症可能复发"引发了全家人的恐慌，他的工作单位也十分重视，商量来商量去，最后决定举家进京，还是要到他曾经治疗过的中国医科医院肿瘤医院检查确诊。

就在他等待检查的那些天里，我去看望了他。

姐夫精神不错，不像个病人，但他毕竟是八十岁的老人了，检查结果没问题自然好说，如果有问题，我看不论是化疗还是放疗都够他受的。就说眼下的检查，他能接受到哪一步？影像检查自然没问题，那么创伤性的活体检查呢？

"姐夫，您能告诉我您被撞伤的那个地方现在还疼吗？您感觉现在是越来越重了，还是越来越轻了？"我问。

"现在没有一个月以前疼了，这些天逐渐减轻了。"姐夫说。

"好，就是说，您疼痛的发展趋势是逐渐减轻的。"

"是的。"

"那么，我分析，这不是癌，不是淋巴瘤复发了，这仅仅是一个外伤，只是伤得深了些重了些。为什么这么说？因为，创伤在初始阶段会越来越疼，越来越肿，但是发展到一定程度，尤其是当消炎药进去，它就会逐渐缩小，逐渐吸收，疼痛也会逐渐减轻。但是，如果是创伤引起了淋巴瘤的复发，肿瘤可不会因为你几片消炎药就轻易退去。你以前的淋巴瘤是弥漫大B性质，它复发了，基本还应该是弥漫大B，会侵袭式发展，所以，疼痛不会减轻，只会逐渐加重，起码停滞不动，会一直疼。所以，从你疼痛的发展趋势看，不像是复发。或者说，当时，确实存在外伤引起淋巴发炎的势头，但是，你身体的素质和抗炎治疗有了效果，不好的苗头被抑制住了。再者，从你身体感觉的趋势看，也不是一天不如一天，而是逐渐好转，这都说明癌细胞并没有在你身上形成复发的势力。"

我又跟姐姐说："做影像检查问题不大，但是创伤性的活检尽量不要做，别没事搅和出事来。"

姐姐、姐夫说，他们会考虑我的意见。

几天后，姐姐来信说，姐夫的CT检查结果出来了，"纵隔处淋巴结肿大，可考虑为癌变。肺部有炎症显示。"至于是不是癌症复发，只有做了活检切片才能最终确定。但他们考虑部位不佳风险很大，便放弃了活检，回新疆去了。我想，这样最好，因为，即便影像上看着有肿物，但是那毕竟是"形象"，而不是"性质"，对于受伤处的淋巴肿大应该属于正常的生理反应，不一定就是癌肿。

时间过去半年多，去信问姐夫的身体怎样，姐姐说，他除了膝盖处还有些疼，其他一切均好。

这就是我帮姐夫分析病情的一个小案例。我是从他的疼痛入手，捕捉他身体变化的趋势，从而得出他复发的可能性并不大的结论。从后来的结果看，我的分析是对的。如果，当时的判断是复发的可能性大，就会去做那个纵隔深处的活检手术，先不说他是不是复发，就是手术后的疼痛，也不亚于让电动车再撞击一次。而且，手术后的炎症便很可能逗起淋巴瘤的复发了。幸亏，他没做。

再举海鹰的例子说明"怎么看趋势"。

2018 年初春，海鹰第三次复发。经过两个疗程的化疗，他的肿大淋巴瘤下去了。从四月初，他开始吃中药调理，加上练功，他的体力在一点点恢复。七月，做了一次血液检查，一周后见医生，医生说，海鹰的血液报告里有一项"乳酸脱氢酶"的指标高，高得还不少，很有可能是淋巴瘤又起来了。海鹰有些紧张。可我回家翻看日记，发现验血那天海鹰正在感冒发烧，而眼下，他很好。

我跟海鹰说："嗨，没事。你是一周以前做的验血，那时你正在感冒发烧，你的身体处于最弱的时刻，验血的指标肯定不好。但是，现在你好好的，你比一周以前，身体有力多了，脸色也好些了，说明你的身体是向好的趋势。如果你此时去验血，一定比那个时候的指标低。"

果不其然，二十多天后验血，那个癌症指标确实下来了。虽说，还不能达到正常水平，但是我说，"从一个月前的 346，到今天的 281，这是向好的趋势，过三个月再验，指标还会再低，你会更好！"

我没有忽悠海鹰，三个月后的再一次的验血，他的乳酸脱氢酶指标为188，完全在正常范围中了。

"喔塞，躲过一次化疗！"海鹰高兴地说。

我讲海鹰这个例子是要告诉给患者，要学着体会身体感觉的趋势——昨日感觉不好，今日好些，我们就要观察明天会不会更好。如果越来越好，就说明大趋势好，身体不会出大问题。但是，前日感觉还行，昨日不好，今日还不如昨日，就要引起注意。

我们的患者要相信自己对身体的感觉，不要因为一些"指标"或静态的"影像"而对自己的感觉产生怀疑和动摇。

再讲一个小杨的例子。

小杨是我认识的一位食管癌患者。他在放疗后身体很是虚弱了一段时间，但是他练功，身体感觉逐渐变好。可有一天我们在公园相遇，他跟我说，"徐大姐，我正想找你。医生跟我说，我的 CT 报告显示肺上有很多小结节，说我肺转了，让我去化疗。"

"你不是最近感觉很好吗？"

"是呀。我这段时间感觉很好，身上越来越有力，吃得下，睡得香。心里特别高兴。谁知，医生就说我肺转了。"

"你要相信自己的感觉，要相信自己身体发展的趋势。你今天感觉比昨天好，明天就会比今天更好。至于肺上的结节，很可能是你放疗后的肺损伤。"

"确实，医生说了，食管癌放疗后，百分之八十五的患者都会出现这样的肺转。"

"这就更说明，那是放射性肺损伤了。我们知道它的来源，不是追究谁的责任，是要决定怎么对付它。治疗引起的结节一定不能靠治疗来解决，那样会是雪上加霜。你这一阶段练习郭林新气功，已经有了好的效果。我们虽然看不到肺里结节的变化，但是我们能从身体的感觉上体会它。你现在的感觉是越来越好，就说明肺上的结节没有影响到你，就按照这个办法走下去，就会更好。"

"可东肿、西肿两家医院的专家都建议我化疗，我家的一个侄子也是肿瘤科的医生，他不会骗我，他也建议我化疗。"小杨跟我说。

他这样一说，我就没法再说了。毕竟我不是医生，没有资格去反驳医生的看法。

"好，那你化疗时一定注意别过度。"

"好，我注意。"

但是，几个月后，小杨的太太给我发信：小杨走了……

小杨的离去，让我难过好久，也遗憾深深。我想，当我们的患者在体会到自己身体状态的发展趋势时，要相信它。结节、指标，都是局部的东西，不是你身体的全部，只有你的感觉——无力还是有力、难受还是舒服、恍惚还是精神，那才是你身体现象的综合反应。而且，趋势不是节点，不是一时一刻的表现，它代表了你身体状况的发展方向。还有，人是活的，身体的状态是变化的，趋势不好，我们的身体会一天天弱下去，小病会成大病，一处病会变为多处病。但是，当身体发展的趋势是向好时，身体就会一天比一天有力，病灶就会减少，肿瘤就会缩小，甚至会休眠，会凋零。

可能有人会问，难道你的感觉会比验血的指标、CT的影像还准确？

我这样考虑：验血的指标是我们确诊的一个参考数据，但它并不具备癌症判断的唯一性和特异性，它的升高或降低，会受另外一些因素的影响，也会因人体的不同而表现不同。而影像检查的结果，看到的仅仅是形象，而不是性质。确实，作为有经验的医生，会从影像的深浅、形态看出它是良性还是恶性，基本上会判断得八九不离十，但是那个肿瘤到底因何而来，将向哪里发展，它是活跃的，还是死气沉沉的，确实不是医生能用眼睛看出来的。而我们患者本身，才是真正的，能感知肿瘤动态变化的第一人。

所以，我们的任务，就是要学会看趋势、把握趋势，学会发展好的趋势和扭转坏的趋势，要在好趋势时，再添把柴，继续努力；要在坏趋势时，找原因，踩刹车，及早掉头。学会这点，我们就有更多的躲避风险的机会，就会让自己在治疗的路上走得更从容。

2019 年 6 月 15 日

为什么要把"复发"看成癌症的常态

我常想，如果我们能把复发看成癌症的常态，就不会那么急切，那么追求一次性的彻底治愈，就会对自己的身体手下留情，也就会有更多的机会保留下体内的元气，也就可以规避因为过度治疗而出现的生命风险。

一位在美国生活多年的老同学跟我说起了他们办公室最近发生的一件事。

一个同事十五年前患了前列腺癌，治好了，这么多年每天上班，完全像好人一样，大家都不会再想起他曾是癌症患者。但是，就在一个月前，他说他复发了，要去接受化疗，即便这样，他也是上午化疗完就来到办公室，说说笑笑，跟没事人一样。可是，前天他没来，昨天也没来。办公室的人知道他是独身，担心出什么事，就给他打电话，他不接。单位就报了警。结果，警察到他家破门而入，发现他已经死在床上多时。

同学问我，"你说，这癌症怎么就这般悄无声息地复发了，还这么快就把人带走了？"

"这就是癌症，癌症的特点就是复发。"我说。

的确，这些年，随着我接触患者的增多，随着我听到的治疗故事的增多，癌症的面目在我心中逐渐清晰，我感觉，"复发"是癌症与生俱来的特性，不敢承认这一点，就会使我们在治疗的路上陷于被动。

就以 2019 年 5 月 20 日这一天为例吧。那一天，主动加我微信要跟我聊聊的有三位患者。

患者徐，山东潍坊人，男，39 岁，小细胞肺癌。2018 年 5 月下旬确诊，做了 6 个疗程的化疗，10 月完成。当时 CT 检查，全身干干净净，没有癌细胞的影子。2019 年 4 月 8 日复查，肺上原位复发并有肝转。

患者王，江苏镇江人，女，32 岁，胸腺瘤。化疗。前三个疗程效果不错，第四个疗程时，肿瘤稍有反弹，但仍然坚持完成第五、第六个疗程。之后，确诊肿瘤在化疗的同时复发，改用放疗。计划 30 次，可到第 12 次便觉身体受不了，很难坚持……

患者李，湖北武汉人（常住美国），女，40 岁，滑膜肉瘤。2017 年确诊时脚面的肿瘤已经很大，只能行截肢手术。术后 6 个疗程化疗，2018 年 2 月底完成。从 3 月到 10 月再行两周一次的新药维持治疗。后做 PET-CT 检查，体内没有癌细胞。然而，进入 2019 年，有了肺转。

就是这三位患者，他们的主诉都是复发，肿瘤都是在他们毫无防备的情况下回来。复发，又乱了他们的心。

怎么安慰他们呢，怎么才能使他们的心情平复？

每当面对这样的患者，我都会说："别怕，复发是癌症的常态，没有复发可能的疾病不是癌症，癌症的特点就是复发，作为患者，我们要接受它。但是，接受复发，并不意味着接受死亡，我们仍然可以像第一次治疗那样让自己好起来。只是以后吸取教训尽量避免复发就是。"

我还会说："很多人以为我和海鹰是抗癌的英雄，以为一个正确的抉择就可以顶一辈子的事，就可以永不复发，天下没有那么便宜的事！我家海鹰就总在复发，因为他的病就是个复发的病，加上他自己的不注意，复发就成了常态。但是我们恰当治疗，海鹰就成了'打不倒的小强'，能够一次次站起来。所以，复发不等于不治。"

当患者的心逐渐平复下来，我们才可以去对病情展开抽丝剥茧的分析，去寻找治疗的策略。

今天，我想就"为什么要把复发看成癌症常态"这个问题，谈谈我的看法。

原因之一——视为常态，才会以平常心对之。

我们都爱说，癌症就是慢性病，而慢性病的特点就是终身病，是一个不会让你马上面对死亡，但又会常常出些状况不断烦扰你的疾病，而癌症烦扰你的方式就是"复发"。

如果我们把"复发"看成常态，就会遇此而不慌。常者，平也，平者，普通也。既然复发是普通态，患者在面对它时，就不会将其视为是跨不过的坎、越不过的沟，更不会认为它是一面突兀地耸立于眼前的绝壁，而是会将其视为治疗路上的又一个起伏，又一次跌宕。

患者的心态平和，可以使治疗变得从容，可以细想复发的原因，可以研究治疗的对策，可以在医生说"观察等待"时静心以待，可以去找中医、学气功，可以争取机会尽量让萌芽的肿瘤停止发展。即便又需要化疗和放疗，也会从容接过，慢慢体会身体的变化，以找到恰当的治疗分寸。

把复发看成常态，我们的患者就不会急火攻心，就不会手足无措，更不会以为死之将近。悲伤哀怨的心情会刺激肿瘤的生长，会让病情加重。而冷静与豁达会创造完全不同的心境，在这种心境中，肿瘤也会缓步而行。我在与一些患者交流的过程中，常常感到，那些豁达乐观的患者更容易控制肿瘤的发展，一些视肿瘤为"常客"的人会有更多的机会带瘤生存，肿瘤也会与他们和平共处。这是其一。

原因之二——视为常态，就会常年预警，防患于未然。

这些年里，我已经遇到过不少这样的例子——康复很多年，就因为一时的不慎，复发了，自己都不能相信，心就乱了，方寸一乱，治疗也不会有太好的结果。

一位朋友的哥哥，胃癌，康复三年，以为没事了，开始喝酒，越喝越上瘾，很快复发，几个月，走了。

一位玉渊潭公园里一起练功的肺癌患者，刚刚过了五周年康复生日，胜利的微笑还没退去，就复发了，八个月后，走人。

一位浙江温州的大学老师，乳腺癌，康复十几年，一场没奈何的气，引起复发，复发打击了身体，也打击了她以往的信心，也是不到一年，离去。

很多人想不通，不是都好了吗？当年的手术、化疗、放疗都做过了，罪也受了，苦也吃了，一切都熬过来了，特别是经过多年的康复努力，自己已经实实在在地好了，红光满面，跟好人一样，怎么突然地，就在某一天，它就回来了？想不通！

那我告诉你，因为你得的病是癌症，而癌症是一种基因病，就是说，你天生就带着一块适合癌细胞生长的土壤。在生病之前，身体里的癌基因沉睡着，那时没有适合它生长的气候，然而有段时间，你的生活不规律，你累了、生气了、压力大了，或者你感冒了、骨折了，总之，你身体运行的节奏乱了，你的免疫力低了，癌细胞感觉适应它生长的气候凑齐了，它就醒了，就冒芽了。这之后，你手术铲除它，化疗毒死它，放疗烤死它，它受不了，又龟缩回去。如果你从此洗心革面，好好生活，不给它提供适合的气温和水分，它虽有那块土壤，也不能发芽，但是，如果你好了伤疤忘了疼，癌细胞就会再度活跃，复发便不可避免。

所以，当我们将复发看成癌症的常态时，就会将达摩克利斯之剑悬于头顶，时刻提醒自己"我是癌症患者，复发的可能一直存在"，从而，小心谨慎，过了一年又一年。这是第二点。

原因之三——视为常态，就不会在治疗上那么急功近利，那么追求彻底，也就可以避免过度治疗。

患者都知道，在癌症的治疗上，永远存在着一对矛盾：绞杀癌细胞的药力和自己身体的耐受力——药力不足，肿瘤不下去，药力过度，自身又受不了。

很多时候，特别是癌症初起时，我们的患者都希望强力杀敌，追求彻底，希望一劳永逸。那个时候，绝大多数患者在面对治疗的副作用时都会咬牙坚持——八次、十次、十二次——即便身体已经在呐喊"受不了了"，可仍在坚持。

而坚持的后果呢？

很多跟我讲述病情的患者告诉我，他们在多次化疗后往往是在很短时间内复发！而这种复发是溃堤式的——白细胞低，即便使用升白针也催不上去；红细胞低，要靠输血救援；癌症指标越来越高；转骨、转脑，甚至全身转移；疼痛，彻夜不眠；腹水，积液漫在胸腔、腹腔……这是免疫力崩塌后的复发！

如果我们的患者能够理解"复发是癌症的常态"，或许就不会将赌注压在"这一次"治疗上。我说这话有些残酷——谁不想一次治好，谁不想永不复发？但是，当你的身体不能承受那不断加上去的"毒药"，直接面对死亡的风险时，你不愿做一些治疗上的妥协吗？

我家海鹰得的是滤泡性淋巴瘤，一个总要复发的病。其病理是，患者身上有一种淋巴细胞含有过量的 Bel-2 蛋白质，而过量的原因是染色体异位。而这个异位一旦发生便不可逆转。所以，有点风吹草动就会复发。在海鹰治疗的过程中，医生总希望他多化几次，我问医生："既然海鹰得的是一种总要复发的病，为什么您还总希望他能治疗得彻底？"医生回答："我们希望他距离下次复发的时间能长一些。"我又问："能长多久？"医生回答："没有定论。"

我知道医生是好心。如果海鹰身体好，承受力强，或许我也会赞同他多化几次。但是，眼见着药物对他身体的损害使我不敢让海鹰坚持，我不敢把赌注压在那接下来的化疗中。每到这时，我就想起另一位美国医生对患者说的话："每一次化疗都像在你身上割块肉，你还愿我再割一块吗？"当患者问他："我要是治疗不足复发了呢？"医生答："你今天好好的，为什么要忧虑明天会不会出车祸呢？即便复发，再治就是！"

我想，这是两种医疗观点——一是除恶务尽，将赌注押在患者今日的彻底康复；一是深谙癌症的本质，极力规避治疗的风险，把宝押在患者明天生命的长度。那么，这里，又是谁的胜算更大呢？我倾向于后者。

所以，我在与患者谈话的过程中，总是劝告他们，万万不可在身体顶不住时仍然坚持，不可在多次化疗后对那些残余在身体里对药物已经失去敏感的肿瘤还要"宜将剩勇追穷寇"，那样会陷自身于最大的被动。

我常想，如果我们能把复发看成癌症的常态的话，就不会那么急切，那么追求一次性的彻底治愈，就会对自己的身体手下留情，也就会有更多的机会保留下体内的元气，也就可以规避因为过度治疗而出现的生命风险。如果有人问，那你复发了怎么办？我回答：怎见得这么治下去就不复发？谁敢打包票？而我现在留下生命，才有下次复发的机会和救治的机会，不要像曾经的一位医生跟她的患者说的"你做了移植就彻底好了，就不用再来医院了，就不用再来见我了！"那位患者接受了医生的好意，做了移植。可几个月后复发，走了，他确实没有再回到医院，没有再见到那位大夫，他没有机会了！

所以，宁可复发再治，也不要人去楼空！

这就是我说"要把复发看成癌症常态"的三个原因。说到底，是希望患者能更清醒地认识癌症的本性，真的把它当成慢性病来对待，或许，它也就真的成为你的慢性病了——带着它，享受人生。

2019 年 6 月 24 日

把好三关 避免复发

中医步云霓大夫的那句话说得好："你就是一个破了瓷的碗，锔上了，好好捧着，使一辈子；要是再摔了，就不好锔了。"

可能有些患者会问，你说复发是癌症的常态，难道我们就没有康复的希望了吗？难道我们总要在治疗的苦难中煎熬？

我说，复发确实是癌症的常态，但是我们可以想办法避免复发和减少复发。

要想避免复发，首先要找到引起复发的原因。

海鹰曾问他的主治大夫："姹瑞医生，您知道复发的原因是什么吗？"

"不知道。如果知道，癌症就好对付了。"

这正像美国医学作家悉达多·穆克吉在专题片《众病之王：癌症传》里表述的思想——很多时候，我们对癌症的认知仍处于盲人摸象的阶段。

那么，我也想谈谈我"摸到"的规律——几点容易引起癌症复发的原因。

首先是心情。生气、郁闷，尤其是一些说不出道不出的窝囊气最容易引起复发。

一位在玉渊潭公园遇到的肺癌患者跟我讲述了她的故事——家里兄弟姐妹四人，她是大姐。弟弟结婚没房，就一直跟母亲住在一起。后来赶上拆迁，弟弟带着母亲搬走了。可能是弟弟担心姐姐们也会惦记这个祖产，便从不跟姐姐们商量拆迁之事，也不通知搬到哪去了。后来，姐姐通过邻居找到了他们的新家才与母亲接上头。有一天，母亲见弟弟不在，悄悄跟女儿说，她不知弟弟拿了多少拆迁款，是不是应该问问弟弟，还说，她快九十岁的人了，很想让女儿们多来看看她。正说着，弟弟回来了。姐姐就问："小弟，这次拆迁怎么算的钱呀，你应该跟妈说说。"谁知，小弟一下就翻脸了："姐，你以后少来，本来过得好好的，你一来，就挑拨我跟妈的关系。走！"姐姐反驳："这么大的事，也应该跟妈说说呀。"谁知，坐在床上的老太太却说："我不想知道，你走吧！以后别来了！"

这位患者跟我讲到这儿，眼泪已经像断了线的珠子噼啪噼啪落了下来，"我没想到，我妈会这么说，更没想到她会赶我走！"

她的故事让我的眼圈也红了，"可那终究是你妈呀。她说这话一定有她的难处，做女儿的只能担待了。"

"可就这一口气，我又复发了。我不能跟老娘计较，我还得低三下四地去看她，因为我也想她……"

那天我跟这位患者是萍水相逢，第一次见面，我也不知她姓甚名谁，只记得她拉着我哭了很久。我希望她能把心中的郁闷哭出去，从此开朗。

还有，今年六月初与我联系的一位云南患者，她先为卵巢癌，后又发现胃癌，采取过多种治疗方式，可眼下又复发了，她希望我给她指点治疗的路径。我问她："你对自己复发的原因有个大致的推测吗？"她先说是感冒，又说累着了，最后长叹一声，说："哎，我就是太难过了，这么多年，我太压抑了！憋在心里的苦闷不能说呀！"接着，她给我讲述了她从来没有示人的故事。

原来，她心中的症结源于女儿。她说，她的女儿很优秀，小学中学都是学习尖子，只是，从小就喜欢男儿装，喜欢留短发，不喜欢梳辫子。妈妈下命令一定让女儿留辫子，女儿一拖再拖。为了让女儿留辫子，母亲几近哀求。后来，女儿去德国留学了，就在结束学业即将回国的时候，女儿跟妈妈坦白了——"不要再逼我留辫子了，不要再催我找男朋友了，我心里不喜欢男生，我喜欢女孩。我是同性恋。"母亲多年的预感成真，也真的是五雷轰顶了。

她说到这里，哽咽地说不下去，我便马上接过话头："嗨，原来是这样。你真的不要为此难过。我想，你女儿说出真相后，你一定关注过同性恋问题，也就一定知道李银河这个名字。她是我国的性学专家，也是我的中学同学和兵团战友。她就说，同性恋问题不是谁的思想有问题，而是与生俱来的生理问题，这不是可以凭着端正思想就可以改变的事情。过去，我们不理解这种事，以为这是家丑，可现在不同了，科学让我们觉悟，我们要包容他们。你做母亲的更要理解孩子，不要让她有愧疚感。其实，我倒是挺佩服她，她终于向你说出了真相。那你就该祝福她，祝她早日找到自己的生活伴侣。我们这叫顺应自然。"

这位患者哭了一会儿，说："今天跟您说出来心里痛快多了。"

"那就好。去跟女儿说，妈妈理解她，祝她幸福。孩子快乐，你就快乐了。不要在乎别人怎么看。"

以上讲述的两位患者都是因为心里有说不出的苦楚才让癌症复发。同样，我接触的不少患者的复发也都与心情有关，他们各有各的隐情和纠结，有的是为自己，有的是为爱人，有的是为孩子，还有一些是我们常人想都想不到的窝心事！在这里，我要告诉大家，人生就是这样，不会有谁一生平安，即便一个大家都认为是很有福气的人也会遇到烦心事。当事情来了，先想想自己有什么做得不到的地方，认识上有什么差池，不对的，先自己改了，人家的事，能帮着解决的就解决，不能解决的就躲开。总之，不能钻牛角尖。

人活在世上，就会有事，有好事，也有坏事，你不找它，它还找你。比如，去年年底，我开车到超市买东西，把车趴在停车场。回来一看，车门处有个杯口大的坑——那天风力10级，一定是旁边车的车主在开门时风速把他的门甩在了我的车门上，他不是有意，但是他逃逸了。我怎么办？只能报警。开始，保险公司还不能相信这么大的坑是被车门撞的，一而再地验车，盘问，很烦。后来，经几位专家研究，确定是风速的问题，才给我修了，我也花了不少垫底费。如果我为这类事生气，就什么也别干了。我会自我安慰：那天的大风，造成了那么多起事故，我没赶上，就损失了点钱，还得到点教训——"以后大风不出门，出门就把车停远点"，也觉挺值，没吃亏。至于保险公司开始时的怀疑和盘问，我也只能平静接受，毕竟，谁都有对事物的认知过程，我只要相信真的假不了，假的真不了就好。

所以，再难的事也得自己化解，天大的事过后都是小事，别为这些事气伤了身体。

另一个引起复发的原因就是"累"，就是疲劳。

其实，癌症患者自从得病，一般都体虚，不会去干什么重体力劳动。但是，随着缓解时间的加长，体力慢慢回归，会感觉自己又是好人了，便跃跃欲试要干点什么。

就像昨天晚上跟我联系的一位北京女士小李给我讲的他妈妈的教训。小李的妈妈是卵巢癌，2016 年 9 月确诊。当时手术、化疗，一一挨过，体力也没有太弱，一切安好，加上看到癌症圈里也有练气功康复十几年没复发的，就以为没事了。2017 年，小李要了二胎，月子是妈妈帮助照顾的，以后又帮她带孩子。2018 年，小李的妹妹在苏州办婚礼，妈妈又跑前跑后张罗。事后，觉得身上很累，加上南方阴雨感冒，身体就更差了。转年到了 2019 年，复查时，影像显示有了骨转和肺转！

这是老年人的累，还有年轻人的累。

我记得最清楚的是一个三十来岁的小伙子，在温哥华一家公司开卡车送货。本来就是一场感冒，如果在家好好休息就没事，但是朋友一招呼"滑雪去"，他背上滑板就出门。雪山上，大风，让感冒加重。那时，如果看医生吃药好好休息，还可以没事，但他仗着自己年轻身体好，就没向公司请假，继续开车送货。在周五那天实在支持不住了才去了医院。一透视，医生不让他走了。再检查，肺癌！回国做了手术，又回到温哥华化疗。待化疗结束，他又感觉自己好了。回国跟女友海吃疯玩。两个月后尿血，复发。重返温哥华治疗。

看着他青黄的面孔，我跟他说："小陈，你不能这样呀，既然得了病，你就要把自己当病人看，不能糟蹋身体。我建议你先安静三年，练练气功，吃吃中药，这次好了，也不要急着去上班，把身体恢复得结实了，再说。"

"要让我那样，活着还有什么意思。"他说。

"可你也要为你的父母着想呀！"

小陈诺诺。

可这次复发，癌症没有给小陈改正的机会，两个月后，小陈故去了。

事后，他的朋友跟我说，小陈是个非常爱玩，又很要面子的年轻人。他虽是一人在温哥华，但也租了一间不小的公寓，他的宝马车也是贷款买的，所以经济压力很大，他活得很累。

听到这些，我只能深深地叹口气，我想，这还只是一个单身汉呀，可我们那些拖家带口的中年人又能怎么办呢？

一位四川的骨髓瘤患者，2014 年患病，治疗缓解后，就急匆匆上班了。可是没过多久，复发。我问他，"为什么这么快就上班？"他说，"一家子要生活呀！"也是，他四十岁正当年，不能就这样歇了，孩子还没供出来，不干怎么行？

还有更无奈的。二胎的政策出来后，让一些小家庭急着要搭上这班车。

一位广东的鼻咽癌患者，将近四十岁了，以为好了多年，没事了，就要了二胎。谁知，累呀，复发。复发后的心里压力更大，两个孩子，不出去挣钱，日子怎么过！

每到这时，我真不知道如何安慰他们，怎么给他们出主意。

歇了？全天候练功、休息？那一家大小吃什么？

接着干？接着累？接着复发转移？那就是死路一条呀！

其实，每到这时，我会说：任何时候，要以生命为第一。生病了，经济上出了问题，就要把生活尽量地缩减。修改生活预算，不要怕孩子吃苦，失之东隅，收之桑榆，孩子受些苦，吃粗些，穿差些，未见得就不好。很多孩子，就是在家长生病以后突然懂事了。大家想一想，对于孩子来说，是要几天高水平的生活方式，还是要一个亲生的父母？把这一点想明白了，就可以匀出时间去休整了。

当然，累还有很多种，有旅行的累，有追剧的累，有画画的累，有写作的累，有装修的累，还有替儿女操办婚事的累，有伺候闺女月子的累。总之，这些累出自生活的不规律，出自睡眠的不足——对了，熬夜是最最要不得的，它几乎是复发的罪魁祸首，它掏空了人的精、气、神！

还有一个复发的导火索就是感冒。

先不要说别人，就是我家海鹰三次复发有两次都与感冒有关。一场感冒，从小咳嗽到大咳嗽，再到引起咽炎，勾起颈下淋巴发炎，继而逗起全身淋巴瘤肿大，最后以化疗告终。

就是前天，一位南京的患者，也是淋巴瘤，他向我询问复发了使用什么药。我就问他为什么复发，他先说可能是五月份家里出了点事情，让自己心情不好，生了点气。后听我说我家海鹰多因感冒引起复发，他马上说："我也是五月得了一次大感冒呀，怎么，感冒也能引起复发？"

我说："当然，感冒可以让你的免疫力急速降低，那时，什么旧病都可以勾起。"他就说，"嗨，我是一个退休的军人。那天，老战友们招呼着到镇江聚会，我感觉自己身体还不错，也去参加了。那天闹得挺晚，我又乘火车回南京，路上受了凉，回家就发烧咳嗽，我就吃了几片头孢类的消炎药……"

我说，"嗨，跟我先生一样。就因为吃了抗生素，身体就有些过敏，嘴角就长了水泡……"

他马上也说："对呀，我也是这样！也是吃了头孢类的药！现在想来，感冒是我复发的主要原因！感冒过后，颈下淋巴就起来了，现在肿块已经有3个厘米大了。"

"这真是一场感冒一次复发呀！所以，对于癌症患者来说，要严防感冒。"我说。

还有一个更残酷的例子。去年，在山西忻州遇到的一个小伙子，肺癌骨转。本来练习郭林新气功都有了起色，他也对战胜疾病信心十足。可是，在春节前，他在福建生活的妹妹叫他和父母都到福州过节，他也想那边是南方，气候一定暖和，这会方便他户外练功，就去了。谁知，那里一直下雨，阴冷，他很不适应，很快一场重感冒袭来，他病倒了。这场感冒又让他回到骨转的疼痛中。到五月跟他联系，他说他不上微信了，也回不了大家的电话了，他已经不能自理，再后来，就没了他的消息……

所以，我提醒患者朋友，一定不要小看感冒。预防感冒是全天候的事，冬季防严寒，穿衣戴帽别怕啰唆；春季防流感，没事别去人多的地方，非要去，就戴上口罩；夏天防空调，一是不要让空调直接吹到身上，二是进入冷气低的房间要加衣服。好像只有秋季还好，但是也不要赶上一场秋雨一场寒的时候出门。总之，还是小心为妙。毕竟，患者的身上都有"掌儿"，有个病根在那存着。还是中医步云霓大夫的那句话说得好："你就是一个破了瓷的碗，锔上了，好好捧着，使一辈子；要是再摔了，就不好锔了。"

以上，是我这些年在海鹰身上、在其他患者身上总结出的一点体会，写在这里，不一定成熟，更不一定全面，仅希望能给大家提供一些借鉴，希望患者们少复发，不复发！

2019 年 6 月 26 日

少说些话 多养些气

癌症的康复，是我考虑问题的出发点与归宿，我希望那些与咽喉有关、与气管有关、与呼吸有关的患者学会省着用嗓子，不要因说话多引起咽炎，也省着些气力，让身体处在一种休养生息的状态中，这会对康复有利。

常遇到一些患者在讲述他们病情时那般地投入，事无巨细，有声有色。我听着真替他们着急——这么说话，太伤气了，不能呀！

2017年，一位中国传媒大学播音系的同学找到我，说他们系的一位老师病了，看我怎么能帮到她。一了解，原来是吴老师。吴老师和我曾经在工作上有过多次的合作，她那时刚从海峡台调回大学任教，为了积累一些教学内容便到央广工作一段时间，我的一些节目稿件那时就是她播出的。吴老师的声音条件极好，朗读也是很有激情，回到学校后她先是播音老师，后来就成了播音系的教授和领导。这回听说她病了，我当然第一时间电话联系了她。

吴老师得的是肺腺癌。她说2012年体检时就发现双肺上有阴影，可到肿瘤医院照CT检查时，医生说不是癌，只开了些消炎药输液治疗，治疗后症状好一些，她也就放松了警惕。到了2016年11月，嗓子疼，干咳，她也没有引起太多的重视，还加强了户外锻炼，并没有静养。结果，出现胸水。那时再到医院做肺穿检查，就发现有了癌细胞，定为肺腺癌四期。因不能手术，加上已年过七十，便采用易瑞沙靶向药维持治疗。然而，一向以成功示人的吴老师突然被宣布为肺癌晚期，心情抑郁，夜不能寐，体质越来越差，心脏不舒服，胃口不好，大便不好，身体出现一系列的问题。

但是，吴老师在跟我讲述她的病情时，我根本感觉不出她是肺癌患者。她的语音那么清脆，咬字发音仍然字正腔圆，讲述的病情也是条理清晰、重点突出。这就如她仍坐在播音台前，或者就如她仍站在讲台上一样。我想，她是在努力地提着气地跟我讲话。虽说听她讲话是一种享受，但是，不能呀，她不能这般浪费她的气力。

"吴老师，您讲的我都明白了，我会尽我所知帮助您，您放心吧。只是，我想给您提个建议——以后不要给别人这么详细地介绍病情了，而且说话时，不要这么用心。我担心您这样说话太费气力，毕竟您是患者，要时刻想着要养肺，养气，养嗓子。这么长时间地说话，会消耗气力，对身体不利。"

"嗯，是吗？这样会费气？"

"是呀。"

"难怪我每次讲完话会觉得疲劳。"

"毕竟您是患者呀，要保护自己。"

这是我跟一位老播音员的对话。

2018年秋，我在山西的一个抗癌气功学习班上又遇到了一位肺癌患者，他的年纪也是七十多岁了。他拉住我跟我讲述他的得病经过，讲治疗的过程，讲他怎么看待社会上的医疗现象，等等。他说他的肺癌经治疗本来都没事了，可最近出现淋巴转移，在右颌下有个结节，而且在一天天长大，使他很不舒服。他不知现在是不是需要治疗。

我说："当问题出现时，第一时间要去看医生，知道发生了什么，至于怎么对待，用什么办法处理更好，要视具体情况而定。至于眼下，我想给您提点建议。"

"太好了，我就是来听您的建议的。"他说。

"我猜您以前一定是做领导工作的，否则，不会有这么好的口才。"

这位患者笑了，"是的，做一些管理工作。"

"可是，您现在是患者，您的问题出在肺上，眼下您的脖子上又有了问题，所以您要养气，不能这么多地说话，说话多了嗓子充血，还会刺激脖子上的淋巴结。"我说。

"对着呢！你这么一说，我倒真想起来了，每次跟别人谈完话，我都觉得脖子这个地方很累，很紧，胀着疼。"

"是呀，所以我建议您这段时间不要多说话，可以多喝水，养着。这会对您的治疗有好处，起码不会总刺激它让病情加重。"

"好，我听你的，不说话了。"

在随后的几天，我发现他真的不说了。问他感觉怎样，他说嗓子那里不涨着疼了。

还有一位患者，平时与人交流只能近距离地用气声说话，发不出声音。一了解，原来是做甲状腺癌手术时伤了声带——声带麻痹不能闭合了。真是可惜！因为，这位女士能歌善舞，是企业里专门负责宣传的文艺骨干，这下不仅不能唱歌了，连说话都费力了。

2018年秋天我见她时，她除了不能发声，身体状况和精神面貌一切都好，但是到了冬天，她告诉我说她的声带处充血，伤口处肿大，很担心癌细胞再次活跃。

我在微信中跟她说："你不要急着说话，要把伤口养好了再说。"

可她说："北京同仁医院的大夫说了，如果想恢复说话的功能，一定要多练，否则，时间长了，长死了就不好恢复了。"

是呀，医生有医生的经验，可我的思路是：癌症手术不同于单纯的声带小结手术，术后始终存在复发的风险，而复发的风险隐藏在炎症的背后。如果患者与癌症无关，我们可以放心练习，大不了声带充血发炎，休息一段时间就会好。可癌症不同，炎症会勾起癌症，接下去就是一连串的麻烦。所以，孰重孰轻，就要掂量。我想，在这种时候，还是要以不复发为第一。

如果真的想锻炼嗓子，一定要找气候湿润、空气中充满水分的地方练习，不能在干燥的北方，因为气候的干燥也会影响声带，一拉，很容易充血，接下来就是咽炎，继而是咳嗽，再重，就是淋巴结肿大。而湿润的空气会让声带更有弹性，多一些张力，不容易干裂，多少会耐受一些。或者，可以试着用热蒸汽哈着嗓子练习发声，这也比干喊强。

总之，癌症的康复，是我考虑问题的出发点与归宿，我希望那些与咽喉有关、与气管有关、与呼吸有关的患者学会省着用嗓子，不要因说话多引起咽炎，也省着些气力，让身体处在一种休养生息的状态中，这会对康复有利。

这是我的一己之见，仅供参考。

2019 年 7 月 6 日

正确的诊断是康复的第一步
——再谈"抗癌不要输在起跑线上"

> 我再跟患者强调一句,先确诊,再治疗,尤其在涉及要动大手术时,一定要慎重,要多问两家。切记!
>
> 确诊,是治疗的第一步,是抗癌的起跑线。我们一定不要输在起跑线上——我浸泪叮嘱。

记得我在第二本书《抗癌:防治复发》里就谈到"起跑线"这个问题,其大意是强调"癌症的治疗要进专科的医院,不要让没有经验的医生耽误了你的病情。"而今天要说的是:癌症治疗的第一步是确诊,正确的治疗方案来源于正确的诊断。所以,我要再次提醒患者,在病情不清晰时,万万不可动刀子插管子!

为什么说起这个话题,因为今天我又遇到一个令人匪夷所思的案例,让我不吐不快!

事情是这样的。

清晨,我打开微信,看到淋巴瘤群里有一位郑姓的患者家长说他儿子病了,诊断为弥漫大 B 性淋巴瘤,目前已经手术完,可儿子不愿意化疗,他便问群里的病友:如果不化疗,还有什么更好的办法可以防止复发。

群里的其他患者马上根据自己的经验纷纷发表议论:弥漫大 B 是一定要化疗的,美罗华效果很好,为什么不化?

可这位家属就是一句话:儿子不愿化。

我在一边看着,心里就疑惑:既然是淋巴瘤,第一治疗方案应该是化疗,他为什么却做了手术?既然是弥漫大 B,为什么不采用美罗华?其中一定有原因。这样,我就与这位家属说:"加我微信吧,我们可以聊聊,我希望能够帮到您。"

就这样，我与万里之外的这位茫然的父亲接通了语音连线。

"郑先生，你好。能告诉我你的孩子多大了吗？"

"二十一岁了，正读大学一年级。"

"男孩？女孩？"

"男孩。"

"你们现在在哪里？"

"在成都。"父亲答。

"我看你的名字后面写的是大庆，怎么跑到成都去了？"我问。

"徐老师呀，是这样，我的儿子今年过年期间一直咳嗽，是那种慷慷的空腔声音。我听着不对，就带他去医院检查。先到大庆的医院，吃消炎药不顶事，又到哈尔滨省里的医院去看。一做 CT，就发现纵膈上有个巨大的瘤子，有十几厘米大，而且包着静脉血管。当时医生就说了：'你这个瘤子太大了，谁也切不了，你也不要到北京上海了，全国能做这个手术的就一个人，赶紧去成都，找某某医院的某某教授吧，只有他的团队能做这个手术。'我一听，赶紧带着孩子赶到了成都，找到了这位教授。还真不错，这位医生接受了我们，同意马上给我们做手术。"

"手术前没做活检吗？没确诊是淋巴瘤吗？"我问。

"没有。当时医生分析，这么大的瘤子，有几种可能，可能是良性的，也可能是胸腺瘤什么的。当时他说，反正都是要切的，先切了再说吧，就急急地上了手术台。当切下来一做活检，才确诊是淋巴瘤，而且是侵袭性的。"

"原来是这样。郑先生，你应该知道，淋巴瘤是血液病，通常是不需要手术来治疗的，它的治疗方案应该是首推化疗。但是，你们既然已经做完手术了，再说这些也没有什么意义了。那么下一步按常理应该补充几次化疗。目前，对治疗 B 细胞来源的药不少，效果也都很好。所以，对这个病，你不用过于担心。"

"但是，我们做不了化疗了，尤其在半年内做不了。"郑先生说。

"为什么呢？"

"因为……"这位父亲有些迟疑："为了彻底切除这个肿瘤，大夫就把两条静脉血管切了，换了两条人工血管。大夫说，在半年内决不能输液，一输液就有血栓的风险，那会马上要命。所以，孩子不能化疗。"

"原来是这样……嗨，其实，如果仅仅是不能输液，也可以考虑口服的化疗药。还有，使用美罗华，也是可以不通过静脉点滴，而选择从肚皮上注射的方式。当然，这种方式通常都是在第一次输液之后，证明没有过敏风险的前提下才能采取的方式，你孩子没有做第一次，也就不敢考虑这种方式。"我说。

"我倒不知道还有这种方式。其实，我们本来也是想冒险用美罗华加什么药进行化疗的，所以在五一期间就住到这家医院的血液科病房了，看看能不能化。一位女大夫本来挺想帮助化疗，但是她研究了好久，根据孩子的身体状况，最后认为风险太大，不敢做，让我们回家养着。"

"孩子还有其他什么问题吗？"

"有，还是因为手术。因为手术不仅切了肿瘤，切了血管，还切了一部分心包，一部分肺叶。"郑先生补充说。

"我的天呀！"我在心里呐喊。可是，我不能让我的情绪影响了患者的心情，我只能淡淡地说："原来是这样呀。那就听医生的吧。大夫的疑虑是有道理的。因为，美罗华在第一次注入时，很多人会有强烈的过敏反应，如心跳加速，呼吸急促，身上大面积的红疹涌起，而且这些都是在几分钟之内一下出现的，这时，要及时地打上抗过敏的药就没问题了，否则就有生命危险。但是你的孩子心包受损，医生不知道药推进去后会有什么样的状况发生，万一出现危险怎么办，所以她不愿冒这个险，这可以理解。那么我想问问，孩子手术后多长时间了，病情有什么变化吗？"

"今年三月份做的手术，到现在快四个月了。新的 CT 报告说，原来在肿瘤旁就有的一些多余的软组织，当时没切，现在有些发展，具体多大也没有说。应该不会太大吧。"

"好，郑先生，那我就谈谈我的想法。我想，既然已经做了手术，就不要后悔了，只想着下一步怎么办就好。从孩子的身体条件看，他暂时不能化疗，所以面临一个治疗上的空窗期。对这个空窗期，你们心里没底，不知下一步怎么办。"

"是的。出来好几个月了，手术过后就没有任何治疗，就这么住着院，心里很乱，特别想回家，可又不敢回，不知怎么安顿。"

"我想，还是回家吧。回到家心就静了。现在最主要的是要让孩子找找生病的原因，回想一下发病之前是生气了还是感冒了，还是考学压力大了？要找原因。找到了，改正了，才能铲除生病的土壤。这是防止复发的根本。"

"徐老师，您就说吧。孩子就在这呢，就在我边上听着呢。"这时，一个男孩的声音说："徐老师，我们都听着呢。"

"小伙子，你知道吗，现在得淋巴瘤的年轻人越来越多，有高考前得病的，有高考后得病的，还有初中考高中得病的。压力大，熬夜，都是生病的原因。你得了病，要知道改，不能任性，不能由着自己性子来。"

"徐老师，您真说对了，孩子前一段心情不好，压力也大，加上熬夜，就生病了。"父亲说。

"所以，一定要改了，你改了，才能铲除复发的土壤。另外，要去找一位好中医，找一位理解癌症，能帮孩子调理身体的中医去开药方，吃中药。还有，我推荐郭林新气功。既然，你们没有其他的办法可依赖，就一定要抓住这两样。不要小看中医与气功，这是你们目前唯一可把持的扶杆。"

郑先生和他的儿子听明白了，在他们的感谢声中我点停了语音通话。

放下手机，我久久地坐在桌前。海鹰说，"你的早餐凉了，快吃吧，想什么呢？"

"我想刚才的那位患者，太冤了！想那位没弄清病情就给人家下刀的医生，他怎么能这样处理病情，那是一个教授应有的水平吗？"我愤愤地说。

的确，在我的心里，教授，就应该在他的脑海里有一棵知识之树，一个肿瘤长在那里，他应该能想到它可能是什么——是良性的？良性的特征是什么？是恶性？恶性的后果又如何？是胸腺瘤？胸腺瘤与免疫力紧密联系，你切不干净，会不会更伤了患者的免疫力，更适得其反？是淋巴瘤？如果是，用得着手术吗？几针化疗药能解决的问题为什么要开膛破肚，换血管，还要切了心包切了肺？这些你都没想到吗？如果想到了，你为什么不做活检就下刀？没想到？你还配称为教授吗？而且，这位教授，不但错下了刀，还在孩子未来的治疗路上设置了那么多绊马腿的棋子！我真想当面问问他："是什么意念驱使你这么急切地给孩子下刀？

我心痛无比却又不能对患者尽言！

这让我想起前年接待的一位河南小伙子，他是胸腺瘤，在北京协和医院治疗。当时，也是十几厘米的瘤子，他跟我说，"医生不给我开刀，我想到别的医院看看谁能给我切。"我问："为什么协和的医生不给切？"他说，"说我的瘤子紧挨着大血管，切不干净，执意要切会风险很大。"我说，"那就不必到其他医院再询问了，因为事实就在那里，谁敢切，不是谁技术有多高，只是他胆子大，但是风险却是你自己担着呀。切不干净的肿瘤不如不切。"

今天我就想，如果协和医院的大夫，东肿、西肿的大夫遇到这位大庆的孩子，也会不做活检就下刀吗？也会不计后果地切心切肺切血管地干吗？不会，一定不会！这不是因为他们没这个技术，是他们不敢这么对待患者，不能这么对待患者，不要这么对待患者！

所以呀，我再跟患者强调一句，先确诊，再治疗，尤其在涉及要动大手术时，一定要慎重，要多问两家。切记！

确诊，是治疗的第一步，是抗癌的起跑线。我们一定不要输在起跑线上——我浸泪叮嘱。

2019 年 7 月 8 日

升白针，长效与短效，哪种更适合你？

"所以，徐晓老师，以我们行里人看，长效升白针除了'方便'是它的优势，其他各项都是劣势。患者用短效的会感觉更经济实惠。"

这真是制药人的良心话！这话让我的心一下透亮了。

前两天在抗癌之家的胃癌微信群里有位叫"永不放弃"的患者一直在询问："哪位朋友能告诉我，化疗后白细胞低，是不是一定要使用长效升白针，短效的不成吗？谁能说说长效与短效有什么区别？"

这位患者的问题也是我一直想弄明白的问题。我曾在网上寻找过答案，但是没有。网上只有一些药品的说明书，没有实际应用的两者对比，而且，长效与短效的优劣一定要听患者的使用感受才能知晓。所以，我也静候着群里有明白的患者来回答这个问题。

很可惜，没有。

这位患者继续发帖："希望朋友们给个指点，明天我就要化疗了，医生一定让我在明天给她一个明确的答复。"接着是一连串的作揖小图标。

"为什么没有化疗就谈升白针的事，还要事先给出决定？"我心里疑惑。转念一想，干脆，今天就从这位患者开始吧，我来跟她一起把升白针的问题弄明白！

随即，我和"永不放弃"互加了微信。

"永不放弃"是河北沧州人，47岁，她让我叫她小张。应该说，小张是位"老患者"了。她在2011年，也就是她39岁时得过乳腺癌。那年她手术、化疗，病情缓解，后来一直吃中药，老天爷让她安稳了八年。然而，进入2019年，她因为胃疼去医院检查，发现是胃癌，而且是弥漫性的，便在天津的一家专科医院做了胃全切手术。术后，在该医院化疗。第一个疗程后的第七天，验血，白细胞指数降到 2400，她用了三针短效升白针，白细胞回到正常。当开始第二次化疗时，医生强烈地向她推荐长效升白针，说："如果不用长效的，万一白细胞降下去会很危险，抢救起来花上四五万块钱都不一定救得过来！"又说，"前两天，有个患者白细胞降到 500，感染了，就没救过来。"小张一听，吓得接受了。以后，第三个、第四个疗程，也都用的是长效升白针。

"徐晓老师，我不是不愿意听医生的，是这里有几个实际问题我一直想不通。"

"你说说什么问题，咱们一起分析。"我说。

"第一，我打了长效的，浑身疼，疼得睡不着觉，真是受罪了。我以前也打过短效的，没有这么大反应，这么一比，我觉得短效的更适合我。第二，我这人年轻，身体底子一直挺好。前些年得乳腺癌的时候，打两针短效的，白细胞就能升到八九千，后来，我练郭林新气功，没打升白针，白细胞也可以升到四千五。所以，我感觉没有必要用长效的。第三，说来不好意思，就是经济上有些压力。短效的，一针 105 元，我顶多用三针，社保还能报一部分，可是用长效的，一针就是 2000 元，还是全自费。就因为这几个原因，我不想用长效的。可不用吧，又害怕真出了危险怎么办。"

"你没问问医生药房还有没有其他品牌的长效升白针——可以不疼的，可以便宜点的？"

"没有。医生说医院的药房没有这个药，得到外面的药店去买。每次都是医生给开一个单子，我到医院门口的药店去买回来给她，她安排打。"

说到这，我心里已经明白了大半儿——医生推荐的因素里带有了个人经济利益的考虑。

"好。小张，我就说说我对升白针的认识和想法，供你参考。

"我先生海鹰在 2012 年最初得病的时候，是在中国医科院肿瘤医院治疗的，化疗，每个疗程后白细胞都低，他也每次要用升白针，那时没有长效的，都是短效的。我们用过两种品牌的，一种是浙江出的，便宜，还不疼，一种是山东出的，贵，还疼。这些我都写在我的第一本书《抗癌：第一时间的抉择》里了，我想你也看到了。那么，后来，海鹰复发过几次，都是在加拿大治疗的。

加拿大的医院是普遍地不给患者使用升白针的，他们的做法是让患者的白细胞自然地升起来。也很奇怪，海鹰每个疗程开始前，白细胞基本都能达标。就是差一点，医生也认为基本合格，会接着化。我也遇到过差得多的患者，医生会过来跟他说，'你的白细胞低，先回家休息，待血液指标合格了再化。'患者也都理解，就回家了。

"我赞同国外的这种做法，这样做会保护患者的身体，不会急着调集患者骨髓里的稚幼细胞出来工作，不会杀鸡取卵似的伤害患者的元气，这是替患者长远考虑的做法。因为稚幼细胞调集得多了，骨髓里没有了，患者会在今后的数年里白细胞低，怎么调养也上不来，那就很糟糕。所以，西方医院是尽量不使用升白针的。这是其一。

"其二，你的医生说，不使用长效的就会有风险，那我们就分析一下这个风险有多大，怎么能够避免。你知道，白细胞是用来跟细菌作战的，没了白细胞，细菌会肆无忌惮地侵蚀人体的各个器官，人马上就不行了。所以，我们必须要把白细胞保持在一个恰当的水平上。但是，化疗，不仅杀癌细胞，也杀了好细胞，造成骨髓抑制，白细胞低。这就出现了容易被细菌感染的风险。比如传染上感冒病菌、肺炎病菌，比如吃东西不干净，容易感染上痢疾菌、大肠菌什么的。这些，在正常人身上是小病，但是在白细胞低的癌症患者身上就是极其危险的。所以，在化疗后的第三四天到十来天，这段时间就要少出门，出门戴口罩，饭前便后要洗手。待白细胞长起来，风险系数就小了。我们把感染杜绝，风险就没有了。在这个期间，如果白细胞不能自然地回归，就可以打几针短效的升白针帮助恢复，通常来说，有个三针就够了。当然，也有体质差的，要多打一两针。至于医生说的，有的患者的白细胞指数降到了500，那一定是化疗的量弄错了，恰当的药量绝不会让患者的白细胞降到这个程度，除非是为了做造血干细胞移植接受的大剂量预前化疗才会达到这个数值，那种情况，患者是连病床都下不来的。所以，在常规的化疗后只要随时检测着血常规，白血球低了就打针短效的，就不会有太大的风险。你可以想一想，在没出来长效针之前，我们不是都使用短效的吗？

"其三，我看网上有推荐长效升白针的说法是，农村人找家可以验血的医院不容易，找医生每天打针也不容易，万一白细胞低了不能及时解决就有风险。所以，小张，你是农村的吗？验血打针方便吗？"

"我是城镇的，家离医院不远，验血打针都方便。"

"那就不存在找医院难的问题了。"我说。

"可是医生就是推荐长效的呀，那眼睛紧盯着我，我要是拒绝，医生一定生气。"

"你家经济条件怎样？"

"我们两口子都是城镇下岗职工，能报销的很少，所以经济压力很大。我老公也是为了救我，老本儿全花出去了。"

"那你就实话实说，跟医生讲，家里经济条件不好，再拿这种全自费的药实在是没力量了。我想医生会谅解。"

"好。我试试。"

挂断了与小张的通话，我心里并不踏实。因为，我并没有从药理上真正弄明白长效升白针与短效的区别。网上查，没有。这时，我突然想起一位专业生产升白针厂家的负责市场销售的老总陈先生。尽管我们多年没有联系，我仍然冒昧地给他微信留言：

"陈先生，我是徐晓，有件专业上的事情想请教您。"

"正在开会。等会议结束我联系您。"

"好。我的问题是：长效升白针与短效升白针的区别。"

很快，陈先生给我发来了一个研究报告，这是一家第三方研究机构为了控制国家医疗费用的上涨所做的对药品使用合理性的调查，其中就包括对长效升白针与短效升白针的效果对比和研究。其研究对象是上海复旦大学附属医院在 2016 年 10 月到 2017 年 12 月间经过化疗的乳腺癌患者，并以她们使用升白针的情况来看长效与短效的使用效果，以此评判每种药品的疗效、经济效益、是否可被替代，以及医院的成本。调查涉及全国著名的五大升白针品牌。研究从几个方面入手：患者使用此升白针后白细胞指数的平均恢复情况（白细胞上来上不来）、平均恢复时间（多长时间上来）、对下个周期化疗的延误时间、单个化疗周期内因为使用此升白针而产生的费用等。在对这些品牌的相互间的比较和长效与短效的比较后，得出的结论是：**长效制剂并未显示出明显的效果优势，且医疗成本显著高于短效制剂。**

要说明的是，给我提供这个研究报告的厂家也是长效、短效都生产，所以，在这个问题上，陈先生并不存在偏心。

因为我是外行，我还想就一些问题向陈先生进一步请教。

"陈先生，能告诉我长效制剂与短效制剂在药理上有什么不同吗？就是说，长效的为什么能够长效，两种药的成分有哪些不同？"

"最大的不同是长效的加入了缓释剂，它可以在药品进入人体后慢慢释放，可以持续数日。"

"如果它一直释放，这里就又出现一个问题。我知道，并不是所有的患者都需要同等的药量，有些患者可能需要的多些，有些患者需要的少些，有的需要它释放五天七天，可有的患者只需要它释放两三天就足够了，如果此药一直释放，是不是就多了？怎么能让它停下来？"我问。

"停不下来。多余的量，只能靠人体的自我调节功能来消化。"

"那每支长效的药量与短效的药量有多大的差别？"

"通常，一支长效的里面含药是 3 毫克，而短效的分两种，一种是 150 微克的，一是 300 微克的。"陈先生说。

他这么一说，我回忆起来了，2012 年时，海鹰用的吉粒芬升白针是 300 微克的，一天一针，三针就顶用，而用的那家山东药厂出的升白针是 150 微克的，一天就要用两针。

"如果按 150 微克一支的算，长效的是短效的 20 倍的药量，但是我们要按一个周期算，要看患者每个疗程一共需要用几支。"陈先生补充说。

我算了一下，如果就按海鹰的用量算，每天 300 微克，三天，是 900 微克，但是如果用长效的，3 毫克，等于 3000 微克，这是海鹰所需药量的三倍以上——这就多了。多了，不仅药品浪费了，金钱浪费了，而且调出的骨髓里的稚幼细胞也浪费了——这太不值。

"我们研究长效升白针的用意是给那些不方便找卫生院的患者提供方便。"陈先生说。

"这是不是就像那位天津的医生说的，如果白细胞低，不及时打针，患者的白细胞降到 500 就难办了。"我说。

"是的，要防止这种情况出现。但是，对这位医生的话我还要补充一点：如果患者的白细胞真降到 500 时，还真不能使用长效升白针，一定要使用短效的，只有短效的才能快速地把白细胞提升起来，如果错误地使用了长效的，就把患者的病情耽误了，那就真的是危险了。"

"啊，看来这里都是学问。"

"所以，徐晓老师，以我们行里人看，长效升白针除了'方便'是它的优势，其他各项都是劣势。患者用短效的会感觉更经济实惠。"

这真是制药人的良心话！这话让我的心一下透亮了。

那天晚上，我又与沧州的小张接通了语音连线。

"徐晓老师，我正要告诉您呢，白天，我就按您教我的跟医生说了我们家的困难，医生就没有再让我去买长效的，我这次就使短效的了。我真是太高兴了。这又省下些钱。"

"这就好，我也是想告诉你，专家说了，长效的，除了省点事之外，还是短效的好。你就不要有更多的担心了。祝你康复！"

这一天我真高兴，我终于弄明白了这个我一直不明白又一直想弄明白的问题。谢谢患者，谢谢专家。

2019 年 7 月 12 日

癌症治疗的要诀是找到进退的转点

为什么我们的中医一直有"攻补寻机"这一词汇呢？为什么中医大家施今墨先生会说"临症如临阵，用药如用兵"呢？为什么步云霓大夫会说"在中医界，所谓的秘方，不是秘在药上，而是秘在量上"呢？

我思考，一切的救治，都是在寻找那个如何下药的契机呀。

昨天，一位患者在给我讲述他对自己治疗的忧虑时，给我讲了这么一件事：他的同室病友在化疗后出现了肺部感染，医生便用大剂量的抗生素来抑制，结果，一天的上午，此患者的白细胞数值突然出现断崖式下跌，最后没有抢救过来，离世。

这件事让我联想到海鹰近期的治疗，情景极为相似。而这段治疗让我清晰地意识到"正确抉择"的重要，也是我回想时常常要跟海鹰发出的感慨：幸亏呀幸亏，幸亏你及早停药了！

可能有人会问，幸亏？幸亏什么？你这话是从何说起呢？

这话还是要从海鹰的这次复发说起。

海鹰的复发在近些年几乎就是常态，常常是一场感冒一场复发，一次劳累一次复发。这次又是因为熬夜写作右臂下的腋窝处长出个瘤子。好在海鹰对化疗药是敏感的，两次化疗，肿瘤就见瘪。那么在结束了第三个疗程后，海鹰根据自己的身体状况，谢绝了后面的疗程。没过多久，化疗后的虚弱，又使海鹰像以往一样，出现了牙疼的症状。

这次，海鹰没有及时去看牙医，而是希望忍耐几天，自己吃些消炎药扛过去。可是，尽管吃了七八天甲硝唑，却没有起到期望的效果，牙不仅更疼，还开始发烧，从37度，到38度、39度，终于有一天早上，到了40度。

无奈，只好给海鹰的肿瘤医生打电话，医生说，赶紧去当地的综合医院看急诊，必须，马上！

我们本不愿意去看急诊，因为每次到那儿都要等很长时间，而虚弱的海鹰根本坐不住。癌症医生说，"我马上给那边急诊室打电话，让他们尽快收治你。你们要赶紧去。否则会很危险。"

果然，去到那里，海鹰没有等太长久就被收治了。验血、化验，一连串的检查。

"白细胞太低了，才2.5，还发高烧，一定有地方感染！"急诊医生说。

"他正在化疗，刚刚结束十四天。而且，前几天他开始牙疼，为了治疗牙疼，他已经吃了七八天抗生素了，这些都会造成他白细胞低。"我解释着。

医生没说什么，马上收海鹰住院。接着，一袋袋的抗生素挂在了海鹰的身边。随后，护士进来了，把一大管药液推进了海鹰的肚皮。问她这是什么，她说，"这是白细胞的食物——升白针。"啊，升白针？这在温哥华的癌症医院是很少被用到的。

海鹰是周二住进的医院，周三，体温降到38度，但时有哆嗦，也始终昏睡，到了周四，烧就降下来了，牙疼也有了缓解。那么下一步怎么办，还需要继续输抗生素和打升白针吗？我担心大量的抗生素对海鹰的身体造成伤害。

待医生查房时，我跟医生说："感谢医生的正确的治疗方案，使海鹰在这么短的时间里就看到了治疗的成果，那么现在，是不是可以让海鹰停止输液回家了？"

医生说："不行，绝对不行。海鹰仍处于生死的边缘，现在停了药，很可能马上就会发生感染，高烧马上就会回来，那时可能什么药都救不了他。现在他的白细胞太低了，随时都有被感染的可能，我们必须用抗生素帮助他建立起抗体。"

"但是，这样用抗生素，他的白细胞会更低呀。"我说。

"所以呀，我们同时给他用了升白针，每天都打，一直打，我们要等到他白细胞升上来才能停止使用抗生素。"医生说。

"可是，白细胞怎么能在强大的抗生素下升起来呢？"我弱弱地问。

"我们也在尽力替他找到平衡。"医生说。

"我是担心，今天他升白针打多了，他以后就很难将白细胞升上去了。那时，如果需要化疗，可能就有问题。"我说。

"可他现在就很危险呀。当然，要不要继续用药，你们可以自己决定。"医生的语气里已经显出不悦。

"不，我们还是听医生的。"我赶紧说。

医生离去了，可我的心却一直纠结。为了明确下一步的治疗方向，我马上给国内的朋友打电话。这是一位医院的院长，也是抢救科的专家。当我把情况介绍完之后，她说："不要小看牙病，牙髓发炎会导致败血症，也会要命。海鹰现在刚用药三天，药量不足，你现在停了，很容易再次感染。如果出现牙髓或肺部的感染，真的就要命了。药，不能停。起码要等体温正常三天，才可以考虑停药。"

"好，那就再输三天液。"

接下来的三天，治疗依旧，海鹰的体温能够保持在 36 度多一点，他的牙也不疼了。但是，他很弱，整天昏睡。这时，我盼着医生会找我谈话，会说"治疗可以停止了，你们可以回家了"，可一直没有消息。抗生素和升白针都在继续。

海鹰住院期间，护士每天早上都会来给他抽血化验，中午，我便会追着护士询问海鹰的验血结果。

很槽糕，海鹰的白细胞数值越来越低。刚进医院时是 2.5，两天后是 1.9，再后来是 0.9！而中性粒细胞到过 0.1！

这个时候，我的心很乱，我一直在问自己：海鹰还需要这么治疗下去吗？在他的初始病情被控制之后，他还需要再这样接受大剂量的抗生素吗？

我思索着。

是的，医生是想用抗生素帮他建立起一堵抗感染的防火墙，也就是所谓的"抗体"，从而避免感染，可他是否想到，这样的做法也绞杀了海鹰自身的白细胞，这等于绞杀他自身的免疫力，这仍会导致感染。

是的，医生想到了这一层，所以他想靠升白针提升海鹰的白细胞。可这是不是很矛盾？一边提升，一边又在抑制，这是不是有点像"以己之矛攻己之盾"？

是的，医生是好心，他想靠这种办法找到患者的身体平衡，可是，这样治疗的结果是，即便找到了，那将会是一个多么低点多么脆弱的平衡呀！我想的是，如果现在罢手，是不是那个平衡点的层次会更高一点？

而且，最要命的，海鹰是癌症患者，他已经经历数次复发，数次化疗，他骨髓里的稚幼细胞本已不多，怎么经得住这些天来七、八针的催升？这是不是有点像杀鸡取卵？或者说是揠苗助长？护士说，升白针是白细胞的食物，不对，升白针不是"输血针"，而是"催产针"，如果骨髓里"有孩子"，可以催下来，如果"没孩子"，再催也没用。我知道，人们骨髓里的稚幼细胞是有限的，调完了，想再生，就需要等待，对有些患者来说，这个等待的时间会很长！我早就知道，很多患者都是在化疗之后数月，乃至数年仍处于白细胞升不起来的虚弱状态中——他们的倾诉至今还响在我的耳边！

还有，海鹰的年龄在这里，他已不再年轻，骨髓里的血细胞已经不会像以前一样在短时间内再造。如果海鹰目前处于康复期，他可以用半年、一年的时间去等待白细胞慢慢生长，但是，他是一个正在治疗中的癌症患者，这么低的白细胞数值，怎么能继续下一步的治疗？可不治，肿瘤起来了又怎么办？

我不知这位急诊科的医生替海鹰想过这些问题没有。我估计人家没想过，毕竟他不是癌症医生，他不会像癌症医生一样心里装着那么繁杂的癌症治疗走势图，也就不容易有如此长线的癌症思维框架下的逻辑推导。我想，既然是急诊科的医生，他关注的一定是"眼下"。

我必须承认，对"眼下"的问题，急诊科医生的处置方法是对的，那么，接下来的治疗，海鹰应该采取什么方案呢？

尽管前面是狼，后面是虎，我自己也必须给出答案！

那天，护士又拿着输液袋走了进来。

我问："这药还要输多久？"

"医嘱写着，这个方案还有七天。"护士答。

天呀，还有七天！七天的抗生素，七天的升白针！

"医生说，把这七天打完，如果抗体还没建立，会换一种更强的抗生素。你不要担心，你先生的白细胞已经升上去啦。中性粒细胞已经从 0.3 升到 0.6 了。"护士微笑着想给我一些鼓励。

喔，这么多天的升白针，才让血液指标升到了 0.6，是不是太慢了？要是过去，三针就能让白细胞的指数超高——这说明海鹰的身体已经被掏空了。我心里说。

待护士出去，我跟海鹰说："我感觉你不能再这么治疗了。再这么治下去，万一你的免疫力崩塌，可能会出现两种情况，一是真的会被感染，二是肿瘤会爆发式增长，不论是哪种，就你目前的身体状态，你接受不了任何的治疗。我想，我们经常告诉患者不能过度治疗，不能轮到自己就不敢下决心。而且，我知道那么多生死的教训，应该能看到这么治疗下去的风险。还有，我常跟患者说，治疗要见好就收，好的方案就是在度上的恰当把握。不足和过度都不好。我想，你前几天的治疗效果是不错的，可再多了就有风险，现在到了这个该转折的时候了。至于，你海鹰下一步会不会出现感染，这谁也不好说，这有点近乎于赌，我们只能是把宝压在风险小、把握大的这一边。我分析，你现在没有感染，肺部、心脏、肾，都还好，我们回到家，家里就咱们两个人，你不出门，我也不到人多的地方去，你感染的机会不会大。可是要是这么一直治下去，你的免疫力很可能崩塌，那时，不论是感染，还是大面积复发，我们都顶不住。所以，我感觉，现在停药，风险更小。而且，我看那位医生很年轻，我估计他脑子里不会有癌症医生的思维体系，他关注你眼下的风险多，他不会，也没有责任去替你考虑下一步的癌症治疗与生命规划。所以，说到底，还是要我们自己抉择。"

"那怎么办？"海鹰躺在病床上问我。

"这样，待护士再来送药，你就说，你不想再接受任何的药物治疗了，包括升白针。你就说，你想出院回家了。"

"好。"

就这样，海鹰自主停药了，不论护士端进来什么药，海鹰都说"谢谢，不必了"。三天后，医生批准了海鹰出院。那时，他的白细胞在1.9，中性粒细胞在0.6。

回到家的海鹰一直体弱，"升白"成了一个很艰难的过程。五红汤、牛尾汤都提不起他白细胞的数值，补的节奏稍微快一点，又马上出现牙疼的征兆，伴随而来的是痰多、咳嗽，以及低烧。

那段时间，我的心始终提着，还好，我们还有中医和气功可以求助。

我马上给北京的步云霓大夫发信，描述海鹰的症状，传递他的舌苔照片，等待步大夫的中草药药方。与此同时，我找出"连花清瘟颗粒"。这些年我感觉连花清瘟是一种非常好的中成药，它降烧止咳的效果都很好。我跟海鹰说，"这个药的说明书上写了，它对一些肺炎病菌有抑制作用，万一你出现轻度的肺部感染，我们可以用它代替抗生素抵挡一阵。"果然，海鹰吃了它，低烧就退。待步大夫的方子到了，海鹰吃了六剂，牙不疼了，咳嗽和浓痰也都化解了。

这时，就剩白细胞数值低这一个问题了。海鹰给传授郭林新气功的李英伟老师发信救教——提升白细胞的"升白功"怎么练？很快，英伟老师传来了功法视频，海鹰赶紧学起。几天后，海鹰说，"看来这功还真有用，我感觉比前几天有劲了。"啊，有劲了，这说明海鹰体内的白细胞已经开始往上升了，尽管慢，但是已经开始（因为国外不像国内验血方便，海鹰不能随时检测血常规，只能凭身体的感觉来判断白细胞的状况）。

经历此事，我就想，为什么我们的中医一直有"攻补寻机"这一词汇呢？为什么中医大家施今墨先生会说"临症如临阵，用药如用兵"呢？为什么步云霓大夫会说"在中医界，所谓的秘方，不是秘在药上，而是秘在量上"呢？我思考，一切的救治，就是在寻找那个如何用药的契机呀。契机，或许在佛界就是禅机，道家就是玄机，在大自然中，就是那天机了。

我还想到，对疾病的治疗，特别是对癌症的治疗，真的就是一场战争，是一场敌强我弱、战机随时变换的战斗。胜利对我们来说不容易，可我们又一定要打赢，那就只有在分分毫毫之间去计较，去找缝隙，要善迂回，要巧穿插，进进退退，既要兵贵神速，又要令行禁止，只有这样，我们或许才有以最小的牺牲换来最大胜利的机会。这正像中医吴南京先生在他的《医道存真》序言里说的，"治病之要，在于攻补寻机"。千真万确，癌症治疗尤其如此。

我知道这么做有多不容易，尤其在面对医生给出强烈的风险提示时还要忤逆医生的建议就更不容易。每当海鹰看着我，点头同意我的建议时，我会说："别怕，有那么多患者的教训给咱们做背书，咱们的决定不会出大错。即便仍然有风险，那也是两权相害取其轻了。"这是对他说的，更是对自己说的。

好在，海鹰心大。一旦我们决定了，他会执行。当事情已过，当他又从虚弱无力中缓过劲来，又可捧着手机与人聊天争论，又可每日出门练功行走，又能大口吃饭香甜入睡的时候，他会说："幸亏提前出院了，要不，现在还不知在哪儿呢！"

哎，其实那时我也是战战兢兢，黎明时分常被噩梦惊醒——暗夜之中、狭窄的胡同、斑驳的高墙、急促的转弯、湿滑的路面、没有光亮、我自独行……

好在醒了，海鹰还在身边，窗外仍有鸟鸣，满眼都是晨光！

2019 年 11 月 3 日

谈"帮助医生建立癌症思维模式"的重要性

> 我们要建立一个"癌症思维模式",并把这一思维模式推至给医生。要让所有医生都有这样一个清晰的印象——你是癌症患者。这样,他给出的治疗方案便会尽量贴近这个大前提,并隶属于这个前提之下。

要使每一位医生都有"癌症思维"不容易,说白了,不是所有的医生在面对患者疾病时都能想到"这症状或许与癌症有关"。

就说我先生海鹰吧。多年前因为皮肤瘙痒——一种奇痒,到很多医院的皮肤科去看,中西医都看过,却没有一家医院怀疑这与癌症有关。直到几年后,确诊他患了淋巴瘤,化疗药一推进去,身上顿感清爽,困扰多年的瘙痒症才算解决。原来,那痒是癌细胞破坏了皮肤上的网状淋巴结构造成。

我的同事,因为肩膀疼到骨科就诊,也是多种检查,多种治疗,绕了一个大圈子,耽误了不少时间,最后才确诊——不是肩周炎,而是肺腺癌骨转移。

为什么会这样?

因为,每一位医生都有自己的专科,都有自己的诊疗范畴和知识领域,他会按照他常规的逻辑思维去诊断病情,而某种症状与癌症相交的可能性也一定不是大的概率,所以,他不会往那方面想,即便想到,可看到你生龙活虎的好人模样,干嘛要先给你戴上一个癌症的帽子,引你不安呢?所以,都是先兜圈子,打外围,实在不行了,才会说:"那就排除一下癌症的可能吧。"

这不能怪医生。毕竟就连患者本人,也没想到那个"小病"与癌有关。

但是,作为已经确诊的癌症患者,特别是经过治疗已经出现缓解的患者,如果再出现什么症状,就不要绕弯子了,应该直奔主题——这症状是不是与癌有关?

我们的患者,大多不愿重提"癌症"这个词,初次治疗缓解后,往往真的觉得自己好了，从此与癌症拜拜了，即便出现了症状，也会想那是别的病。就像前几日加我微信的一位淋巴瘤患者，腋下都长出瘤子了，还在问我："徐晓老师，您说这算复发吗？"

别说是他，就是我家海鹰2015年时脖子上长出结节，我也想那是上火，以为吃点牛黄解毒片就能解决问题，结果耽误了治疗的时间。而我们很多患者，乳腺的、肺的、肠的，常会发生骨转移，当他们有了骨痛，便首先到骨科去看，让医生兜着大圈子地做各种检查，贴各种膏药；有发生脑转的，如表现在肢体活动不便，他们会到骨科去治疗腿抬不高，胳膊感觉无力；表现在视力方面的，就到眼科去治什么视觉模糊；表现为听力不佳的，又到五官科去检查耳朵有什么问题；有些肠癌、妇科癌症的患者在手术化疗后，又出现腹胀、腹疼，便会自己吃点治疗肚子疼的药，忍一忍就过去了。其实，这些症状大多与癌症的复发与转移有关。可我们的患者，就是不舍得跟医生说一句"我是癌症患者，我的症状会不会跟复发有关"，让检查和治疗误入歧途，耽误了时间。

另外，即便你此时不是复发，但因为你是癌症患者，这些症状，和接下来的治疗就可能与癌症发生关系——不良的症状可能牵引起癌细胞的活跃、强力的治疗可能会影响到身体的状态，而身体状态的好与坏、强与弱，又关乎我们整体的癌症治疗效果。

所以，我们要建立一个"癌症思维模式"，并把这一思维模式推至给医生。要让你接触到的所有医生都有这个清晰的印象——你是癌症患者。这样，他给出的治疗方案便会尽量贴近这个大前提，并隶属于这个前提之下。

还有，癌症有癌症的特殊性，很多时候，它的表现形式看似与普通患者的症状相似，但本质不同，治疗的方法也会完全不同。而有些疾病，因受癌症的性质影响，表现的症状很可能与常规不同，可本质却又相同。这些，如果不是有经验的癌症专家，或许就有了错误的判断。比如，我在读《癌症的消亡》一书时，看到两个病例，就很有启发。

这本书的作者文森特医生曾为美国癌症研究所的所长，也曾是几家著名癌症医院的领导者。他在书中讲到一个关于直肠感染的病例。他说，通常，一个普通人的直肠感染，会很容易被医生诊断出来，因为患者的直肠周围会有充满脓液的大包，医生用手就可摸到。但是，如果患者是白血病人，即便他发生严重的直肠感染，医生也无法通过触诊判断出病情，因为，白血病患者由于没有功能正常的白细胞，就无法将白细胞聚集在一起形成脓肿。医生摸不到包块，就会以为他的病不重，而如果是有经验的肿瘤医生，就会靠着腹痛和高烧判断出病情，给予及时的治疗。

文森特医生还讲了另一个关于大叶肺炎的病例。他说，通常，医生们会认为大叶肺炎是由克雷伯氏杆菌或肺炎球菌导致的。但是，他在美国癌症研究所工作的时候发现，引起白血病患者罹患大叶性肺炎的病原体不是这些细菌，而是一种被称为烟曲霉的真菌。而通常使用的抗生素对这种真菌没有丝毫的效用，必须使用抗真菌的药才能救人。如果医生没有判断出这一点，而是按常规治疗大叶肺炎的办法治疗了，患者的病情就会贻误，生命就会戛然而止。

所以，如果我们的患者不论出现什么症状，在面对医生时，一定先跟他说一句——"我是癌症患者，是某某癌症的患者"，这一定会使医生及早进入状态。

我常想，一名医生，他得多伟大呀，他的心里得有多大一棵知识之树呀！这棵医学之树，根深叶茂，枝杈漫天，不论患者陈述的是一个什么样的症状，数秒间，他就要将这棵大树的枝杈在心里梳理一遍——每一枝，每一叶。

我想，如果我是患者，我一定赶紧告诉他我是谁、什么病、什么情况，帮他走最短的路径，去寻找到那片与根脉相连的叶子。他不累，我也不耽误病情。

2019 年 11 月 6 日

第三章

生命的留言——海鹰的讲述

海鹰，你的话我全部转达

海鹰于 2020 年 3 月 1 日凌晨 2 点离开了我，从此，我的身边再没有他的身影。两周后，我打开了他留下的稿件。

这是他 2019 年 12 月初动笔写的，写之前他曾跟我说："前两本书，我都没认真写，这是最后一本了，我得好好总结一下。"

2020 年 1 月 11 日他把稿子发给了我，说："我写了三万字，写得我还挺激动，几次眼泪都出来了。当然，怎么改由你。"

那些日子，因为他的身体再次出现状况，我就没时间打开他的文字看看。

过了些日子，他突然冒出一句"别把我的名字打黑框啊。"我说，"当然不会！"可说完，我突然意识到，我的话错了，我的话是在顺着他的思路走了——待此书出版之时他已经不在人世。

我懊恼，可不能解释，真的是悲从中来。

直到今天，我才鼓起勇气把他的稿件打开——那是他留给我，留给读者，留给最广大的癌症患者的文字，字字真情，句句掏心，我知道，他是要把自己对癌症的思考全部地、不做任何保留地告诉给患者啊，他希望大家活！

我后悔，我怎么没在他生前看看这些文字，没给他一个肯定的称赞？如果按以前的做法，我常常会对他的稿子做一些改动，但这回我希望保留下他的原稿，因为那是他生命的留言。

在此，我要跟天上的海鹰说："放心吧，你的话我全部转达！"

徐晓

2020 年 3 月 12 日

何为"智慧抗癌"

拥有学识不代表拥有临床智慧。

——悉达多·穆克杰《医学的真相》

在我和徐晓写的抗癌系列丛书的第二本《抗癌：防治复发》中，我们首次提出了"智慧抗癌"的理念。当一些读者希望我们在他们购买的书上签名时，我们都会在扉页上写下这样一句话——"抗癌，靠坚强，更靠智慧！"从而，我们被患者看成"智慧抗癌"的倡导者。

或许有人会问：何为"智慧抗癌"？它包含什么内容？

我回答：就是动脑子，就是自己动脑子，就是不能把自己的命完全地交给他人，要善于将医生的知识和自己的身体状况相结合，找到最佳的治疗切入点。要想智慧抗癌，自己不能傻，不能懒，不能不学习，更不能一听癌症就准备向命运投降。我跟我太太徐晓对"智慧抗癌"的外延与内涵有过多次的讨论，它来自于实践，也有它的理论根据。听我说来。

首先，这句话也是"逼"出来的。

那是 2014 年，一位昔日的兵团战友到我家找徐晓，请教他老婆胃癌的治疗方案。记得，徐晓叮嘱这位战友要注意避免治疗中的风险，要关注患者用药后的反应，战友大概没领会徐晓的意思，一个劲儿地说，他老婆如何坚强，如何能咬牙坚持，云云，噎得徐晓一时无语，憋了半天，终于憋出她的这句话："抗癌，靠坚强，更靠智慧。你老婆光有坚强不够，还要动脑子，知道适可而止。"

为什么？为什么要动脑子，还得是自己动脑子？难道不能把自己完全地交给医生吗？这是我的战友的疑问，也是后来我们遇到的很多患者的疑问。

我想这样解释给大家。

第一，自己懂比他人懂更好。我们希望每位患者都能成为明白的患者，都能了解自己的病，知道自己得的这种病的来龙去脉，知道它的起因和走向，知道西方医学在治疗这种病时的大致手段——是手术？是化疗？还是放疗？何时用何法，知道大概的一、二线的治疗方案，知道常用药的作用与副作用，等等。要明白这些就要学习，向书本学，向医生学（可能医生没有时间回答你），向同病的患者学，只有学习才能知晓。我们提倡患者学习，是要提倡患者相信科学，因为现有的一切科学都是前人走出来的路，那是经验与教训，也是在未来路上可以给我们提供参照的标杆。

第二，我们相信科学，相信书本的知识，相信医生所拥有的学识，相信他人的经验，但是我们又不能迷信以往的知识，不能固守一切昔日的"真理"。因为科学是不断进步的，科学的本质就是在不断地否定中去认识更深邃的世界。而这一点，尤以"医学的科学"为甚。

举个上世纪医学界著名的例子吧。20世纪三四十年代，为了克服妇女怀孕后强烈的妊娠反应，在欧洲医学界，发明了一种新药——"反应停"。此药一出，受到孕妇们的热捧。但是，此药推出的十年后，人们惊奇地发现，在欧洲大陆，突然出现了上万例肢体残缺的婴儿——"海豚儿"。这个问题引起医学界的警觉：为什么？为什么这种残疾儿会集中出现，这是什么原因造成的？追根寻源，终于抓出凶手，原来就是那个曾经被医学界极力吹捧的"反应停"！当此药被禁用后，海豚儿就再没有出现。当然，时间又过去几十年，当反应停再次被启用的时候，它变成了另一个名字——来那度胺，很多患者都用过，它是治疗癌症、抑制癌症细胞发展的靶向药。

这就是医学，这也许就是医学科学的本质。

第三，医学的三条定律决定我们要大胆地相信自己的感受。

著名癌症专家、作家悉达多·穆克杰在他的《医学的真相》中说，医学存在着三条定律，那就是它的"不确定性"、"不准确性"和"信息的不完备性"。

我们尊重以往的知识，但是，谁能保证，那个以往的知识用在你身上就是恰如其分的？或者说，在一种药进入你的身体之前，不论是医生还是你，能确定药物进入后的效果吗？还有，医生完全地了解你吗？是的，他可以在你的 CT 报告上看到你的肿瘤，但他了解你的心态、你的家事、你的经济状况吗？而这些，哪个都影响着你的治疗结果。

那么，什么是最好的医学？最好的医学就是医生将他以往所学到所掌握的所有知识与你这个个体病例的最恰当的结合后所制订出的治疗方案。这是临床的智慧。

穆克杰先生还说过一句话，"拥有学识不代表拥有临床智慧。"

所以，我们不光要学习，还要动脑，要配合医生，把他以往的学识变成用在你身上的临床智慧。所以，你要主动地把你的感受告诉给医生，要相信身体的感受。徐晓常跟我说，"身体不会说话，它是在用舒服和痛苦表达自己的状况，要善于倾听身体的语言。"

第四，智慧抗癌就是知己知彼，敢于抉择。

知己，就是知道自己的性别、年龄、平日自己的身体状况、家族遗传的基因（就是有没有家族病）、目前得病的类型、程度，以及治疗中和治疗后所有的身体反应和自己的耐受力。还有，要清楚自己还有没有承受接下来治疗的体力——说白了，就是你在下一步治疗后，还能不能缓过来。

知彼，就是知道医生给你选择的治疗方案的范围，知道医生为什么给你选择此方案而不是彼方案，知道这个将实施的方案的预期目的是什么，实施后可能出现的副作用是什么，出现副作用后该怎么应对。

知己知彼，说到底，就是强调理想与现实的结合，就是追求医学知识与临床现状的结合，就是学会在己岸与彼岸之间的摇橹摆渡，就是在癌症治疗的复杂局面中抉择出自己逃生的路。

第五，智慧抗癌，就是在一条路走不通时，能改换思路，及早改道。

有些患者在西医已经告诉他没药可用时，还央求医生问有没有更新的药，在明知一些药在自己身上已经没有作用时还要继续使用，美其名曰——再试试。这就是俗话里说的那种"不撞南墙不回头"的做法。

我们不能一条道走到黑，要知道前路不通时应及早回头，试试其他的路通不通：西医不成，是不是应停下来看看中医？此时身体受不了了，是不是可以先停下来缓缓？这就如打仗，敌强我弱，强攻不行，偷袭可不可以？正面战、阵地战、速决战不成，那迂回战、地道战、持久战行不行？我们的目的是活，是多活一天是一天，自己衡量一下哪种办法活得更长就采取哪种办法，不要犹豫，及早转弯，这里没有绝对的真理。

第六，智慧抗癌，就是综合治疗法的灵活运用。

癌症的治疗一定是综合治疗。

人们之所以患癌，一定是身体这块土壤出了问题。手术是拔掉肿瘤的根，化疗是清除癌细胞的污染，放疗是哪出了问题哪里解决一下，属于局部的治疗。而这些动作的完成只是万里长征走完了第一步，今后避免复发、应对复发的路还很长。而能协助我们在以后的漫长抗癌路走下去的，可能就是中医与气功了。中医可以帮助我们改良身体的土壤，气功可以帮助我们再生阳气，让身体笼罩在阳光之下。那么还有食疗，健康的饮食习惯和生活作息习惯，健康的运动方式，都可以帮我们修正身体的恶环境，从而避免复发。

后几种方式，我们都可以把它们看成是治疗的方式。不是说，走出了西医的大门我们就没有治疗的办法了，而是我们进入到一种更宽泛、更舒适的治疗环境中去了。

当然，如果癌细胞卷土重来，我们再拿起西医的武器也是十分必要的。十八般武器放在身边，该用哪件拿哪件，这才是聪明人。

第七，智慧抗癌，就是明白"人生自古谁无死"的道理，活得通透。

每个人从出生之日起，就是在走向坟墓。这句话谁都明白，这是真理。但我们谁也不愿死，起码不愿这么早死，我们希望活得长一些，再长一些，希望享受天年。

但是，医界素来有"病入膏肓"一词。过去，人们之所以害怕癌症，就是因为一说谁得了癌症，就以为他"病入膏肓"了，就是不久于人世了。后来，人们发现，早期的癌症可救，人可活；后来又发现，对那些中晚期的患者，只要治疗得当，也可以活，起码不会马上死；即便对一些西医已经判了死期，对一些四处转移的晚期患者，在习练郭林新气功的队伍里，也有不少人奇迹般地活下来了。这正如作家柯岩曾写到的《癌症≠死亡》。

但是，癌症终归是癌症，它不太好治，这是事实，特别是对那些晚晚期的患者，真正是到了"病入膏肓"之时，那确实是回天乏力。面对这种情况，又该怎么办？

还是高文彬、于大元两位前辈说得好：癌症患者要有"准备死，不怕死，争取活"的精神，就是趁着自己还清醒，写好遗嘱，安排好后事，让心平静。一切妥当后，再去慢慢地择解麻缠，能解多少解多少，能活几天算几天。别给自己增加痛苦，别让家人浪费钱财，安心平静地走完人生的旅途。这也是抗癌的大智慧。

第八，智慧抗癌，就是要解开心结，笑对人生。

快乐，是抗癌的第一要务。我们面对了无数的患者，特别是徐晓，每天都在跟患者恳谈。谈完后，她会跟我唠叨："心情呀心情，这是得病的根源！"她会跟我讲述患者最隐秘最心痛的往事，而那都是患病的病因啊。

妖孽不去，何谈康复？所以，我们对患者从来都强调：快乐的心情是抗癌的第一要素。

有患者问，都得癌了，怎么快乐？

是呀，正复发着，忧虑都来不及，何谈快乐？可我说，有一种办法可以凌驾于患癌的痛苦之上，那就是去帮助别人——伸出手，去帮助比你更痛苦的患者！

当你伸出你的手的时候，一种慈悲感会在你心里萦绕，一种正气会在你身体里升腾，一种助人后的快乐感和自豪感就会漫延开去。这是一种内心强大的快乐，不仅仅是嘻嘻哈哈的表面快乐。那时的你，会感到你是幸运的，你比他强大，你是地，你是天，你是海洋，是阳光，是净水，是温暖，你会感到，你送出去的是爱，而你又被爱包围，又被爱温暖！

我们说，当你心里充满爱与快乐的时候，身体就可能出现乾坤大扭转！

这就是我们说的智慧抗癌所包含的理念，也就是我们说的"癌症观"。癌症观，就是我们面对癌症时怎么想、怎么做的全套想法。有了正确的癌症观，我们可以更从容地面对它、接受它、对待它，在人生的长河里活得更潇洒。

2020 年 1 月 1 日

我们的"癌症观"

这里有一个最核心的观念，
就是"生命第一"或叫"生命至上"。

可能很多人对"癌症观"这个词听起来新鲜，不知何意，其实很简单，就是你对癌症怎么看，从而决定了你怎么对待它。这就像以前我们常说的"人生观"或"世界观"，讲的是你对人生、对世界的看法，并由此引导出你怎样生活在人世间，怎样与社会相处。

我认为癌症观应包含这样一些内容：首先应该看到，癌症是一种基因病，它并不好治，目前医学界还没有拿出一个可以一剑封喉的治疗办法。但是，癌症并不等于死亡，正确的应对办法和良好的心态就可以让我们长期生存。其二，在癌症的治疗中要以保留生命为第一理念，强调"哪种治疗方案可使患者活得更长就采用哪种方案"。其三，癌症的治疗一定是多种手段的，就是要调动人类所有的智慧来捍卫自己的生命。西医、中医、气功、饮食、运动等，都是治疗的手段，综合的手段比一种手段强。其四，提防治疗中的"过度"，切忌"求治心切"，要保留下自身的元气，那是翻盘的基础。

能成为一种"观"，它一定是一个完整的思想体系。这些思想观点并不是以次序的方式出现，不应该是哪个第一，哪个第二。我上面讲"首先"、"其二"，只是为了叙述时条理清楚一些。其实，这些观点应该是以一种拼图的方式交叉在一起的，相互作用、相互渗透。而这里有一个最核心的观念，就是"生命第一"或叫"生命至上"。为了这一点，我们在抗癌的征途中勇敢、坚强、乐观、不怕死、争取活，懂得进攻、撤退、包抄、迂回、休战、停火，总之，在"活"这个字眼下，我们辗转腾挪，争取让生命长一些再长一些。

这就是我和徐晓的癌症观。

患者要在治疗时参与其中

西方的癌症治疗管理机构已经清晰地意识到，只有患者的参与，才能达到最佳的疗效。同时，他们要求医生必须让患者参与其中，并将其制度化、规范化。

以往我们生病，把自己交给医生就可以了，医生给什么药吃什么药，不会想得太多。感冒了，让医生开点药；牙疼了，是补是拔，医生说了算；心脏问题，更得听医生的，安几个支架也是手术台上医生决定，跟你没商量。

可癌症不同，你要不参与其中，可能就出危险。

那么，参与什么？什么事情是可以由患者来决定的？

我认为，要参与治疗的全过程。从选医院、找医生、商量治疗方案、修改治疗方案、选择治疗的时机等，都要参与，起码是参与思考。如果医生说得对，你可点头不做声，如果遇到不明白的事情就要问明白，有疑问的，说出自己疑惑在哪，搞清楚为什么医生要这样决定。如果医生讲的与你的身体状况不符，赶紧声明，争取把治疗的时机和分寸掌握得恰如其分。

为此，我在抗癌的八年中，始终坚持做治疗笔记，我太太徐晓更是掌握着我全部的治疗资料，以及我每天的身体状况和每次的用药反应。同时，在医生制定治疗方案时，我们也会提出自己设想的治疗方案与医生商讨。

我知道，这么做有点难。因为国内的医疗环境与国外不同，患者多，医生压力大，时间紧，医生没时间跟你谈太多。甚至有的医生会跟患者说："由我治，就听我的，如果你有自己的想法，就去看别的大夫。"这样，就吓退了很多的患者，让患者不敢吭声。

那么，患者参与治疗到底对不对呢？

2019 年秋天，我在温哥华收到了卑诗省癌症局给患者的一份调查问卷。而这张问卷的主旨就是要看看他们的医生们是否给足了患者的知情权与决定权，是否让患者真正在治疗时参与了自己的意见。

问卷很厚，有 40 多个问题。每道题都让你给出一个分数。最低 0 分，最高 10 分。

其中的几个问题是这样的。

- 您的肿瘤医生是否询问过您想要在您的治疗决策中参与多少？
- 关于您的医疗护理决定，您是否想参与多少就参与了多少？
- 在您和您的肿瘤科医生针对您的治疗做出决定之前，您是否获得了足够的时间考虑您的选择？
- 在您的治疗方案的决定中，您的偏好是否得到了考虑？
- 关于您的癌症或血液疾病的疗法，您是否得到了足够的信息？
- 如果您对您的癌症或血液疾病的临床试验或新疗法有疑问，您是否可以毫无拘束地与您的医护人员进行讨论？

此外，问卷中还含有医护人员给了多少机会让患者的家人、朋友参与患者的治疗和护理意见等。

我在这里引述这些问题，仅仅是想让患者知道，西方的癌症治疗管理机构已经清晰地意识到，只有患者的参与，才能达到最佳的疗效。同时，他们要求医生必须让患者参与其中，并将其制度化、规范化。而这一点，与我们一直提倡的"智慧抗癌"的主旨异曲同工，不谋而合。

接下来我们来谈谈应当如何做。

第一，我们的患者和家属怎样去参与自己的治疗。

首先是学习，要学习一些必要的癌症知识，尽量达到一个可与医生对话的水平。

当然，大家不必像我太太徐晓那样去学，她先是为救我，后是为救大家，一直追求一种高屋建瓴式的可俯视全局的高度，几年来她读了数百本关于癌症的书，聆听了数千患者的倾诉。而我想，我们患者没有那么大的体力和精力，能看看关于自己疾病的书，常听听相同疾病的患者的治疗经历就可，如果再能读一些关于化疗、放疗的书就更好。这样，起码可以知道自己所患病种的通常治疗方法、一二线的治疗方案，知道手术有哪些风险、化疗放疗可产生哪些副作用。学习的目的是提前准备，避开风险，治疗正确，获得生命。

我可以在此给大家推荐一些科普性质的系列读物。如人民卫生出版社出版的"肿瘤患者就诊指南系列"《专家帮您解读》丛书。这里有《乳腺癌》《大肠癌》《食管癌》《胰腺癌》《胃癌》《肺癌》《肝癌》《妇科肿瘤》；如中国协和医科大学出版社出版的《应对某某癌专家谈》，其中除了以上提到的癌种，还有专门的书籍解析喉癌、下咽癌、淋巴瘤、宫颈癌、卵巢癌、鼻咽癌、肾癌、膀胱癌、骨与软组织肿瘤等，以及该社出版的《协和医生答疑丛书》；还比如上海科学技术出版社的《肿瘤化疗一本通》和《抗癌利器——放射治疗》等，都是非常好的可在短时间获得基本知识的抗癌书籍，我们的患者完全可以读懂。

你学习了，明白了，跟医生交流起来就方便了。

第二，学会与医生沟通。

在向我太太徐晓咨询的患者中，不少人都提到与医生的沟通存在问题，他们怵头跟医生说出自己的治疗想法与身体感受，害怕一旦表达了自己的意思，就得罪了医生。

他们说，医生不耐烦，不愿多花时间听患者或家属的诉说。我想，这一定是因为医生忙。所以，你要问什么问题，一定做好准备，不妨写张小纸条，简明扼要，一目了然，不占用医生过多时间。

有的说，医生很强势，在患者极度虚弱的情况下仍强调要完成化疗的次数，并说这是"治疗手册"上规定的。患者不敢违逆，生怕这次拒绝了以后医生就不给看了。我想，如果遇到这样的问题，应该先肯定医生制定的前期治疗方案，再讲述自己目前的身体状况，恳请大夫理解，并强调希望得到医生的后续支持。要给医生以足够的尊重。

　　还有的是患者不会说话，一张嘴，就把医生得罪了。比如，有位患者跟徐晓说，医生让她再加两次化疗，她张嘴就说，"医生，要是再加两次，是不是过度治疗呀？"徐晓一听就急了："你不能这么跟医生说话呀，医生最怕听'过度治疗'几个字。你想表达这个意思，但是话不能这么说。你可以说'医生，我感觉再加两次，我的身体会受不了。'"嗨，每次徐晓跟我复述这些事，我们都是替患者着急——咱们这些质朴的患者呀，说话前是不是应该先琢磨一下怎么说才能让医生爱听、接受？

　　还有一些患者和家属有难于启齿的经济困难。有时，医生会给患者推荐一些全自费药，比如靶向药，比如长效升白针。至于用还是不用，一方面看疗效，看需要不需要，另一方面也要看经济能力，用得起用不起。如果家庭经济状况可以，我们当然可以不计成本，救人第一，但是如果经济条件不好，花了过多的钱就会给患者造成更大的精神负担，治疗的效果也不会好。那么，在面对医生极力推荐时，不妨恳切地告诉医生，谢谢他的好意，只是家里实在拿不出这么多钱。通常，医生都会理解，会帮你找到替代的药。

　　有时是患者对治疗方案不理解。比如，为什么手术前一定要先化疗两次？为什么不直接手术呢？是不是医生为了多挣钱？凡遇到这些问题徐晓都会给患者一一解释，他们明白了，心里就踏实了。说到底，这里有知识问题，也有对医生的信任问题。其实，我们要信任医生，不要一开始就抱着对医生的警惕和防范心里。任何的不真诚，对方都能感觉到。可你对他的信任和感谢，他也一样能感觉到，也会换来他的理解和同情。

　　总之，癌症的治疗离不开医生。医生是我们的战友，也是我们的恩人。从这一点出发，就要想尽一切办法跟他们沟通好。这不是不可能。我家徐晓经常谢绝医生的建议，起初医生不太理解，可后来，我们成了朋友，成了战友。其奥秘，无非两个字——真诚。这是红包所不能代替的。

　　我感觉，只有与医生坦率交流了，咱们患者才能够将自己的意见充分表达，也才能真正做到"在治疗上参与其中"。

坚定地树立“癌症不等于死亡”的信念

我希望我们的患者在确诊之后，不妨抽时间去你那座城市的中心公园看看。要知道，那些在河边、树下，摆手跷脚行走的人可能都是癌症患者，虽然他们低眉不语，但他们内心坚定，他们是要用自己的双脚走出生命的长度。

这些年，我和我太太徐晓接触了很多很多的患者和患者的家属，其中相当一部分是癌症的“新患者”和“新家属”。

这些患者和家属的一大特点就是恐惧，以为死之将至，以为亲人马上就会离开。这很正常，当初我们也是这么走过来的。

可是，这种恐惧心理引起的后果并不好，它会从以下几个方面干扰我们。

首先是很容易让自己乱了阵脚，导致有病乱投医。其实，这个时候最需要冷静。要给自己两天时间，系统地做个调查研究。明确一下，自己得的是什么病？哪家医院对治疗这种病更有经验？自己所在的城市是否有这样水平的医院？如果没有，最近的是哪里？我的病是否需要拖家带口地往大城市跑？我是否有足够的体力承受这种折腾？我的经济实力怎样？我有没有可调动的人力资源？

这样的问题想好了，出发就行。不会出大错。顺便说一句，如果是大路子的癌症，比如乳腺癌、肺癌、胃癌、肠癌、肝癌等，在确诊上不会出大的差池，一般省城，甚至地级市的医院都可以治疗，不必往外跑。只有遇到一些确诊有难度，真的需要高手来诊断或手术的，再往大城市走。

其二，恐惧，会造成治疗抉择上的差错。

有的患者听说自己可能得癌了，就不敢去医院了，拖着，这会把早期的病拖成晚期，大大影响治疗的效果，影响患者的生存期。有的是因为害怕手术和放化疗就去找中医，指望吃些中药就能治好，这么做的后果也是大多耽误了病情。还有的是因为恐惧，就走到另一个极端，恨不得一下就把癌细胞斩尽杀绝，他们要求医生大剂量，多多切，或者身体本已经受不了了还硬撑。这几种做法的结果都不好。

其三，恐惧，还会造成巨大的心理负担，会长时间闷闷不乐，这非常伤害自己的免疫力，造成癌症的不断复发。

我分析，之所以患者会对癌症有这么大的恐惧心理，这大概与宣传有关。过去，罹患癌症确实意味着不治，但那已成过往。现在，癌症在世界各国的治愈率越来越高。比如，2018 年 1 月 30 日，由美国癌症协会、瑞士癌症研究基金会、美国国家癌症研究所等机构赞助的 2000—2014 年全球癌症生存趋势监测计划第三阶段的研究数据发表在了权威的医学期刊《柳叶刀》上，文章说：研究结果表明，18 种癌症的"五年生存率在稳步前进"。（引自《全球癌症 5 年生存率趋势分析——持续 15 年跨 71 国近 3800 万癌症数据》）。央广网 2019 年 10 月 9 日报道，国家卫健委新闻发布会宣布：截至 2015 年，我国癌症患者 5 年生存率从 10 年前的 30.9% 上升至目前的 40.5%。

这就是进步。可是我们的患者很少看到这些文字，看到的，往往是文学作品中被描写的一旦得了癌症便很快告别人世的故事。比如电影《搜索》和《滚蛋吧，肿瘤君》，还有一些电视剧，都是主人公确诊癌症后，便很快走向了生命的终点。我想，这样的结果只是剧作家为设计戏剧冲突而编纂出的让人落泪的情节，并不是现实世界的真实描述。所以，我们的患者不要为此影响了自己的心情。

在此，我希望我们的患者在确诊之后，不妨抽时间去你那座城市的中心公园看看。要知道，那些在河边、树下，摆手跷脚行走的人们可能都是癌症患者，虽然他们低眉不语，但他们内心坚定，他们是要用自己的双脚走出生命的长度。你也可以积极地去联系当地的抗癌乐园或癌症组织，那里有太多的爱心人士，他们自己是患者，也是抗癌的义工，他们一定会对你说："癌友，不怕！"

在这里我可以告诉大家，这样的抗癌组织，不仅北京有、上海有、广州有、深圳有，从南到北、从东到西，每一个省份、每一座城市都有。这样的组织，不是一个徒有虚名的空壳，而是有数位、数十位、数百位抗癌的积极分子，他们是教功的老师，是心理辅导员，是活动的组织者。现在，我的眼前就晃动着他们的身影和面庞，那样鲜活，那样生动，那般亲切！

去吧，加入到他们当中去，到了那里，你再没有恐惧，你会相信：癌症，真的不等于死亡！

癌症治疗，首选西医

不是说，西医治疗就是全部的好。手术、化疗、放疗，哪一种也不是好受的。无力、恶心、打嗝、失眠、胃疼、头晕、便秘、腹泻、发烧，哪一种滋味我都尝过了，常常有生不如死的感觉。可为什么我能忍受？因为它见效。

我和徐晓一致认为癌症治疗要打综合拳，要西医中医一起上。同时，我们特别强调——一定要首选西医！

为什么首选西医？首选中医不成吗？

不成。或者说，在绝大多数情况下不成。

在我们接触到的一些患者中，确实有首选中医的，希望靠中药阻断肿瘤的发展，以避免手术、化疗、放疗的痛苦。可实践证明，绝大多数，这种选择都是以耽误病情而告终，最后不得不再回头找西医。

别说他人，就是我自己，也有过这样的教训。

2012 年 3 月，我初患癌症。化疗。疗效不错。康复三年。

2015 年夏天，复发。当时，自己一是不愿承认自己复发了，二是不愿再遭受化疗的痛苦，就一厢情愿地认为脖子上的瘤子是上火所致，想靠中药和练功把它解决掉。但是，肿瘤没有被解决，还眼见着长大。无奈之下，还得求助西医，还得化疗。

2017 年初，因为感冒咳嗽又引起淋巴结肿大，又是复发。我的主治医问我要不要马上化疗，我又想用中药和气功试试，希望医生等我三个月。可是，在等待中，肿瘤一天天长大，身体一天不如一天，这时再想找医生，人家休假去了。最后，出现盗汗、无力，不得不天天催着医生化疗。好在淋巴瘤对化疗敏感，药液一输进去，瘤子马上见瘪。只是，本来三厘米大的瘤子非等到十几个厘米再化，让身体吃了很大的亏。这是我们治疗中的教训。

当然，不是说，西医治疗就是全部的好。手术、化疗、放疗，哪一种也不是好受的。无力、恶心、打嗝、失眠、胃疼、头晕、便秘、腹泻、发烧，哪一种滋味我都尝到了，常常有生不如死的感觉。可为什么我能忍受？因为它见效。我知道，药力打压着我，可也以同样的力量打压着肿瘤，只要我守好自己的底线，别治疗过度就可以，只要元气在，我就可以重新好起来。

当然，是不是每一个人都要走这条路，是不是就不能"首选中医"？我不能一概而论，毕竟人与人不同，病与病不同，每个人对药的敏感度也不同，所以结论不会完全一样。我这里说的只是大多数患者的情况。

可能有人会问：既然如此，为什么还要在此强调首选西医？

我回答：为了我们的患者少走弯路，能够在第一时间拿起治疗癌症最有利的武器，直奔主题，不耽搁，不拖泥带水，在癌魔还没醒过味时就杀它个人仰马翻！

中医思想是我抗癌的宏观指导

徐晓在解答其他患者在治疗上的疑虑时，常强调，要看身体状态的大局，要看病情症状发展的趋势，这些都是中医"整体观"在引领着我们。

上文提到，在癌症的治疗中，一定要首选西医，那么有人会问：你把中医置于何种位置？我答：至高无上。因为，中医的思想是我整个治疗的统领，是我抗癌的宏观指导。

毋庸置疑，近几十年来，社会上存在着很多对中医中药否定的论调，我们的中医队伍、中药生产也确实存在着很多的问题，利用中医诊病早已不是以前繁荣的光景，中药的效果也大不如前。这些，都使我们的民族医学陷于一种艰难的处境。特别是一些年轻患者从来没有接触过中医，他们便会对中医存在莫名其妙的轻视。甚至以为中医低于西医。其实，这真是大错特错了。

当然，这种糊涂观念有时也来自于一些西医大夫。比如，患者在接受西医治疗时，问医生可不可以吃些中药，医生大多不赞成。我想，他们是担心那些草药会在患者身上引起不可预料的化学反应。这种担心没错。可医生没解释，就是简单地一句"不行"，可能就断送了这位患者求助中医的路。这不科学。

我称赞我的化疗医生。记得我 2012 年春在中国医科院肿瘤医院化疗时，我也是以同样的问题咨询我的主治医生杨建良大夫："我能去看看中医吃些中药吗？"他马上回答："可以呀。不过，我建议你到广安门中医院去看，还要跟医生说，你正在化疗，他们就知道怎么办了。"杨大夫的话讲得十分中肯。后来我去了，那里的医生一听我正在化疗，马上知道怎么开方，药里就没有那些杀瘤的狠药凉药，有的就是帮我托住底气、打开胃口的扶正药。这样，就不会与化疗药产生抵触，更不会使我的身体更虚。我想，杨大夫，这位协和医学院的西医博士一定是接受过民族医学的教育，有见识。

2016 年，我们在京有幸结识了中医祝肇刚大夫。他是四大名医施今墨先生的亲外孙。他曾给我讲起这样的往事。他的父亲祝谌予是施今墨先生的大弟子，深得老师喜爱，后娶老师的大女儿为妻，成了老师的女婿。后来，老师让他到日本留学，学习西医，以便能把中西医融会贯通。新中国成立后，协和医院首开中医科，聘祝谌予为科主任，而他上任的第一件事，就是受协和医院院长委托，在医院里开办中医系列讲座。据祝肇刚大夫介绍，当年协和的那班从欧美、日本留学回来的教授们都参加了这些讲座，听后对中医有了高度的评价。以后，凡遇到一些他们解决不了的棘手问题，也会请祝大夫来诊治，当患者几服汤药下去，病情缓解，西医们就更是对中医持仰视态度了。

另外一个例子，是中国中医科学研究院西苑医院的数位医生合作写出了一套治疗癌症的丛书，明确提出对付癌症要坚持走中西医结合的综合治疗之路。而给这套丛书作序的，恰恰是中国医学科学院肿瘤医院首席科学家储大同教授，而这位教授可是真正的西医专家啊！

这些事实，都反映了西医对中医的认可与尊重。

那么，在我的治疗中，我家徐晓也是秉承着中医的"整体观"来抉择我的治疗方案的。

在中国中医药行业高等教育"十三五"规划教材《中医学基础》一书中，开宗明义，中医学的整体观念被排在了首位，文中写道，"中医学理论体系是在中国古代哲学思想影响下，经过长期的临床实践产生并发展起来的。它的基本特点是整体观念和辨证论治。"还说"整体观念认为，事物是一个整体，事物内部的各个部分是相互联系不可分割的，事物与事物之间也有密切的联系。中医学从这一观点出发，认为人体是一个有机的整体，人与自然界及社会环境之间也是不可分割的整体，这种内外环境的统一性及机体自身整体性的思想，谓之整体观念。整体观念是中医学重要的思想方法，它贯穿于中医学的生理、病理、诊断、辩证、养生和治疗等各个方面。"

正是有了这种整体观念，我太太徐晓始终把我的身体感受和总的身体状况作为选择治疗方案和时机的首要考量标准，至于肿瘤的大小、多少，则放于次要的位置。她说，首先是活命，我们不能为了杀瘤把命送了。

就是在这种思想指导下，我们首选西医，及时地打击肿瘤，又能在自己身体不耐受时及时叫停；当查出我的肺部出现数个结节时，她可以根据我整体的向好的身体状况，谢绝气管镜探查，让我用中药和气功将养身体，用整体的好改变局部的差；当我牙齿发炎，高烧不退，大剂量抗生素使中性粒细胞到了 0.1 时，她敢于让我停了所有西药，给我留下最后翻盘的元气。我知道，徐晓在解答其他患者在治疗上的疑虑时，常强调，要看身体状态的大局，要看病情症状发展的趋势，这些都是中医的"整体观"在引领着我们。

我们也知道，这种从生命整体出发思考治疗方法的做法，常与化疗医生的"经典化疗次数"的说法相冲突。但是，我和徐晓认为，治疗癌症，既要看局部，也要看全局，既要看肿瘤，更要看生命，只有二者最好的结合，才能获得最有效的救治。

我们之所以这样看待问题，实际上，还是出于中医最重要的"治则"，即治疗的原则。这个原则里有一条"三因制宜"，即因人制宜、因时制宜、因地制宜，是指治疗疾病时，要因人而异，因时而异，因地而异。强调同病不同治，也就是中医的"同病异治"思想，即"同一种疾病，由于致病因素、病人体质、地理环境、病程长短不同，而导致体内阴阳气血津液偏盛偏衰，出现不同的症候，从而采用不同的治疗原则和方法。"（见《中医学基础》）

应该说西医在治疗上也有因人而异的做法。比如很多化疗药的剂量是根据患者的体表面积而定，不同高矮、不同体重的人会由计算机核准出一个极精确的药物剂量。但是，这个办法却很粗糙，它忽略了人的年龄不同、体质不同。而这个体质还应包括历史状态和眼下状态。所以，就显得粗放。因此，每次治疗，我们都不得不根据我的身体情况做出与众不同的抉择。

还要说的一点是，我们心里还牢记这样一条中医的原则，那就是"治病留人"和"留人治病"。

对这条原则，可能有人不太明白其意，那么，我把"治病留人"扩写成"治病以留人"，把"留人治病"扩写成"只有留下生命，才有治疗的机会"，或说"只有先留下人、才谈得上治病"，是不是就更容易理解了？

对这个问题，还是专家解释得更清楚。在中国中医科学院西苑医院郭全、朱尧武、张洪亮主编的《专家帮您解读肝癌》一书中，作者这样写道，对于肝癌，在治疗上，"不能仅仅只看到肿瘤，而一味地祛邪解毒，却忽视了更重要的一方面，那就是扶助正气，调整免疫功能。只有扶正和祛邪兼顾，才能真正达到治病救人的目的。"

那么"什么时候祛邪，什么时候扶正，怎样祛邪，怎样扶正，那要视具体情况而定"**——注意，精要出现了——**"一般而言，肝癌初期，以祛邪为主，兼以扶正，**治病留人**；肝癌晚期，正气大虚，邪气大盛，此时更宜扶助正气，**留人治病**。"

有读者可能会提出，这个原则是不是仅仅适用肝癌？我说，不是！

我们在进一步的学习中注意到，由中国中医科学院西苑医院杨宇飞等专家主编的《肿瘤患者就诊指南系列丛书》（包括上面被引述的《专家帮您解读肝癌》）中所讲到的对多种癌症的治疗，其中医的基本思想都是一致的，它适用于所有癌症的治疗。

在这里，我们看到了自己熟悉的癌症早期、晚期这样的词语，也看到了"治病留人"和"留人治病"这样既陌生又亲切、既质朴又深刻的警句。由这个思想出发，一切癌症治疗的策略尽在心底。即便此时我们运用的是西医的手段，但我们仍可用中医的思想来做指导：癌症早期，我们以治病为主，攻大于守，目的是为了尽可能地获得彻底的治愈，以留人——长久地活下去；晚期，我们病情加重，身体虚弱，就要考虑先保住性命，守大于攻，待留下了生命，再谈治病。

另外，中医在我们抗癌的各个阶段还能起到什么作用呢？

就我看到的是这样三个方面。其一，当西医治疗结束后，中医可以帮我们修补手术、化疗、放疗所造成的身体伤害，帮助我们调理身体，扶起正气，就如打扫战场收拾残局；其二，我们可以依靠中医，调整身体的各种不适，改变我们患癌的基础，做身体的"土壤改良"，从而避免复发；其三，当然，还有一些患者，天生不适宜接受西医治疗，比如我在北京抗癌乐园结识的东北魏大姐，她是淋巴瘤，她是一化疗就休克，无奈之下，只好靠吃中药练气功延长自己的生命。而今，她已经在公园里行走了十一年，她好好的。

总之，中医呵护我中华民族数千年，我们靠它繁衍为世界上人口最多的民族，它一定有其过人之处。我知道，我和徐晓都尚未进入到中医高深博大的世界中，了解的仅仅是一些皮毛，即便如此，我们对它也是高山仰止，它是我抗癌全过程的宏观指导。

来吧，加入郭林新气功群体抗癌的大家庭

> 他们所给予我们的，已经远远不是郭林新气功的某些
> 势子、功法，而是跨越人间的大爱——在这个队伍里，我
> 感受到：我们，并不孤独，我们，有无数的战友，我们，
> 一定能够战胜癌症！

曾经有不少朋友问过我："你怎么那么推崇郭林新气功，是为他们做广告吗？"

我明确回答：是，确实是。尽管我既不是哪个郭林新气功培训组织的成员，也不是教功的老师，但是，我非常愿意做郭林新气功的义务宣传员。

我是以一个受到郭林新气功恩泽、大难不死的癌症患者的身份推荐郭林新气功的。其原因是：第一，郭林新气功是一个被数十万癌症患者的康复证明了的、对抑制肿瘤、恢复身体十分有效的锻炼方式。第二，加入郭林新气功的习练队伍，就等于加入了一个抗癌大家庭，就意味着参加了群体抗癌的组织。从而，千万癌症患者的抗癌经验给我以借鉴、无数抗癌义工对我的帮助使我感到无比温暖。第三，在我读到的一些专业书籍里，医学专家也在推荐郭林新气功。

回顾我身患癌症顽强生存这八年，除了正确的西医治疗和中医保障，我还有另一个法宝，那就是郭林新气功。当初，我刚刚得病，经过四次化疗造成了肺损伤，癌症的专科医院和综合医院的呼吸科医生都告诉我，对药物性肺损伤西医没有什么好的办法。因此，我不得不求助中医和郭林新气功，经过中医一年多的调理，特别是经过习练郭林新气功，我的肺损伤逐渐好转，还获得了一个长达三年的康复期！

在此后的日子，我一直坚持练习郭林新气功，无论春夏秋冬，无论年节

假日，无论地北天南，无论雨雪风霜，我始终没有间断。即使是在癌症复发的日子里，我也给自己一个强大的理念：不怕，我还有郭林新气功！站起来，走出去，我今天能走，就有明天！

有一次，我出现白血球和中性粒细胞超低的情况，升白针已经不起作用，我就给一位优秀的郭林新气功老师李英伟写信求助，他立刻告诉我，如果一切药物都已经无效，可以试试郭林新气功中的"低指标升降开合"和"快速定步功"两个功法。他说很多癌症患者练了这两个功，白细胞的指标就恢复了正常。我按照他的指导去做，又对照他编创的"抗癌健身大家学"App软件教学课程，规范了我的练功动作。仅仅一个星期，我就感觉不再有那种整日天旋地转的晕眩了。接着，吃饭开始香了，可以吃一大碗了。一个月后，原来几乎静止的白细胞数值有了缓慢的提升。我没有吃任何的药——西医没有药，中医一些补药我又不适合——我仅仅靠郭林新气功恢复了白细胞、中性粒细胞等血液指标的正常。

坚持郭林新气功锻炼的结果是，我总能像"打不倒的小强"一样在治疗后一次次地站起来。

同时，我感觉，郭林新气功不仅帮我获得了身体的好转，还使我获得了一个巨大的、意外的、远超身体本身的收获，那就是无数的抗癌志愿者对我的关爱！

大概是由于我和徐晓写出了两本抗癌的书，由于我们经常到各地与患者见面，我在这些年里结识了至少一百多位传授郭林新气功的老师。我估计，在我国，这样的老师应该不少于五百名吧，或甚更多。这些老师绝大多数都曾是癌症患者，他们曾因习练郭林新气功而受益，便在自己病情稳定之后也投入到传授郭林新气功的队伍中——既然此功挽救了自己，也要让其惠及他人！

我和徐晓常常说，似乎人们一旦罹患了癌症，心肠就变得无比柔软，一旦习练了郭林新气功，就会升腾出一股助人的豪气。所以，聚集在这些老师身边的患者，不仅能得到正规功法的培训，还能得到无微不至的、无时无刻的、广博深厚的心理关爱！正是在他们的带领下，那些曾孤军奋战的癌症患者创造了我国乃至世界上的一个独特的景观：患者携手，群体抗癌！

就说我自己吧，当我最初接触到这个群体时，就有患者主动跟我搭话："你是什么病？嗯，别怕，这里就有跟你的病一样的，人家好着呢，你也能好！"后来，我出现肺损伤，正不知下一步怎么办时，又有患者站出来，挥着手，冲我大声呼喊："停止化疗，停！不停你就没命了！"我记得，在我最虚弱的时候，是北京抗癌乐园的姜寅生老师对我说："站不住，就坐下，坐不住，就躺下，没关系。只要你来了，我就一定能教会你。"就是在这个群体里，我知道了哪种治疗办法最有效、哪种手段最痛苦，我知道了怎么克服化疗的反应，怎么安排饮食起居，怎么对付便秘，我知道了许多成功的案例和失败的教训。也正是在这个大家庭中，我第一次听到了"话疗"这个词，这是癌症患者自己创造的。是的，正是在这个群体里，我获得了无尽的快乐和战胜疾病的勇气。八年来，我从一个初患癌症的"小兵"，变成久经沙场的勇士。

我曾在复发时接受过加拿大卑诗省癌症中心的治疗。客观地说，他们在癌症患者咨询服务方面做得比我们好。这样的工作是由医院里的患者联系部门承担的。他们办讲座，接受任何问题的咨询和心理辅导，并举办兴趣班等。但是，这种服务在我们的医院还很少见到。那么，这项工作由谁承担，由谁完成？我看到，正是那些抗癌群体承担了这一重任！

就说上海癌症康复俱乐部吧，他们替政府，替医院，做了多少工作呀！一旦有人在医院确诊为癌症，他们就会获得信息，便把这名患者收纳到自己的关爱之下——家访、安慰、鼓励、了解需求、解决困难；他们传授郭林新气功，组建癌症患者艺术团，自娱自乐，慰问演出；他们给患者过康复生日——五年、十年；为了唤起病重患者对生命的希望，他们创造性地发起过"健康活五年，北京看奥运"活动……他们做的善事举不胜举，而这个组织的代表人物袁正平会长正是这些抗癌志愿者的典范——他是患者，也是康复不忘他人的教功老师，他用自己的心温暖千万患者的心，用自己的手牵起千万患者的手，大家一起走，我们一起活！

所以，我爱这个群体。

前些天，我在一个叫"动静合一辨证论治研讨群"中提出一个问题："老师们，我看到书上写'习练郭林新气功，要用一念代万念'，请问，那个'一念'是哪一念？"

大家猜怎么着？立刻，有好几位老师给我答复呀。

网名"朝真"的刘杏茶老师说：一念，就是圆、软、远，就是松、静、通，还可以用"我好了""我健康""我快乐"替换其他杂念。要永远给自己良性意念，多想感恩的、愉悦的、美好的人和事。

网名"面朝大海"的李芳老师给我发来两段话，她说，要提前想好"健康"或"练功战胜疾病"等词语，在练功中要使意念集中在这个"题"上，这叫"定题"。

慧兰老师说，永远给自己加好的意念！这是正念。要始终想着"我会好的，一定会好的"，这个愿望越坚定，你离健康大道越近！记住！记住！

冷凤英老师说，我刚开始练功时候就想，我不会死，我吸一口气杀死一个癌细胞，我迈一步路踩死一个癌细胞，我一定会像那些抗癌明星一样活下来！

……

我的天，我的天哪！我们这哪里是对郭林新气功的单纯探讨，分明就是一个积极心理学的大课堂啊！那一天，我收获了许多许多这样充满关爱的话语，我在群里回复，"楼上满满正面因素，这是用之不尽的正能量啊！受益、受益！大快我心！"

我亲爱的患者朋友，我亲爱的读者啊，你们能够感受到我这一天的快乐吗？这些老师，绝大多数都未曾谋面，仅仅是在这个群里刚刚相逢，她们就这样毫无保留地倾情告诉我这些宝贵的经验——不，绝不仅仅是经验！

对我们癌症患者来说，我们经受着疾病的折磨，承受着治疗的痛苦，单打独斗地面对癌魔，我们的心底有多少委屈？可就是在这一个不经意的询问间，在这样一个群体里，有这样一群兄弟姐妹，他们毫无私心地向我们伸出双手，拉紧我，给我排解苦闷、解释疑难，让我感到从里到外的温暖。

我亲爱的患者朋友们，我亲爱的读者朋友们啊，你能理解我此时对这些抗癌义工、这些传授郭林新气功的老师们发自心底的感谢吗？他们所给予我们的，已经远远不是郭林新气功的某些势子、功法，而是跨越人间的大爱——在这个队伍里，我感受到：我们，并不孤独，我们，有无数的战友，我们，一定能够战胜癌症！

是的，这些教功的老师和抗癌组织的成员，是患者的亲人，是我国不在册的抗癌义工，更是抗癌的英雄！他们，在用自己的奉献，感动着我们，也感动着中国！

我的癌症患者朋友，如果，此时你正一个人孤军奋战，那么，加入其中吧，大家挽起手，筑起抗癌的坚不可摧的长城！

吃好，让癌魔远离

中医步云霓大夫曾跟我说："记住这三条——能吃、能睡、能拉，你死不了！"

我们这个民族重视吃，非此，我不会被很多的患者问及与吃相关的问题。

"哎，咱们得了癌症，应该吃些什么？"

"是不是应该加强营养，多吃些海参之类的东西？"

"网上说，得癌与身体里的酸碱性有关，是不是我们应该吃素了？"

"化疗后身体太虚了，是不是得补补？你说吃什么可以补上去？"

"需要买些灵芝孢子粉给我家老公吃吗？"

"羊肉可不可以吃？"

"那牛肉能吃吗？"

"公鸡可以吃吗？"

"你说虾不能吃，那螃蟹能吃吗？鱼能吃吗？是吃河鱼好，还是吃海鱼好？"

听着有些烦人吧？可我和我家徐晓在接受各地患者咨询时，就常常被这样追问。每到这个时候，我会说："我们把关于吃的问题都写在了第一本书《抗癌：第一时间的抉择》里了，那里有一篇专门论说吃的文章，讲了中西医的营养专家对癌症患者的饮食建议，你不妨先去看看。"

那么，今天，我想在这里再补充两点我们这些年来对吃的新感悟。

第一点，吃，在癌症康复中能起到比药更重要的作用。

得了癌症后，我们往往会把注意力集中到肿瘤上，心思多用在什么药可以杀瘤上，可经过这些年的抗癌经历，我体会到，吃的问题也是非常非常重要的。因为，吃得进去、吃得好、吃得舒服、能吸收，我们就不会死！

每当说起吃，我就会想到辛弃疾的词《永遇乐·京口北固亭怀古》那最后两句——"廉颇老矣，尚能饭否"。"尚能饭否"成了判断廉颇身体是否健康、是否还能带兵打仗的重要标记。

确实，每当我化疗后出现恶心、不能吃饭、不想吃饭的时候，我的身体便极度虚弱，有种死之将至的感觉。但是，当我在中医和气功的帮助下逐渐打开胃口想吃饭了，我就知道我又活过来了。想吃饭、能吃饭，成了我判断身体状况的一个最可信赖的信号。

记得，有一位患者跟徐晓说："我学练郭林新气功两周了，除了饭量大了，没什么感觉。以前吃一个馒头，现在要吃两个了。"徐晓听了，大呼："这还不是进步吗？能吃了，免疫力就上来了！"

确实是这样，我们的患者一定要能吃。胃口好、饭量大，对我们患者来说就是喜讯。

第二点，家常便饭不是山珍海味，也不是粗茶淡饭。

记得中医步云霓大夫给我治病时说过，不必用那些昂贵的营养品，把饭吃好了就行。我问，什么饭？他答，家常便饭。

那么，在我抗癌的八年里，我确实是遵照中医大夫的建议，没动过那些高级营养品，就是吃好自己的家常便饭。我家的饭并不高端，只是按照以往的饮食习惯烹制罢了。平日里就是我和太太徐晓两个人，如吃米饭，就是两菜一汤，菜是一荤一素；如吃面条，不过就是西红柿鸡蛋面，或肉末茄丁面、肉末扁豆面、肉末冬瓜面等，除了这一大碗面外，徐晓会再给我加一碟红烧肉或酱肉类。我的饭量不小，但因年轻时做过肠梗阻手术，吸收系统差一些。所以，我不担心吃多了会胖，只求营养足够。

我想，所谓的家常便饭就是适合自己饮食习惯、已被身体运行系统适应的食物。比如北方人，面食多；南方人，大米多；西南人，辣椒多；海边的，鱼虾多；草原的，牛羊肉多。你的身体适应了这些，一定不让你吃，不行，吃别的你吃不饱，营养少了免疫力就没了。所以，在医生提到忌口的食品里，如果你是常年以此为食物的，可能开一点口子放一点水也无所谓，不要因为忌口而影响了饭量。

还有一点，就是"家常便饭"的质量是不同的。有些家庭注重吃，还有钱，整天大鱼大肉；可有些家庭，平时吃饭就极简单，清汤寡水，凑合了事；还有的家庭，如一些农村患者的家庭，经济确实困难，吃饱了就不错，哪里有什么蔬菜，更不会天天有肉，顿顿有蛋。所以，说"家常便饭"并不能充分表达我们的意思——作为康复中的癌症患者，要摄入足够的营养，要有维生素，要有蛋白质，还要有各种微量元素。这样才能保证我们患者身体的修复。所以，我们的患者和家属要掂量一下——患者的营养到底够不够？不够就要改变。多加一两个菜的钱比化疗的费用低！

对那些家庭经济状况好的患者，我也要提醒：不能太油腻，满桌山珍海味，你的身体也接受不了。

至于想改"全素"的人，我想讲一个故事供你们参考。

徐晓的妈妈，就是我的岳母，在89岁那年，发现血色素很低，查来查去没有发现出血点，最后确诊为"骨髓增生异常综合征"，就是她自身的造血系统想停车不干了，也就是医书上说的"5q缺失综合征"，只能靠输血延长生命。徐晓翻看医书想知道她母亲患病的原因，结果发现，书上写的一条致病原因与其母相符，那就是"患者曾有吃素的历史"。原来，她老人家在几年前，因为耳朵里有湿疹，久治不愈，奇痒无比，一天，路过一家中医诊所就进去看。一个年轻医生说得干脆："不能吃荤，要吃素，只有吃素才能好。"至此，老太太再也不吃肉了，连面条里的肉末都要挑出来。她这样坚持了四年。后来，大家感觉她瘦了很多，身体大不如前，而且耳朵里的痒痒也没好，就极力劝她恢复正常饮食。岳母恢复了正常饮食后，体重就慢慢上来了了，人也有了精神。可是，两年后，就得这个病了。

那时，老岳母每28天就要去医院输一次血。有一次，遇到一个90岁的老太太由她的两个女儿推着进来。徐晓上前搭话，问是什么病，答，5q缺失，不能造血。徐晓问，得病原因？答，不知道。徐晓又问："你家老人吃素吗？有过吃素的历史吗？"两个女儿异口同声："有呀！怎么啦？"原来，老太太前些年搬到大儿子家住，而大儿子信佛，多年吃素，所以老太太就跟着儿子改吃素了，也是四年！后来，老太太被女儿接回家才恢复吃荤，也是一段时间后就得了这个病。

这就是我所知道的有关吃素的两个病例。当然，一定不会所有半路改吃素的人都会得这个不造血的病。但是，我们真的不知道这种中途改变饮食习惯，一下断了蛋白质摄入的做法会对身体产生什么样的运化结果，会在哪一刻给我们的身体造成麻烦。所以，当心就是。

总之，民以食为天，癌症患者也应把吃摆在关乎生命的位置上来重视。一定要吃好！

中医步云霓大夫曾跟我说："记住这三条——能吃、能睡、能拉，你死不了！"

对，我们首先就要把这"能吃"保持好，当我们还能端起海碗，感觉饭菜喷香的时候，癌魔早已远离！

（真想在这里加几个笑脸，哈哈哈……） ☺ ☺ ☺

少生闲气　避免复发

咱们现在是癌症患者了，是不是要明确这样的道理：

国家、国际的大事，咱管不了；别人的事，咱改变不了；

唯一能做的，是改变自己。

——心理咨询师贺文广

引起复发的原因很多，大体不过生气、劳累、感冒几种。

今天特别说说生气。

我太太徐晓每天都要接待几位慕名求助的患者。她与患者说话从不用视频，仅用语音。这是为了给远方的患者保留下私密感，让他们可以尽情地倾诉。

通常，这些患者在询问了治疗的办法之后都要跟徐晓倒一倒苦水，讲一讲他们心中的郁闷和纠结。这让我们知道，人之所以得病，大多是因为生气，有的为配偶的移情，有的为孩子的不争，有的为手足的贪婪，还有的为父母的偏心，当然，也有为工作的压力和单位里的不公生气的。这些纠结让他们的心长时间地处于晦暗之中，便造成了癌症。这常让徐晓跟我说："这真是，不幸的患者各有各的不幸呀！"

徐晓常会开导他们：既然知道这是生病的原因，就要铲除它，虽然处理起来有点麻烦，但，为了活，必须改变，必须让心灵见到阳光！

我说上面那些气是患者生的有来头的气，要改变就要割舍一些东西，可还有一些气是无来头的，是闲气。

就说我吧，我就时常没事找事地生一些闲气。我可以为中美贸易战生气，为香港的混乱生气，为台湾的问题生气，为社会上大的小的各种没规矩没教养自私贪婪的现象生气。其实，这些事离我甚远，按说与我无关（这么说也不对，社会上的任何事情都会最终与我有关），可我心里就是不痛快。

我会在群里跟不同观点的人辩论，总想用自己的观点说服他人。所以，会花费很长时间在微信上——阐述、申明、辩解、批驳。这让我的心情很压抑，并不舒展。

为此，我太太徐晓总劝我，可我却深陷其中。

2018 年秋天，我跟徐晓参加淄博抗癌乐园在山西忻州开办的郭林新气功学习班。我们到的第二天，组织者请来了一位心理咨询师贺文广老师，帮助大家解决心理问题。

那天，贺老师问大家有什么问题，我站起来说："我有。"贺老师问："什么问题？"我说："爱生气。"他又问我："生什么气？"我说："从市民的为老不尊到政府的官僚主义，从大国的恃强凌弱到小国的贪婪无信，我都会生气。"我还给老师举了一些例子。

贺老师听后对我说："我把你生的气归纳为三类：一是国家的、国际间的大事，二是别人的闲事，三是自己的私事。你能不能这样想，咱们现在是癌症患者了，是不是要明确这样的道理：国家、国际的大事，咱管不了；别人的事，咱改变不了；唯一能做的，是改变自己。咱们现在处于疾病状态之下，能不能先不去关心那些旁事，而是调整心理，专心锻炼，先把病治好？"

贺老师一番话让我茅塞顿开，确实，改变不了的事情我生气也解决不了，应该把问题留给时间。而我现在最重要的是保持快乐心情不复发。

从那以后，我真的生气少了。一个很有效的办法是：在互联网上，一旦看到负面消息，我根本不去点击、不打开、不看了。这一来，负面情绪就显著减少了。

我希望爱生气的朋友也不妨这么试一试。

好人好报

> 我感叹，我们得了癌症不要怕，去帮助他人吧，在帮
> 助他人的同时，自己也会得到神助！

徐晓常给我讲她独自出门时遇到的一些事情，并常常感叹：世上还是好人多！

有一次，她从陕西讲课回来，就又给我讲她在路上遇到的好人。那是2017年10月10日，她在与杭州的患者见面后，要乘火车到西安去。那天，她的车票是中铺。上车后，她静静地在下铺坐了一会儿，便要爬到中铺给下铺的人腾地儿。没想到，下铺的小伙子主动说："阿姨，您是中铺吗？如果你上下不方便，我就跟您换换。您在下铺休息。"徐晓一听小伙子的话，就说："那太好了，我正发愁上去了半夜上厕所怎么办呢。你要跟我换，我多补些钱给你。"小伙子马上说："要为了钱我就不换了。您放心在下面睡吧。我年轻，方便。"就这样，徐晓睡在了下铺。后来她知道小伙子是陕西科技大学的研究生，国庆假期探家返校，一上车就看着徐晓面善，就想帮她。徐晓也不含糊，马上拿出自己的点心饮料与孩子分享。两人一路相助，引得半个车厢都其乐融融。

听徐晓讲这种事，我心里好羡慕。没想到，很快，我也尝到了这种滋味。

2018年秋，我跟徐晓受山西抗癌组织郭京丽老师邀请，到太原跟患者见面。见面会的时间是9月25日上午九点。那天，正是中秋节长假过后的第一天，我们住的宾馆正处于太原最繁华的地区。我和徐晓在旁边的小饭铺吃了早点准备打车到桃园路讲课的地方去，可走到街上一看，傻了——车水马龙，水泄不通呀！因为旁边就是省教育学院和两家重点中学、重点小学，满街都是送孩子上学的车。而且，本来细细的小雨一下大了，街上的人乱成一团。我和徐晓发愁了——这肯定打不到出租车了，就是乘公交、上几路车、

车站在哪、能不能直达、在哪倒车，都不知道，这可麻烦了，几点才能到？非迟到了不可！

可就在心要乱的那一刹那，突然听到背后有人喊："喂，你们要到哪里去呢？"我们回头看，原来是在小饭铺吃饭时邻桌的一个中年男人，他开着一辆小轿车，摇下车窗在向我们喊话，"喂，你们去哪？"

"我们去桃园北路。"

"上来吧。我捎你们一段。"

"太好了。多少钱？我付。"我想这大概是私家车顺路揽活。

"不用。我上班顺路。就是想帮你们。"

路上一聊才知道，他在太原的工业园上班，是一个公司的经理。他也是在发动车后看到我们的背影就想帮忙。我告诉他我们这是去给癌症患者义务讲课，他就更高兴了，一定要把我们送到大楼的门口。大雨哗哗地下，可我们没淋着，也没迟到一分钟。回身向这男人告别，他没留下姓名，挥挥手，开走了！

这件事一直留在我的脑海里——在你需要帮助的时候，人群中，一个好人在向你招手……

还是这次。那天，讲完课我们回北京。买票晚了，没有两个相邻的座位，我和徐晓前一排后一排，都是中间的座。我们刚把箱子放在行李架上坐下来，我旁边的一位男士就说："你们俩是一起的吧？我跟那位换换，你们就挨着了。"徐晓赶紧说："不行，我的座不好，在中间，您是过道，您的方便。这么换不合适。"可那人坚持："没关系，您坐过来吧。几个小时就到了。你们说话方便。"嗨，我们这一路怎么净遇到好人啦！

徐晓说："可能是气场相吸，好人好报。"事情虽然都并不大，可换来的是极好的心情。

我感叹，我们得了癌症不要怕，去帮助他人吧，在帮助他人的同时，自己也会得到神助！

抗癌中的胆识

癌症的治疗，常常让人左右为难，两个方案，谁也不敢说哪种就绝对好，哪种就没风险，我们只要选择那个风险相对小、效果相对好的就行。这叫两权相害取其轻。

俗话说人生中有四识——常识、知识、见识和胆识。我思考：前三识都带有很大的客观性，你学习了，实践了，知道了，就有了常识、知识和见识，虽说一步比一步高，但仍停留在一个"与己无关"的地步。但是，胆识不同，它代表了一个人可以把前"三识"付诸实践的勇气和执行力，变"无关"为"有关"。

我在这八年的抗癌经历中，深深体会到，要想抗癌成功，必须要有常人没有的胆识。

就说我的化疗吧。2012 年那次，医生定的是六个疗程，这是治疗淋巴瘤的经典治疗方案，我开始时也是想一步步完成医嘱。但是，到了中途，出现了药物性肺损伤，咳嗽、发烧。那么，接下来，是坚持完成既定的疗程，还是终止化疗，另外开辟一条康复的路？这，真的让我们举棋不定。即便一些患者以他们自身的教训告诉我继续化疗下去的风险，我也不敢贸然地拒绝医生，毕竟，医生也有话："你就不怕刚睡眠的癌细胞醒过来？"

是我太太徐晓有胆子，她说："既然身上的瘤子都下去了，目前的主要矛盾是肺损伤。如果继续化，肺损伤会加剧，恐怕要命的就是呼吸衰竭了。所以，还是停吧。"

那次我们自作主张地放弃了后面的化疗。我也享受了三年多的健康时光。为此，我真的很佩服我的太太徐晓。

2019 年，我又因为牙疼高烧，到了 40℃。癌症医生非得让我马上到综合医院的急诊处就诊。谁知那里的医生把我看成绝对的"重症"，一袋袋大剂量的抗生素吊了起来。这虽然使我退了烧，可白细胞也掉到了 0.9，中性粒细胞到了 0.1。医生又给我加上了升白针。这么治疗几天，我的白细胞仍然提不上去，医生担心感染，还要加大抗生素的剂量！我们都知道，抗生素打击白细胞，虽然可用升白针提升，可骨髓中的白细胞是有数的，现在调完了，以后就很难再生。而我是癌症患者，白细胞低会影响我今后的治疗。怎么办？

徐晓经过一番思考，对我说："我觉得这是在'以己之矛攻己之盾'，这样治下去，就是自身免疫力的彻底崩塌。现在不烧了，牙也不疼了，至于医生担心的感染，我们小心就是。不能再这么治下去了，这么治会送命。如果护士再来送药，你就说不用了，想回家了。"

就这样，我们又一次地自作主张放弃了医生的方案。回到家，我用了两个月的时间使身体的指标恢复到正常范围内，体重也回到以往的 75 公斤。我感觉又躲过去一场风险。

还有一件小事，我也是记忆犹新。

说起来，不得不承认国外很多护士的技术水平真的没法与我们的护士相比。每次抽血或静脉输液，要不扎你个三针五针，怕是过不去。你还必须忍受。要是遇到一次就扎上的，那真是要庆幸了。

那次化疗是分开两天进行。第一天护士扎了两次没进去，换了个有经验的护士才扎好。所以，待那天输完液，护士就建议，是否愿意不拔针，明天再接着用。我一想，也成，省得明天再扎了。护士就给我固定了针头，胳膊上还缠了很多纱布。可是，这样一来，我整条胳膊都不自在了，而且稍微一动针头就在里面别着疼，很不好受。回家的路上我太太徐晓开车，我坐在边上，那只手怎么放也不对劲，疼呀。

徐晓问我："你感觉怎么样，能忍受吗？"

"不好受。可既然这样了，只能忍着。好在就一晚。"

"你没想过把它拔了，明天再扎？"

"哎，我怎么没想到呢！"

到了家，正好我的小姨子在，她本来就是护士出身，一看我这样，三下五除二，一下就替我把针拔了。当针头出来的那一瞬间，我感到前所未有的轻松——啊，手臂可以活动了，我可以自己端碗吃饭，也可以洗碗做家务了！

"啊，老婆，我解放了！你怎么这么聪明，怎么总能想出这种好办法呢！"

她说："道理明摆着，是这样疼一夜好，还是明天让护士重扎一下好？当然是明天重扎好，即便疼，也就是那几分钟。这比疼一夜无法入睡强。"

这件事，很符合她的治疗思想。她常跟我说："癌症的治疗，常常让人左右为难，两个方案，谁也不敢说哪种就绝对好，哪种就没风险，我们只要选择那个风险相对小、效果相对好的就行。这叫两权相害取其轻。"她还说，"当推算出哪种办法更好之后，要敢下决心执行。过分的思前想后会贻误战机，耽误自己。"

我知道，我太太是个有胆识的人。我挺庆幸。

当我面对死亡

准备死，不怕死，争取活。

——抗癌路上的引领者 高文彬、于大元

如何面对死亡，这是我对"智慧抗癌"系统思考的最后一个环节。

毫无疑问，每个人都不愿看到死亡。但是，当我们的治疗走到最困难的阶段，比如化疗反应极度严重，比如药物已经无效，比如频繁地复发，我们就会感到，死亡的危险可能临近。这时候，我们不能不去面对，不能不去思考。

既然如此，就让我们从容面对吧！

我对生死这个问题，可以用两句话来回答。一句是我特别钦佩的抗癌英雄高文彬和于大元先生说的，作为癌症患者，要"准备死，不怕死，争取活"；另一句则是在患者群中流传的——"非要死，那就先享受今天，去快乐地生活。"

死亡是什么？我小的时候非常不理解。一次，我在街上遇到了一支送葬的队伍，麻衣白幛，非常恐怖。那天我突然想到，可能有一天，我也会死。进而又想到，我死了，这个世界就没有我了，而且，是永远没有了。这是多么令人害怕的事情啊！那时候，我感到，死亡就像一个巨大的黑洞，深邃，见不到底，又像一个望不到边的旷野，那么广大、无边无际，而自己就像一粒尘埃，死去了，无声无息地，好像我从没有来过这个世上。那是我第一次感受到死亡的可怕。

后来，随着年龄的增长，我的身体日益强壮，胆子也越来越大。20世纪60年代末，赶上知青上山下乡，我到了内蒙古兵团。有段时间我负责看渠，就是引黄河水灌溉时，要看护堤坝，不能跑水。那时，我整夜整夜地一个人扛把铁锹在大渠背上巡逻，走漫漫夜路，听黑水哗哗，偶尔看到不远处有黑影晃动，先是一惊，再想，那是跑出圈的牲畜，或是赶夜路的牧人。尽管夜是那么黑，可我并不害怕。

只是这次患了癌症，而且近两年危险频频发生，我也就不止一次地想到死亡。说来不怕读者笑话，当身体最弱的时候，我起夜时都不敢抬头看卫生间里的镜子。

这时，一些有宗教信仰的人跟我说，信教吧，有了信仰，死亡就不恐怖了。可是，让我这么急功近利地去临阵抱佛脚，我真难于做到。于是，我只能开始自己的思考。

我首先想：在这世界上，我有什么最放心不下的？

有，当然有！那就是我最亲爱的老婆——我叫她伶伶，大家叫她徐晓。她患有高血压，脑子里还有一个血管瘤，这就是隐患。怎么办才能让她避免意外？于是，我用她的口气，在电脑上写下了一篇《我的病》，里面写明了姓名、年龄、地址、电话、病种、发病特征、吃什么药、药在身上什么地方放着、病例号、危急时刻的联络人等。我还把它打印出来，分别贴放在家里的桌面和冰箱门上，也放入她的书包里。嘿，这件事情办完，我心里踏实一些。然后，我又把股票账户、微信的密码写下来，打印出来，因为，微信红包里面有钱，然后我跟徐晓说："我的账户密码就放在我的日记本第一页啊！"

此外呢，当然是儿子。于是，我不断给他写信，把我对他不放心的事情一件件说出来。

之后，又开始挨个地想自己的哥哥、姐姐和弟弟，想自己多年的好友，看看他们有什么需要帮助。

待想完别人的事情，就开始想自己还有什么想做而没做的。我从年轻时就想着做很多事，比如写作，心里装着很多的题材，很多的故事，可什么时候动笔？我还想学件乐器，是口琴？还是吉他？我还想跟老婆一起去旅行，我曾跑遍了南欧北欧，可是最老牌的英国却没去过，儿子早说要陪我们去，可什么时候能够动身？

记得我曾经在网上看到这么一个故事。一个癌症患者，被判定还有一年的生命时光。当他知道这个信息后，写出了自己想做的 50 件事情，然后一件件去完成。在做事的过程中，他沉浸其中，忘记了疾病和死亡，最后，他的生命长度也早已超过那个"预定的日期"，他依然在干着自己想干的事情，依然快乐地活着。

于是，有一天，我也学着那个人，把自己要做的事情一一列了出来，实话说，我还写不出那么多，仅仅写了 20 多件。当然了，这 20 多件哪一件要是实现，都不是一天两天能够达到的。至今，多数都没有完成（写到这里，我真想画出一个笑脸，自嘲一下）。

想完惦记的人，计划完自己想做的事，就开始去实施啦。

2018 年秋，我和徐晓两个人在国内一边旅行，一边给癌症患者讲课，一下子走了山西的忻州、平遥和太原，到了太原还去寻觅了父亲年轻时读书的教育学院和教书的成成中学；然后是河北的唐山，在唐山地震纪念碑上，我们居然在几十万个名字中找到了父母生前的好友，我们尊敬的两位叔叔阿姨的名字——他们在那场地震中罹难；后来我和老婆又到广州、珠海，既看望了患者又拜访了故交；从珠海跨过拱北海关，到了澳门，又到了香港，真正体会了一国两治下的同胞对民族医学的尊重；接着我们又去了贵阳，那是我姑姑一家生活的城市，徐晓看了著名的黄果树瀑布，我拜谒了我姑姑和姑父的墓地；再后来是重庆，是南阳，是向往已久的武夷山！这一口气我们跑了 12 个城市和地区，行踪几乎勾勒出半个中国。

我们旅行的目的是宣传"智慧抗癌"，我家徐老师受邀到这些地方给癌症患者讲课，我也常常站出来，跟大家分享："各位，我们家是这样分工的——我呢，负责得病，徐晓老师呢，负责思考和总结。我们在这里讲的，都是大家抗癌的经验和教训。大家看，我一个晚期的患者，一个多次复发的患者，今天还能这么好好地站在这里跟大家分享，你们还有什么恐惧的？别怕，只要动脑子，恰当治疗，咱们就能避开风险，就能活！"

我就这样给患者们加油、打气，好不热闹，好不快乐！各地癌症患者也真心欢迎我们去他们那里做抗癌义务讲座。那时候，我感到，我家徐老师，对癌症患者那么有用，就对她说："我得好好养病，专心锻炼，一定不能死，要不然，你的讲课就没有说服力啦！"类似这种话，我经常挂在嘴边，一点都不忌讳谈论死亡，也算是从容面对死亡了吧。

2019 年秋，我和徐晓还去加拿大乘坐了游轮到阿拉斯加，去看期盼已久的冰川。可这次，给我印象最深的，竟然是徐晓在途中的一句话："这七天，不用做饭，太轻松啦！"

——写到这里，我突然想到，不能不对我亲爱的患者朋友们说一句话：朋友们，咱们可得感谢亲人们为我们做出的奉献呀，咱们得好好养病，永远不能放弃，要对得起他们，要为他们好好地活着！真要是死，也得多想想，死前能为他们做点什么，哪怕是每天洗洗碗、扫扫地……

我还想：除了旅游、写东西，我还应做什么？对，还要怎么高兴怎么来！以前，我从来不看电视剧，认为耽误时间，但近一年，我跟徐晓一起追剧，看了不少好看的作品。当然，还看了很多好看的电影，读了不少有趣的书。总之，快乐地享受今天，争取死而无憾！

这样想，这样做的结果是：既有一种责任感——对家庭、对社会的责任，又有一种一步步实施计划的坚实感。于是，我的心中有着无限的期盼、无限的向往。于是，我很忙，眼下还没空儿死！

2020 年 1 月 7 日完稿

1 月 11 日改稿完成，发给徐晓

第四章

不得不做的补充——海鹰最后的日子

"我负责生病，徐晓负责总结"，这是海鹰常爱说的一句话。确实，海鹰用自己的身体让我见识了一个癌症患者从初患到走向天国的全过程。我尽力记录下这过程的每一个细节，希望它能成为悬崖边上的一根藤，可以给后来者一个可把持的支点。这可能是海鹰在天国最希望看到的。

为此，我当努力。

——徐晓

你跨过千山万水，却被一粒石子绊倒

逝者已去，不能回返，让我把一切的教训留给后人。

当时间进入 2020 年的时候，我的心里徒生出一种危机感——今年他能闯过去吗？可能海鹰也有这种疑虑，要不，他不会两次问我："你说，这次，我还能过去吗？"

这种危机感基于 2019 年的艰难。

很多患者都知道，2018 年，海鹰复发过。那次，海鹰脖子上的肿瘤大到十几个厘米，不能躺下睡觉。后来，他经过两个疗程的 R-CHOP 方案的化疗，身体不能耐受，我们毅然停了化疗，仅靠中医和气功使瘤子继续化解，使身体逐渐康复。到了 9 月，我们俩在国内很多个城市宣传"智慧抗癌"，海鹰也以自己的实例告诉大家"癌症不等于死亡"。就是在这种快乐的心境下，海鹰身体非常好，身体的各项指标也完全正常，他红光满面，底气十足，他真的感觉自己就是一个"新人"了。

然而，当时间进入 2019 年，他的情况就不乐观了。

那是二月下旬，海鹰主动请缨一定要帮朋友写东西，还非要赶什么时间，连熬三夜，每天干到下半夜的三四点才洗漱上床，我劝他，他说没事，执意如此。可三天之后，我看他的脸色已变，有一种虚弱的青黄，心想：不好，要坏事！果不其然，一周以后，他告诉我"胳肢窝处有点疼。"

每次的复发，都是从"有点疼"开始的。这种疼，不重，轻轻地，有点像拽着根筋的感觉，几天后，会在那个痛点上开始有个小小的肿物出现。可这次，在腋窝的深部，他摸不到。

记得是 3 月 18 日，海鹰提议给院子里的草地补种草籽、施肥、加土。我说这活我主干，你配合。可他觉得自己行，一定要由他主干，便抢锹扬土，把几大袋的肥土撒到了草地里。那天干完活，心情倒是不错，可洗了澡躺在床上，他说很累。

3 月 19 日，他感觉腋窝处更疼，抬臂一看，不用摸，瘤子就在那里，已经有六七厘米大了。更奇怪的是，他的前臂上，在临近肘窝的地方，冒出来一个栗子大的肿瘤，这是之前从来没有过的。

腋窝处的肿瘤好理解，复发了，仍在淋巴系统内。可是胳膊上的，那是什么？虽说四肢也有淋巴系统，可极少见到结节在肢体上长大，那么这是淋巴瘤？还是肉瘤？

记得曾与海鹰同病房的一位山西大姐离世后，她的女儿告诉我，她妈妈临终前，瘤子到处长，本来仅局限于胃里的淋巴瘤却长到了腿上——两腿的皮下多发结节。一位多发性骨髓瘤患者的太太也跟我说过，他先生离世前，髓内瘤长到了髓外，多颗肿瘤长到了脸上的皮肤下面，无法见人。我想，这些不合规律的长法是不是预示着癌症已到晚期，预示着免疫力极度的低下，意味着已经没有什么力量可束缚癌细胞的发展，让它到处泛滥？

我的心里有些慌，居然无任何理由地发起烧来。那些天，是海鹰在照顾我。

我急，一直打电话求见海鹰的主治医生，可医生外出了，只能约到 4 月 8 日。那天，医生仅仅凭触诊，就知道海鹰已经满身都是肿瘤了——颈下、腋窝、腹股沟都有，以腋窝处为最大。医生说，不用活检了，但要做 CT 检查。

接下来是等待，4 月 13 日 CT，4 月 18 日再见医生。医生定的是 B-R 方案，就是苯达莫司汀与美罗华的结合，这是治疗惰性淋巴瘤最好的方案——效果好、副作用低。这也正中我心，海鹰也十分高兴。

在国外就医，就是一个慢！直到 4 月 29 日，海鹰才扎上化疗的针！而那时，他腋下的肿瘤已经长到十五六厘米大了，连带着前胸后背都肿胀起来，右臂上部的肉皮也绷得紧紧的，夜里疼得无法入睡。

好在他永远对化疗药敏感。当药液一滴入他的身体，他马上就能感觉到皮肤松了，瘤子在见瘪。这个 B-R 方案是 28 天一个疗程，第一天，苯达莫司汀，第二天，苯达莫司汀加美罗华。然后等着四周后的再次化疗。

海鹰坚持了三个疗程。虽说此方案副作用小，但那仅是相对而言，海鹰毕竟是多次复发多次治疗的患者，所以他承受力很低，经受不了多次的化疗。无奈之下，我们只能谢绝了后面的疗程。那是 7 月上旬的事。那时，海鹰身体躯干上的瘤子都下去了，胳膊上的瘤子也从鸡蛋大化成了四个小米粒趴在皮下。我想，这四个小米粒一定会像 2018 年那次脖子上的肿瘤一样，可以慢慢分解，直至消失。

接下来的一个月，海鹰又靠气功，慢慢恢复了体力和体重，可是，就在那本该第四疗程开始而我们却放弃的那个日子，我突然发现，海鹰胳膊上的小米粒又开始往大里集结——这说明那个瘤子没死！这是什么原因造成的？是癌细胞变异，还是它处于身体的细枝末端药力输送不到？

到了 8 月中旬，胳膊上的瘤子又长回到原来的尺寸！同时，他的癌症指标乳酸脱氢酶升到了 483——这是历史新高！怎么办？

医生说，两个办法，一是放疗，解决胳膊上的；二是化疗，先化两次，然后可能还要再放疗一下，她担心仅靠化疗胳膊上的不能完全下去。我替海鹰选择了第二种方案，因为癌症指标很高，放疗毕竟只能解决局部，解决不了全身的问题。

就这样，他 9 月 9 日再次接受化疗，仍然是 B-R 方案。其实，那段时间，海鹰和我抢在化疗前的时间，做了一次阿拉斯加的海上游轮旅行，他每日在船上练功，心情也好，除了胳膊上的瘤子还在，任何人看他都会觉得他就是一个好人！

可我们不敢赌，因为胳膊上的瘤子已经成了紫色，如果不理它，会不会溃破？

当化疗药推进了海鹰的身体，他就没了往日的精神。不想吃饭，无力。接着虚弱引起牙疼，牙疼又导致发烧。先是 37.8℃，后来一天比一天高，吃了很多消炎药也不顶用。到了 23 日，烧到了 40℃。无奈，只好去医院看急诊。

可综合医院的急诊科大夫似乎并不具备癌症专科大夫的思维模式，他们就是"堵漏洞"，就是"救急"。十天的住院使海鹰的牙不疼了，也不发烧了，可白细胞指数到了谷底，再低就没命了。这样，我们只能停了药，回家慢慢调养。那时，就是赌，赌他回家不会感染，赌他可以凭气功慢慢康复。还好，我们如愿以偿。到了十月下旬，他的白细胞长到了1.9，尽管身上无力，可没有了生命危险。医生说，此时不能做任何治疗，只能养着，等待白细胞指数正常。

痛定思痛，我和海鹰都觉得他的牙是妨碍他彻底治疗的绊脚石，最好能彻底解决掉它，以免下次治疗又是牙疼。

那段时间，我们不断地跑癌症医院的牙科。牙科大夫给他做了检查，说海鹰的牙齿基础很差，几乎每颗牙的根部都有问题，最好全部拔掉。只是他目前的血液指标太低，没法手术。至于什么时候拔，一定等白细胞上来了再看。

全拔？这我们没想到。可医生说，这很正常，西人一下拔二十多颗是常事，不会有问题。我不放心，又去咨询我的战友——一位牙科主任。他说，正常来说，人老了，牙齿松动，一下拔十几颗不会有问题，因为根基已经松了。正常情况下，休息三五天就没事了，再有三个月，牙床子就长好了，也就可以镶假牙了。

听专家这样一说，我们就放心了，只盼着海鹰的白细胞能尽快升上来。

到了十二月，白细胞上来了，可胳膊上的肿瘤也大到了惨不忍睹的地步，不论哪位医生过来，一掀开海鹰的袖子，都是倒吸一口凉气。然后就说："我们尽快安排放疗。"这样，牙的事就先放到一边。

海鹰的放疗是五个疗程，这比肠癌、肺癌患者一上来就是二十次、三十次听着感觉少了点。海鹰问医生："五次不少吗？"医生说："这是淋巴瘤的常规剂量。每次4个格瑞，5次，一共20格瑞。"我上网一查，确实如此。

放疗比化疗舒服，躺在那没什么感觉，两分钟完事，而且照射的只是胳膊，不会伤到其他器官。海鹰觉得很得意，跟医生说："是不是可以多来几次，千万给它打死，别让它再起来。"医生笑着说："这个计量就不小，应该不会起来。万一起来，咱们下次再加大剂量不迟。"

可能因为这一年海鹰一直在病患中蹉跎，他的心情并不好，在12月15日那天，他突然莫名其妙地跟我发了一通脾气，不为任何理由，只为自己"活着还有什么意义"！看着他发火，我心疼不已，不断地劝他"别生气，生气会复发的。"可他说，"复发就复发，复发了也不用你管！"然后甩门出去。待他回来，他轻轻地说："以后再不发火了，说到做到，和了吧。"

我看过太多的患者，一场气呀，就真的是复发了！果然，他也要为这场无名气付出代价——十天以后，他的脖子上又长出了黄豆大的结节！

不用说，下一步又是化疗无疑。

这时，他胳膊上的大瘤子已经慢慢下去了，仅留下被放射线照射过的一块焦黄色的皮肤。

几天后，时间就进入了 2020 庚子年。

这年一开头，海鹰就像不经意地问了我一句："不知今年能不能过去。"我安慰他："能，只要慢慢走，就能过去。你复发不是一次两次了，那么多次你不都闯过来了吗？"说是这么说，可我心里也在打鼓。

新年刚过的一场大风把我家与邻居家相隔的围栏刮倒了一片，连带着一根桩子断了，只能求一位做园艺的朋友来修。巧得很，那天，当朋友把大木桩搬下车的时候，他一下闪了腰，岔了气，不能活动了。海鹰说，"没关系，你扶着，我来。"便抡起大锤，一下一下把桩子往地里砸。我知道海鹰体弱，可当着朋友又不好让他别干。

待围栏修好，海鹰洗了澡躺到床上，突然对我说："怎么胳膊上又长一个？"我一摸，就在右肘弯的上一寸，一个核桃大的结节卧在了那里。"什么时候长的？""我也不知道，这不刚躺下，左手往这一搭，就发现这个瘤子了。"他解释着。

"又是抡锤造成的吧？你的胳膊不能出力，你怎么就不注意呢？"我心里很烦。

"不会吧。抡锤也不能这么快呀？"

"可是，你也不是第一天侧着睡，你之前就没有发现这里长了结节？"

"没有。一点儿也没发现。"

"这事跟医生说，人家都不会相信瘤子与干活有关。可你两次都因为抡锨干活胳膊就长出瘤子，我想，这跟你上次腋窝下的大瘤子有关，那瘤子可能挡了哪条脉络，你一使劲儿，一些带有癌细胞的淋巴液冲开了另一处闸门，就往胳膊上跑了。"我推测着。

这事，给海鹰的心里也增加了压力。他希望赶紧拔牙，为下一步的化疗做好准备。

拔牙这事，是我们自己催的。元月23日，就是除夕的前一天，牙科诊所终于给海鹰安排了接诊的时间。牙医是个台湾人，姓杨，挺年轻，但看他在诊所的气场，知道他是这里的权威。

我们给杨医生讲了海鹰的身体状况——癌症复发、体弱、时时牙疼，但是为了下一步能把化疗进行下去，希望解决掉牙齿的问题。

杨医生看了海鹰的病历，又跟他的癌症主治医生有个商量，就说："牙的基础确实不好，都有问题。但是考虑到你目前身体的承受力，我看，还是不要全拔了，只把下边最疼的几颗拔掉，也就是正中间的两个种植牙和左右两边的三颗自己的牙。"

听医生这么一说，我和海鹰都十分安慰，因为对一下拔掉满嘴牙心里还是恐惧，杨医生能考虑到海鹰的承受力仅拔五颗，我们一下就放心了。

要拔的牙的情况是这样：下牙床的正中是种植牙，两个桩子带着四个牙型，然后是左边一颗，右边两颗。杨医生先要拔掉海鹰那三颗原生牙，虽然看着费些力气，但是也还顺利，几分钟三颗牙就下来了。但是，在拔种植牙时，我看医生用钳子夹住那四个假牙型就往上拧。下面是两个桩子呀，怎么能这么拧？还没等我喊出来，医生也停手了——他也意识到了——不能这么拧！然后，他取下这个牙桥，露出两个钢桩。第一个，医生用钳子夹住桩子的上端，慢慢拧，钢桩出来了——大约一寸长，很完整。他又夹住第二个桩子开始拧。不知是手累了，还是最初的那一下弄歪了，他没拧几下，桩子就断了。这下麻烦了——医生没有了可夹的地方！这时，医生拿出了他的各种工具——凿子、钩子、撬棒、钻头，并给海鹰又加了大量的麻药。就这样，海鹰疼得两脚直踹，我给他胡噜着腿，护士紧握着他的手，安慰他，"快了，再忍忍。"

可这时，不知是医生紧张，还是为什么，桩子又断了。杨医生把拧出来的这一截与第一个出来的桩子一比对，还差一个桩子尖！这时，医生也急了，一手拼命按住海鹰的下巴颏，一手用钻头拼命往下钻。钻呀，撬呀，时间很长很长，海鹰一直挣扎着，真是好不容易呀，钢尖终于被挖出来了！医生马上缝合。就在他缝完直起腰时，他说了一句"我这没有跟它匹配的工具。"然后，给海鹰开了一些阿莫西林，说两天以后就不会疼了，一周以后就会完全好了。

我带着疲惫不堪的海鹰回家，当天晚上，他就高烧，39.6℃，昏昏欲睡。接下来的几天，尽管给他吃了很多的消炎药，他仍然在发烧。因为拔牙，他不能像以前一样吃饭，只能喝稀饭和疙瘩汤。身体一弱，癌症复发的症状就凸显，盗汗、无力、昏睡、肿瘤见大。待一周后牙医要复查拔牙结果时，我只能用轮椅推他进去了。

一天，我轻轻地问海鹰："想回国吗？"他说："等化完疗就回去。"

时间进入2月，海鹰不烧了，可温度计却测不出他的体温了，我以为温度计坏了，可试着测我，没问题，再测他，水银柱根本不动。买了根电子的体温计一测，33.9℃！

接着就是他的双手开始抽筋，我要不断地揉搓他的手心以让抽在一起的指头分开。他开始打嗝，没化疗就打嗝，真的不知什么原因。赶紧到网上去查，原来是胃动力不足！看来，海鹰身体里的多个器官已经极度衰弱，电解质失衡，必须马上补充营养。

2月5日，医生给他开了一种"平衡水"，里面有各种的微量元素，他喝了体温就慢慢上来了，也不打嗝了，也不抽筋了。

2月10日，在温哥华探亲的著名的张景绪老师知道了海鹰的病情，主动传授给他郭林新气功里的快功慢走法，海鹰感觉不错。好像又看到了希望。

可牙齿的问题并没有结束。2月11日，海鹰说口腔里很疼，一看，下唇处有一大块溃疡，而且牙床上也有好多小白点。杨医生听说后，让13日去诊所。原来，上次拔牙时撬碎了牙骨，本该清理干净再缝上，可医生觉得手术时间已经很长了，海鹰也疼得受不了了，就没有清创，匆匆缝上了。现在，没有生命的碎骨被顶出来，可又包在牙床的外皮里面，它就像一张粗砂纸不断地磨蚀相邻的嘴唇，造成溃疡。

那天，医生又切开合拢的伤口，用钳子一下下剪去那些挂在牙床上的碎骨，啪啪地扔在盘子里——一共五块。然后，又重新缝合。

医生说，这下海鹰应该没事了。他开了两种治疗口腔溃疡的药，说，涂上就可止疼。但是，从那时起，海鹰的口腔溃疡再没有好，从一片到两片、三片，而且发展成深坑！后来知道，当白细胞低免疫力低时，口腔溃疡是不会愈合的，而且，那时海鹰的化疗一直开始不了，医生就给他开了激素药，可据说，吃着激素，溃疡也是不会愈合的！

嘴越来越疼，海鹰便完全不能吃饭，仅靠喝一点营养液和米汤维系生命，人迅速消瘦，脸色青黄。

这之前，他在群里遇到一位气功老师，告诉他在郭林新气功之上还有一种"智能功"如何高妙，可以远程发功治病，同时还给海鹰发了大量的视频，以证明发功两分钟可使肿瘤消失。或许是海鹰感到了生命的威胁，他想抓住每一个机会，所以，他信了，还向我推荐这个功法，希望我也了解一下。可我真的不能信任这些神乎其神的东西，只能敷衍着。一天，海鹰跟我说，那位老师说了，如果海鹰想用智能功消瘤，她的功力还达不到，但她可以介绍自己的老师给海鹰发功，只不过要花一些钱。海鹰征询我的意见。

说到钱字，我就不好说了。如果我说不要试，就好像我不愿给海鹰花钱。我只能说："花多少钱我都不在乎，只要有用。如果你想试，就试试，不行再停。"我这样一说，海鹰十分高兴。

从 2 月 17 日开始，据说有两位"老师"隔着大洋给海鹰发功。第一次，专门治口腔溃疡。我在卧室的外面，能听见微信语音传来的声音——那位老师在问："现在有几分疼呀？"海鹰回答"六分。"一会又问："现在呢？""四分。"再问，"两分。""你看，这不是很好吗？"30 分钟很快过去，海鹰出来跟我说"很好，疼痛真的轻了。"可是，还没有过半小时，海鹰就说，"呀，怎么成了十分的疼？疼死了！"

　　那边的"老师"也紧催着海鹰多做两次，希望过四个小时继续做。海鹰说"明天吧，我非常累。"就这样，海鹰一天一次，一共做了四次。我毫不隐瞒地说，海鹰是做一次虚弱一次，原本还能到院子练功，可自从接了这个功，他便再无力站到院子里了。到了第四天，他已经没有一丝力气，那位万里之外的"老师"还没发功，海鹰已经昏睡。待他醒来，老师早没了声音。到了第五天，"老师"又来信要发功时，海鹰回信："谢谢，我没劲儿接功了。"

　　我知道，这个功不适合海鹰，它没有救海鹰的命，甚至连拉他一把的劲都没用到，相反，正是这个功，在海鹰渴望生命的时候从背后狠狠地推了他一把！

　　几天后，海鹰走完了他人生的旅程。

　　每当看着海鹰的遗像，我除了悲伤之外，我有无数的悔——我悔，怎么就没劝住他熬夜呢？怎么就没照顾好他的情绪让他发脾气了呢？怎么他已经复发还支持他去拔牙？怎么就没当机立断地驳回那所谓的"智能"气功的干扰？我还悔，在他问我"今年能不能过去"时没有给他一个斩钉截铁的肯定回答，让他也对自己的生命产生了疑惑；我悔，是不是应该早些带他回国，让他回去看看中医？我还悔，可能2018年末，就不该出国，应该继续在祖国大地上行走，边旅行，边讲课，让他享受帮助他人的快乐，同时也让他沉浸在郭林新气功的环境里，接受老师们的指点，接受患者的爱！我真的悔呀，我跟海鹰说：怎么带你闯过了千山万水，却让你在一颗石子上绊倒？而且，原本是为了化疗才去拔牙，可到头来，牙拔了，却没有力气接受化疗了，你虽没跟我抱怨，可一定的，一定是跟我一样地悔呀！

　　哎，逝者已去，不能回返，让我把这一切的教训留给后人。

2020 年 3 月 31 日

要战胜癌症，先要战胜自己

> 抗癌之战的本质从一开始就不仅仅是一场对抗自然
> 的战争，我们同时还需要战胜自己。
>
> ——美国癌症协会前主席文森特·T.德维塔

回顾陪伴海鹰走过的八年抗癌之路，我从没有像今天这样深刻地认识到"要战胜癌症，首先是要战胜自己"。

万事皆有因。

在海鹰的身上，我看到了，一个人能生癌，那不是随随便便谁想生就能生的，也不是风吹来一粒癌症的种子就能在你的身上生根发芽的，这里没有偶然性。如果真的有偶然，人体自身强大的免疫系统早把它拒之门外了！所以呀，癌症的种子能在你的身上落地生根，那绝对是你自身有一片生癌的土壤——那是你自己栽了一棵能吸引"凤凰"前来的"梧桐树"！

在海鹰罹患癌症之初，我就清晰地看到，那是他多年巨大工作压力的结果，是他多时心情不快的结果，是他心情不快还无法诉说的结果。当年，正是癌，给他找到了一个心安理得可以休息的理由，让他可以卸去那些无法承受的压力——他解放了。当他放松了心态，安心治疗，他就好了。

可是，每当他好起来，他就又有了工作的渴望，那是一种"重整山河"再拼一把的渴望，一种近乎"复仇"般的争分夺秒的干劲。我劝不了。

2015 年的复发，是因他在网上给一批青年开课（义务的），他成了他们的创业导师。为了适应国内时间，他常常凌晨两三点起身，四点开讲，直讲到六点，再互动，单个辅导，八点才能回到床上睡觉。2016 年底的复发，是因为他回国后又要挑头去编什么《媒介策略》的丛书，还要去会见多个创业团队，现场讲课，这就累了，再加上感冒咳嗽。2019 年，又是因为熬夜写作！

　　我总是劝他："咱们不年轻了，本来就是退休的年纪，你又是癌症患者，能不能不干了？"我说轻了，他不理会，说重了，他会回我："什么都不干，我活着还有什么意义？"噎得我哑口无言。

　　可当他真的复发了，真的感到生命的风险时，他也会说"听你的，不干了"，可只要稍好一点儿，就完全恢复了本性。这时，我才体会，什么叫"江山易改，本性难移"。

　　确实，世上有各种人，每个人的心性不同，理想不同。有懒人，也有勤快人，还有一根筋的拼命三郎。海鹰属于后一种。这大概是基因里带来的。海鹰的祖籍是安徽桐城，他是著名的清代宰相张英、张廷玉家族的后人。我没见过海鹰的爷爷，但是他的父亲我见过——一位很著名的戏剧编剧和导演，年老体衰，却笔耕不辍。这一点，海鹰很像他的父亲。

　　应该说，这种不甘示弱、有着强烈进取心的人在癌症患者中不是少数，很多患者都是工作狂，就像《此生未完成》的作者于娟，就像《重生手记》的作者凌志军，还像跟海鹰得的完全相同病患的创业工厂的总裁李开复。这些人都曾是人中翘楚，都曾尽显辉煌。

　　记得李开复得病后去拜见星云大师，他和星云大师之间有一段著名的对话。大师问他："开复，有没有想过，你的人生目标是什么？"开复回答："'最大化影响力'、'世界因我不同'！"星云大师听后笑而不语，稍后，他说，"这样太危险了！我们人是很渺小的，多一个我，少一个我，世界都不会有增减。你要'世界因我不同'，这就太狂妄了！什么是'最大化影响力'呢？一个人如果老想着扩大自己的影响力，你想想，那其实是追求名利啊！问问自己的心吧，千万不要骗自己……人生难得，人生一回太不容易了，不必想要改变世界，能把自己做好就很不容易了。"

　　这就是大师对人生的明示。

　　我希望所有的患者都能参透人生，都能珍爱自己，珍爱家庭，珍爱亲人，除此，尽是浮云。要知道，地球离了你照转，事业少了你照干，他人离了你都有灿烂的明天，独独你自己，没了，就是没了，对亲人，你没了，那是他们后半生痛彻心扉的思念！所以，我们的患者要想清楚了，自己是癌症患者，我们很脆弱，一时的不慎都会造成复发和不治。所以，孰重孰轻，当自己把握。

我知道，你们有很多的愿望，很多的不甘，但是，在癌症面前，我们必须改变。这也正如美国癌症协会前主席文森特·T.德维塔说的"抗癌之战的本质从一开始就不仅仅是一场对抗自然的战争，我们同时还需要战胜自己。"

是的，战胜自己，只有战胜了自己才有后话！

2020 年 4 月 1 日

海鹰的牙该不该拔？

这也算是一种过度治疗吧——他提前拔牙是为了
化疗的顺畅，可化疗尚未开始，已经人去楼空。

海鹰因拔牙而离世，这是我最想不通，也是最为之后悔和悲痛的。那么，海鹰为什么要拔牙，是非拔不可吗？

当海鹰已经离去，我就像踩着他的肩，一下站到了生命的制高点上，可以清晰地看到下面的盘陀路，明白哪里是入口，哪里是出口，哪里是死路一条。可是，看清了，也挽回不了海鹰的生命，我只能把它说出来以警醒后人。

海鹰的牙不好，是出于父母的遗传基因。他的爹妈都是在五十岁的时候就是满嘴假牙了，他的兄弟和姐姐的牙齿也不好，也是在四五十岁时就换了不少的假牙。海鹰同样如此。

后来，海鹰得了癌症。2015 年复发时，化疗完后就牙疼，牙医说是牙根劈了，得拔，拔了也就不疼了；2017 年，复发治疗后也拔过一颗；2019 年春天，因复发又一次化疗，仅化了一个疗程就又是牙疼，牙医检查后说，痛牙的下面有炎症，有陈旧的脓，不拔是隐患，又拔，拔了就好了，化疗继续；2019 年 9 月，又是复发化疗，还是牙疼，这次海鹰说不拔了，忍一忍扛过去就好了，没想到抗不过去，发烧，越来越高，几天后烧到 40℃，入院抢救，险些送了性命。

痛定思痛，我们知道，随着海鹰年龄的增长和免疫力的降低，牙疼的问题会越来越严重，如果不解决这个问题，再复发，治疗就会受到阻碍，所以找个适当的时机把牙处理好是明智之举。记得，2019 年 10 月出院后，我还写了篇文章，叫"为了生命，要丢卒保车"。那时我还跟海鹰说："假牙就假牙，没什么可丢人的，都这个岁数了，不牙疼就好。"

那时咨询医生，中外牙医们异口同声说拔牙不碍事，多拔也不碍事，不要想得那么可怕。只是那时海鹰的白细胞低，没能操作。

事情坏在海鹰复发了，肿瘤已经长出来了，盗汗、虚弱的体征已经显现，化疗不可避免了，可他的牙还没处理好。

我问过海鹰："咱么是不是可以不拔？我担心你受不了。"

可海鹰说："不拔就是那个结果——一化疗就牙疼高烧，还是没法治疗。"我知道，海鹰心里还有一个想法：或许治好了牙，就是除掉了他复发的根，他就可能彻底好了。

我想，既然他自己希望拔牙，那就去。

可谁知海鹰的拔牙是如此地不顺，出现两次牙桩断掉的状况，造成那么大的创伤。后来，我问国内的一个专家，他说，拔种植牙理论上比拔自然牙还容易，就是个螺丝，拧就行了，一点不疼。遗憾的是温哥华的那位医生手里没有那个工具。

问题更糟的是，海鹰在两周后牙床已经不疼，刚刚可以吃些饭的时候，又出现了口腔溃疡，那是拔牙后没有清理的碎牙骨被顶出来刮磨嘴唇的结果，万不得已，只好做第二次手术！可磨破的嘴唇再没有好，溃疡越来越严重，造成海鹰不能吃饭，从此他的身体状况就如溃堤一般，一泻千里！

事后有人说，应该打官司。可我想，打官司有用吗，就是赢了，海鹰能回来吗？再说，医生仅是年轻，仅是经验不足，仅是手里没有合适的工具，他当时也是好心，也想把海鹰的牙齿在化疗前处理好，我为什么要伤害他？罢了，罢了。

回想这整个经过，我想，这还是我抉择时不够慎重造成的，我忘记了"治病之要，在于攻补寻机"这句话，我们选的时机不对呀。拔牙前，正逢过年，事情多，家里乱，我只听说"拔牙没问题""癌症患者拔牙没问题"，就没问问"正在复发的癌症患者有没有问题"，更没强调"正在复发而且已经出现体弱盗汗症状的癌症患者有没有问题"——这是我的疏忽。我更没想到，医生在拔种植牙时居然会因为工具不凑手造成桩子折在里面，还是两次！这就是《医学的真相》里说的，医学永远带着它的三性——它的不确定性、不精准性和信息的不完备性！

也正因为此，我家海鹰绕过了治疗中无数的沟沟坎坎，却在这件看似小事的拔牙上绊倒，这怎不令我心痛不已追悔万分！

如果今天，再让我做次选择，我会跟海鹰说："不要拔了，你可能撑不住这么大的创伤。不如我们先化疗，到时，哪颗牙疼咱就拔哪颗，这样风险会小些。"如果真的如此，我敢肯定：这时海鹰一定还陪伴着我！

哎，癌症的治疗，在抉择上，很多时候近乎于赌，你不知等着你的将是什么，我们只能把赌注押在怎样能使生命更长些的那一方。仅此而已。

这也正像我平时总跟海鹰说的："你的治疗从来都是走钢丝，小心谨慎，慢慢地，一点点地，你就过去了。急不得。"

可是，这回，他和我都没细想，其原因是可能我们都感到了生命的危险，有点急，治疗的分寸就把握不准了。这也算是一种过度治疗吧——他提前拔牙是为了化疗的顺畅，可化疗尚未开始，已经人去楼空。

所以，我们的患者呀，任何时候都不要心急，要始终握好手里的平衡竿，小心谨慎，你才有机会走过这个独木桥。

2020 年 4 月 3 日

如果能重新再来，哪些做法我会改变？
——对海鹰八年治疗的回顾与思考

> 这些就是我在海鹰离去后的思索。愿它对后来者有所帮助，也愿天上的海鹰能知道我的心。

海鹰走了，我陷入无边的痛苦之中。很多人安慰我，说我做得已经很不错，能带着一个三期B的患者走了八年，不容易。可我还是在不断地回忆，我想知道，如果能重新再来，我会在海鹰的治疗方法上有哪些改变。即使换不回海鹰，我也想把我的思考留给后来的患者，这样才不辜负海鹰说的——"我负责得病，徐晓负责总结。"

那么，这个回顾就从八年前说起。

一、如果重新再来，我仍会选专科的医院吗？

2012年3月，海鹰身上多发淋巴结节，高度怀疑患了淋巴瘤。他在专家建议下，进入中国医科院肿瘤医院就诊。随后确诊加治疗，没有走弯路。所以，进入一家专科的肿瘤医院是救命的第一步。这一点对癌症患者至关重要。如果重新再来一遍，我仍然首选肿瘤专科医院，如东肿，如西肿。

二、如果重新再来，在出现药物性肺损伤后，是否还要坚持完成预定疗程？

2012年那次化疗，应该说，效果非常好。四次化疗后，瘤子都下去了，只是因为出现了咳嗽、毛玻璃肺、发烧，不得不停止化疗，先去治疗肺损伤。后来，海鹰靠中药和气功，让肺的问题逐渐缓解，不发烧也少咳嗽了。这时，医生希望海鹰继续完成后面的两次化疗，以免休眠的癌细胞再醒过来。我们没有接受。

那么今天，如果让我重新选择，我仍然会谢绝后面的疗程，因为，就我的体会，海鹰后来的复发与那次减少了两个疗程没有必然的联系。而恰恰是因为海鹰结束在正确的节点上，保存了他的元气，让他可以靠中医和气功恢复体力，并使他享受了三年的健康时光。至于，他2015年复发，是与他过度劳累、上火和蚊子叮咬有关，而与三年前少了两个疗程无关。我不能想象，如果当年在海鹰那么虚弱的状态下再多两个疗程，还会不会有他后面八年的时光。

三、如果重新再来，中药还用不用吃？吃多久？

我想，我仍然会让海鹰吃中药，而且，不会再让他轻易停止。

从2012年海鹰接触中医，靠步云霓大夫的中药一步步使身体好转的结果看，中医中药的作用不可或缺。海鹰吃了三年的中药，尽管后来在国外时感到中药的珍贵，他常常一副药吃三天——多加水熬三次，但他每天喝。他笑谈："我把中药当凉茶喝了。"但是，只要有药性，就不能说没作用。2015年春，海鹰认为自己彻底好了，就停了中药，没想到两个月后复发。那时我就后悔：如果一直坚持喝中药，尽管他吃了点羊肉喝了点酒，上火，可如果没停中药，有中药托着，也不至于就马上复发。所以，如果重新来过，我就会让海鹰一直服用中药，就像在玉渊潭公园练功的魏大姐，她也是淋巴瘤，十几年了，中药没停过，她没复发！当然，吃不吃中药，还要看是不是遇到了一位好中医。

四、如果重新再来，我会考虑造血干细胞移植吗？

肯定地回答——不会，一千个不会，一万个不会！

尽管，造血干细胞移植是很多医生推崇的治疗癌症的办法，美其名曰：防止复发。但是我接触了太多的患者，凡是做的，极少见到不复发的，而且死亡率很高。我在前两本书里写到的做了移植的患者，在接下来的不久也都纷纷离世。我还遇到过两位做了移植的患者，他们告诉我，自出了移植舱，他们就一直在用靶向药维持。可这么做，我就不明白——既然，做移植能够防止复发，为什么还要靠靶向药维持？既然靶向药能够维持，为什么还要去做那个花费巨大、损伤巨大的移植？直接靶向药维持不就可以吗？

所以，如果重新再来，我仍然会替海鹰拒绝移植，毕竟风险太大！

五、如果重新再来，我还会替海鹰选择以往的治疗方案吗？

海鹰在这八年里，多次复发，基本上都是靠化疗缓解。他曾用过几种方案——R-CHOP、R-GDP 和 B-R。这些方案都不错，都有效。R-CHOP，就是美罗华（也叫利妥昔单抗）加环磷酰胺、表柔比星（也叫阿霉素）、长春新碱和泼尼松，此方案劲大、有效，但容易造成药物性肺损伤。R-GDP，就是美罗华、吉西他滨、顺铂和地塞米松，相比 R-CHOP，副作用相对较小，海鹰用它时没有掉头发，没有使升白针，居然坚持了 5 个疗程，没有那种要死要活的感觉，肿瘤也充分缓解，但后来发现，此方案伤肾。B-R 方案是苯达莫司汀和美罗华的结合，也是治疗滤泡性淋巴瘤和惰性淋巴瘤的经典方案。苯达莫司汀虽不是新药，但进入中国只是近两年的事。这个方案也是效果好、副作用小，海鹰感觉对它的耐受性也好。但是，几种方案用下来，我体会，每个方案各有所长，也各有所短，不同的患者应根据自身的情况选择适合自己的方案。如肺不好的，躲开 R-CHOP；肾不好的，避开 R-GDP；肿瘤激进式发展，最好选 R-CHOP 和 R-GDP；B-R 在对付激进式发展的淋巴瘤时感觉后劲不足，一旦停药，会有反弹。海鹰在最后两次用 B-R 方案后，都是没有把胳膊上的肿瘤打死，让它轻易回来，这是教训。所以，还得是什么病用什么方案。

六、如果重新再来，我会替他选"美罗华维持治疗"吗？

这是我最为之纠结的一个问题。

2017 年海鹰复发，医生建议海鹰接受"美罗华三个月一次，持续两年"的维持治疗方案。那天我问医生："这种方案能维持多久不复发？"她答："两年，或四年。"其实，我以前知道这个方案，一般患者可维持两年无症状不复发，可也有维持八个月就出现症状的。我当时考虑，海鹰只要眼下缓解了，就可以靠练功保持住，就可以不复发，也就可以有很长很长的生命时间。同时，我还考虑：不频繁地使用美罗华，就能一直保持着海鹰对美罗华的敏感性，万一今后他复发，美罗华仍然有用。所以，我拒绝了这个方案。那天，医生的助理——一个华人姑娘还回过头对我说："嗨，多好的方案呀，你怎么拒绝了？"

而今想来，我有些后悔。

确实，我没想到海鹰那么快就复发，就是几个月呀，一场感冒就坏事。而且，他的复发是密集型的，一次接着一次。从医生建议这个"维持"方案到他的离世，不到三年。我想，如果当年接受了，会不会更好？记得，在海鹰最后一次复发时，我跟海鹰说："一旦这次化疗缓解，我想建议医生给你美罗华维持治疗。这样可以让你在不复发的状态下让自己缓个一年两年，然后，在这段时间里，你好好养身体，争取在美罗华失效前提高自身的免疫力，摆脱药物的治疗。那时，你仍然可以好好地活着。"但是，老天爷没有给我们这个机会。

我现在考虑，不能说当时的决定不对，关键看对什么人。2018年，海鹰治疗后的结果那么好，如果不是他自己折腾，绝没有复发的机会。所以，如果患者听话，心静，就可以不必"维持治疗"，而对于"爱折腾"的人，能维持一下最好。当然，总折腾，"维持"也维持不了多久。

我今天提出这个问题，就是希望我们的患者能根据自己的情况酌情选择。

七、如果重新再来，我还会让海鹰拔牙吗？

对于海鹰的拔牙，我纠结了很久，思考了很久。我想，不是他不能拔牙，而是他拔牙的力度不对、时机不对。如果，能让我再选择一遍，我想，我会在他身体不错的情况下一颗一颗地解决问题，绝不能一下拔一排，同时，绝不会在他已经复发的状态下拔牙，因为一旦复发，人体处于弱势，任何的伤害都可能成为压倒骆驼的最后一根稻草，所以要小心再小心。这也正印证了中医界的一句话："治病之要，在于攻补寻机"。

八、如果重新再来，我还会鼓励海鹰练习郭林新气功吗？

我的回答是肯定的，会，一定会！郭林新气功陪伴海鹰走过了八年的抗癌路，每次他化疗后的虚弱，都是靠练功缓过来的。记得2018年，两次化疗后，瘤子还没完全下去，可人已经站不起来。我鼓励他，"起来练功吧，能走几步走几步，咱们不必想得多远，就争取三个月后能站在医生面前，那就是胜利。"那次，海鹰真的走出去了，就在家的周围，一次几分钟，逐渐加多，一个月后，他就能正常吃饭做事了，他好了！

当然，如果重新来过，我可能还会建议海鹰多一些锻炼的方式，如游泳。我曾跟海鹰说，"你看，孙云彩、赵继锋、李英伟几位老师都是游泳爱好者，他们的体力那么好，游泳一定起了不少作用。"我还会建议他学练一些太极，因为太极也是一种很成熟的运动方式，这可以作为他同时习练郭林新气功的补充和调剂。但是，我绝对阻拦他去学练那些所谓的"高级气功"，更不会让他去体验什么远程接功。我想，太"高级"的东西普通人不易达到，万一学偏，走火入魔，那就大大不好了！

九、如果重新再来，我自己会怎么做？

我想，我会拿出更多的时间陪伴他。

回想2012年海鹰初次得病的时候，仿佛就是昨天，对于我，八年时间，如白驹过隙，恍惚间，一个抗战都打完了，可对于他，这又是怎样一个长度？

八年来，我一直陪着他，生活上照顾他，治疗上帮他拿主意，我以为我尽力了，我就想不明白，为什么海鹰还总要去做一些事情，每天吃饱了练功不就行了吗，有什么不满足？可是，当我失去了他，当我一个人又去了他每日练功的操场，当我重踏他曾无数次行走的小路时，我突然明白了——那是一条多么漫长孤寂的旅程呀，可我没有陪伴他！

八年来，他每天吃了早饭就出门，偌大的操场，就是他一个人，没有人跟他说话，他在那里一待就是三四个小时。春夏还好，有绿树和鲜花入眼，可到了秋冬季节，就他一人行走在淅淅沥沥的雨中，或独自坐在凉棚下听着雨声。他常常会把家里的饼干、面包、干果装到兜里，说是去喂松鼠，喂乌鸦，说小松鼠已经认识他了，等着他喂，还说，大雪把草地盖上了，鸟没的吃了。有一天，他居然还抱回一只生病的大海鸥！有时他遇上个老外，聊聊天，他回来会兴奋地跟我说半天。他的兜里还常放着个小本子，说有个什么灵感他会记下来，作为他创作的情节。听他说这些，我心里并不高兴，我会说他："专心练功不好吗，为什么走神？"可是，今天我明白了——他太孤独了！如果在国内，在北京，在玉渊潭，他一定不会去想什么自己的创作，因为身边有那么多病友在等着他，跟他有聊不完的知心话，可在国外，他没有。这就像我在加拿大的癌症朋友——上海的周先生、陕西的杰娅、山东的小慧，他们都想练功，但都坚持不了。确实，太孤单了。想起这些，我要跟天上的海鹰说：对不起，真是对不起，我怎么今天才明白？

如果重新再来一遍，我一定会陪着他，陪他出门，陪他练功，哪怕我就坐在不远的长椅上写作，也要让他知道我在等他，他并不孤单。或者，我就带他回到北京，让他跟癌友们一起练功，一起说笑。今天我体会，一个快乐的心情远比蓝天白云重要！

所以呀，我希望我们的患者家属都能早明白这一点，不要像我，只管放他单飞，那样不行，要陪伴，陪伴，还是陪伴！陪伴，带给亲人的是踏实，是信心，是坚强，是温暖，这样，你们一定会牵手走得很远，很远。

这些就是我在海鹰离去后的思索。愿它对后来者有所帮助，也愿天上的海鹰能知道我的心。

2020 年 4 月 8 日

— 第五章 —

抗癌英雄谱

　　我的眼眶一下润湿了。我不禁一连退后了几步，以便能更好地打量这一群：这一群被癌的王国无情地判处了"死刑"的囚徒，一群被死神紧紧扯住衣襟的俘虏，一群在凡人眼里的活死人！

　　但他们却又是癌的王国的不停抗争的叛逆，一群千方百计打破囚笼的勇者，一群用殊死的角力、一分一秒从死神那里夺回生命的角斗士，一群确是比凡人更多勇敢，更多信念，更多生气的不凡的人！

　　在这殊死的决斗中，他们有的已遍体鳞伤，有的即将牺牲。但他们只要还有一口气，还能走一步路，他们就将继续这一场力量悬殊、几乎是无望的角力，用自己最后的生命之火给未来者点燃希望的灯……

——柯岩《癌症≠死亡》

从"有志者"到"有智者"
——一位濒临死亡又绝地逢生的患者的经历

何为奇迹？就是通过自己的努力让不可能变成可能！

何为奇迹？就是通过自己的争取让难于上青天变成有天梯可登！

何为奇迹？就是通过自己的挖掘让内心沸腾，然后选择它，全情投入，全力以赴，背水一战，不给自己犹豫的机会，也就是，不抛弃，不放弃，不离不弃！

——"有志者"童舒

我遇到"有志者"是在 2013 年。那时我写博客，她也写，她会到我的阵地看看，留个言，点个赞，也勾得我去到她的园地里转一转。她的文章写得很好，有故事，有情绪，字句铿锵，直抒胸臆。

但是我们没有见过面，时间一久也就忘了。

直到 2017 年秋，我到山东青州去参加一个抗癌学习班，在路上与一位叫童舒的女士同乘一车，一聊才知道，她就是博客里的那位"有志者"。世界不大，真巧。

因为路上严重堵车，我与童舒便有时间聊天，她从她的病到她的治疗过程，到她周围患者的状况，谈了很多。我由衷地佩服她的聪明和觉悟，我想，只要有机会，我一定把她的故事转述出来，让更多的患者受到启发，都能像她一样活下来。

2019 年春天，我们有机会再次长谈。以下就是她的故事。

无知者的悲哀

童舒是黑龙江大庆人，身体有问题时很早，是在 2006 年，那年她 39 岁。

有一天，她摸着自己右边锁骨窝里有个小小的疙瘩，没当回事，就过去了。

一段时间后，感觉自己的右臂酸痛，她推想，一定是因为年底工作忙，自己总趴在桌子上写写算算的，把胳膊累着了。于是，她就到医院去做按摩，可做了也不好，查原因也没个所以然。本想过了元旦工作不忙了胳膊的疼痛会自然缓解，没想到，过年后不但没好反而更重了。到了 2007 年的 3 月，她的右臂几乎抬不起来，躺下后，想用右臂帮着翻个身都不可能。没办法，只好去医院检查。

在医院做了个 CT，医生跟她说，片子显示她的颈下有个小结节，这个结节的性质有三种可能：一是淋巴结炎，二是淋巴结核，三就是淋巴瘤，也就是癌症。到底是什么，要做了活检才能知道。医生提醒她，要对自己的病情重视起来，不要耽误。

童舒不相信自己会与癌症沾边，也不愿去做那个所谓的"活检"手术，就跑到省城去挂专家的号。可是，看了两位专家，他们都没给出一个确切的说法。一位说，看着就是良性的，没有大问题；一位说，凭经验不该是肿瘤，但要确诊，只有做活检，那是金标准。

其实，我很理解这些医生，毕竟童舒年轻，谁也不愿轻易地把"癌症"这顶帽子扣在一个年轻人头上——我已经遇到过太多这样的病例，这也是很多年轻患者耽误治疗的一个原因。

应该说，截止到那时，已经有两位医生提醒童舒应该去做活检了。可是，童舒一直在回避，她说，她回避西医，回避活检，说到底，她是在回避"淋巴瘤"这个词。她一厢情愿地认为自己充其量就是结核病，完全可以靠喝中药就能把结节消灭了。为此，她还专门跑到结核病医院去请求医生检查。也不知医生怎么查的，还真给她开了抗结核的药片。时间就在她一天天吃这些药片中流逝过去，可惜的是，她的"结核病"非但没好，反而一天天加重。她感到体力在一天天走弱，真累呀，总感觉身上是那么乏力。这时，她用手可以摸到锁骨下、颌下都有了结节，身上也出现瘙痒的症状——那是一种无法形容的奇痒！

这时，时间已经是 2007 年的 10 月。

童舒在网上发现了一位河南郑州的中医，以治疗淋巴结见长。联系上后，童舒毫不犹豫打点行装出发。

这位郑州的医生很年轻，人也实在。一摸童舒的脖子，就说，"姐，你去大医院检查吧，你的时间我耽误不起。"可童舒说，"我排斥西医。我既然来了，你就给我治吧，我信任你。"就这样，童舒留在了郑州，每天喝中药，打点滴，再加上用麝香做的外敷药涂抹结节。结果可想而知，童舒的病没有好，体力却更弱了，输了十五天液的结果是连路也走不动了，输了二十天液的结果是脖子下的肿瘤长到了鸭蛋大。医生说，"姐，你的病我治不了了，以我的经验，你不是淋巴炎，也不是结核病，是淋巴瘤，你赶紧去大医院吧！"

一旦意识到自己是淋巴瘤，是癌症，童舒的心防就塌了。临离开郑州时，童舒跟陪她出门的丈夫说："咱们都到了郑州，是不是总该到少林寺看看？万一以后没有机会呢？"她丈夫便拉着她到了少林寺。可是，到了那儿，童舒只有眼望山门的份，她没有一丝力气可以走进去。她又对丈夫说："你替我进去看看吧，我在这门口躺会儿，我看着你进去，就跟我进去一样。"

回到大庆的童舒，赶紧上网去查什么是淋巴瘤，网上说的症状与自己的身体状况一一对应，严丝合缝，没有例外。既然是癌症，不都是死路一条嘛，既然治不了，也就不遭那个罪，不花那个钱了，去什么医院呀，等着就是了。这时，谁来劝也劝不动她。

最后是儿子来了。

正在上中学的儿子往妈妈的床前一站："妈，你看不看病吧，你不看，我就敢从这楼上跳下去，谁让你不让我有亲妈呢！"

是呀，儿子要有亲妈，为了儿子，咱得活！

直到这时，愚钝了一年的童舒终于醒悟了过来。

有志者的挣扎

丈夫带着童舒踏上了求医的路。第一站，上海。他们进的是上海长征医院。医生一检查，生气了，"怎么这时候才来看？没有医保？"

"有医保。"

"有医保不看病！再耽误没命了！"

童舒直接住进男病房——那里有床位。

住进医院第三天，什么治疗没进行就开始发高烧，39℃、40℃，一直往上烧，白血球高到两万多。有医生怀疑她是淋巴性白血病。主治医说，一旦退烧马上活检，只有取了病理才能确诊什么病。可是烧呀，她上不了手术台。

一周以后，从国外出差回来的科主任看到高烧的童舒还没开始治疗，急了，"不能总这么等下去，马上打退烧针，退了烧赶紧取！"

就这样，本该在一年多之前就行的活检手术推到了2008年的3月！

童舒盼着活检的结果是霍奇金，因为霍奇金病比非霍奇金病来得轻——医书上是这么写的。那天，丈夫拿着检查报告，说："如你所愿，霍奇金！"童舒高兴了。可她丈夫没让她看报告，更没念出后半截，因为那上面写着——"晚期"！丈夫更没告诉她，医生说，太晚了，全身都有了，最好的情况是三个月！

童舒开始化疗了。

化疗的药液输进去了，上午输的，到了傍晚，多日不退的高烧慢慢退了，一家人又看到希望。童舒在上海完成第一个疗程后，准备带着方案回到家乡大庆继续化疗。那天，是多日雨后的大晴天，她的丈夫说，"你在医院躺了十天了，我带你出去转转吧"，就借了辆电动自行车驮上她出门。走了十几分钟，童舒感到头晕，赶紧停车下来，"快回去，我支持不住了"，童舒坐到了地上。丈夫赶紧扶起她上车，要往回骑，可是，童舒根本坐不住，丈夫只好打了辆出租拉她回住处。谁知，一开车门，童舒直接就躺到了门前的水洼里！

醒来的童舒跟丈夫说："回大庆，马上回，我不能死在上海。"

那天，上海的亲戚立即给他们订票，当天晚上的飞机，一刻也不能耽误——回家。

轮椅将气息奄奄的童舒推到了机舱里，但座位是坐不住的，空姐拿来一摞毯子铺在过道的地上让她躺下……

回到大庆的童舒继续按照医嘱去完成化疗的次数。毕竟年轻，她扛下来了，而且，药也是有效的，身上的瘤子下去很多。

几个月后，待她再回上海长征医院复查时，她的主治医惊讶地大叫："你居然回来了！从你离开医院，就没指望你还能回上海！"然后跟她丈夫说，"你庆幸吧，你老婆捡回了一条命！"

然而，检查的结果是，虽然大部分肿瘤都下去了，但是脖子上、腹股沟还有一些小结节没有完全下去。主治医建议，原方案，再化疗六次，乘胜追击，巩固成果！

童舒带着药又回到大庆——继续化疗！

第七个疗程，第八个疗程，第九个疗程，童舒一天比一天虚弱，但她咬牙坚持着。第十个疗程了，怎么，锁骨窝的结节好像长大了点？第十一个疗程，结节明显大了——难道复发了？她赶紧到省里的肿瘤医院去看，专家说，确定无疑，复发了，这是一边化疗一边复发呀！童舒又陷入了绝望！

这时，身边的小护士跟她说："你为什么不去试试造血干细胞移植？我有个同学的妹妹做了，效果不错。"

移植？一条新的信息，童舒又看到希望。

她马上到网上搜索，移植，确实是治疗淋巴瘤的一条路，不少医院都有这个技术，离家近的有省城的肿瘤医院，远的有北京的专科医院和部队的大医院，那么，去哪家做呢？她打听到，那位著名的央视主持人罗京现在就在北京的一家部队医院准备移植，她马上跟丈夫说，"名人去的医院一定是最好的医院，既然要治疗，既然是花钱，咱就去北京，去这家部队医院！"丈夫说，"听你的，你说去哪儿就去哪儿！"

部队医院的作风就是快，她一打电话，马上就联系上了，没多久就住进了病房，而且，不论是主任还是护士，个个和蔼可亲，童舒的心情大好。

为移植做的预前化疗是大剂量的，但到底大到什么程度，童舒不知道，也想象不到。但是，第一个回合，童舒就有死过去的感觉。以前的化疗，她的白血球都是跌到1600左右，可这次，一下就到了800！吐呀，从鼻子里往外喷着吐，她下不了地，一坐起来就要休克，可她要坚持，她要一个个疗程去完成。因为，她想活。

那段时间，她问同病房的患者，"都说罗京住在咱们医院等着做移植，怎么没遇到过？"人家说，"整个医院淋巴瘤科就两位坐轮椅的，一个是你童舒，再一个就是罗京了。你会碰到的。"果然，有一天，在电梯里，童舒真的遇到了罗京。他戴着一顶黑色的棒球帽，帽檐压得很低，人很瘦很瘦，几乎看不出他原来的模样，只是那对眼睛没变，那确实是曾经英俊的罗京！

跟罗京住在一个病区，童舒感觉有种莫名的踏实。

然而，2009年6月5日，一清早，七点来钟，楼上传来消息：罗京走了。那天正在输液的童舒感觉底气一下泄光，她一天没有说话，一天都在流泪——为罗京，也为自己。她想，连罗京都没有救活，我一个平头百姓怎么能有活命的希望！

确实，活下去太难了！

多次的大剂量化疗让童舒有种入地狱般的感觉。无力仅是其中之一，浑身溃烂，是她最痛苦的。六月，北京的气温已经很高，但是病房内不能开空调，因为都是化疗中的患者，谁都怕感冒。闷热的气候，虚弱的身体，加上化疗的热毒，使她的腋窝、肘窝、腹股沟、腘窝、颈下，都烂了，没有皮，露着鲜肉，像退了毛的小鸡；童舒的头上生满了黄水疮，满头都是黄豆大、芸豆大的脓疱，用针一挑，一股脓液喷射而出，头沾不了枕头；脚指甲缝里也有脓水汪着，这真应了过去的老话儿，叫"头上生疮脚底流脓"了；童舒胳膊上的PVC管的贴膜处也开始过敏，每天必须换膜，可每揭一次膜，都疼得钻心……童舒的免疫力已经被彻底打翻在地了，白血球的数值低呀，有时连打十针升白针都提不上去，而打针的反应是疼呀，浑身疼，疼到了骨头缝里。那段时间，童舒不能听到楼道里有护士小推车的轱辘声，一听就浑身哆嗦犹如筛糠。有几天，她想到死，她不想遭这个罪了——既然活不成，就赶紧！

可是，一想起儿子，她又不能死。那一年，儿子要参加高考。她说，我的儿子学习一直优秀，决不能让自己在儿子考试前出事，否则，会毁了孩子一辈子。所以，再苦再疼自己也要忍，也要咬牙坚持——我得让儿子踏踏实实地坐进考场里，让他知道妈还在！

有志者的思考

儿子的考试是成功的，这让童舒很感安慰。7月中旬，儿子来北京看望妈妈，当晚，就住在他们在医院对面租的单元房里。因为房子离太平间不远，她担心儿子害怕，就让丈夫回家陪儿子睡。可按说，那些天正是童舒需要有人陪护的时候。

晚上十一点多，童舒感觉不舒服，心口像有块大石头压着，她让临床的家属帮她叫来护士。护士过来看看没有大事，给她带上了氧气面罩就离开了。可到了半夜，童舒感觉极端难受，她想叫，叫不出声，她想拉床头上方的紧急呼叫绳，可够不着，她睁不开眼睛，一切都像在睡梦里，她挣扎，呼喊。大概是邻床的家属看到了她痛苦的样子，又帮着叫来了大夫。童舒感觉，她能听到医生护士的脚步声，能听到医生在商量用什么药抢救最好，但是，她说不出话。就在医生给她打针的时候，她感觉她的身体飘起来了，她清楚地记得自己还想：别飘得太快了，别让脑袋撞到房顶，撞到得多疼呀；她还想：别飘得太高，一会儿摔到地下会摔疼的……

第二天一早，童舒的丈夫来了，病友说："你可来了，昨天夜里，你老婆差点没命了！"

那段时间，正是医生在给童舒提取干细胞，但是提了几次也不能达到移植的要求。通常，移植的最低标准应该在3个单位，可是童舒只有0.6，远远不够。而且每一次提取干细胞之后身体都会出现不良反应，开始时是缺钙，最后就是钙镁钠酸钾全缺。在这种情况下，就不能再提了。有的医生说，可以直接从骨髓里提取，童舒不懂这些技术，只能等着，养着。可等到什么时候，她不知。

在童舒等待采集干细胞的同时，她的丈夫也没有闲着，他整天拿个小本在搞"社会调查"。毕竟，在医院里住了快半年了，人也熟悉了。每当他看到有人回来复查，都会迎上前去询问，问问人家做没做过造血干细胞移植，做了的，感觉怎么样，复发过吗，多长时间复发的，怎么治的，结果怎样。

那天，童舒的丈夫坐到她的床前，说："怎么越了解越感觉这个移植不靠谱呀。这些做过移植的患者，基本都复发过了，有五个月就复发的，有八个月复发的，有一年复发的，最长的是一年半，最短的三个月，可没复发的却极少。这是怎么回事呢？"

是呀，就说那个河南临沂的孩子，十一二岁，童舒不知道他的大名，就记得大家都管他叫"大龙"。每次大龙住进医院，腰下都围着一个棉被子，身上还穿件羽绒背心，而那时正是北京炎热的六月天呀！大龙的妈妈说，孩子做完移植三年了，每年都要回来再做两次化疗，说是维持，也不知要维持到什么时候算一站。现在孩子光是做腰穿就做过五次了，看着孩子受罪，做家长的真是心疼呀。可不做又能怎样，当年同期跟大龙一起做的十五个人就剩大龙了。童舒说，每当她看到小大龙那苍白的脸和迟疑的眼神就想哭。

童舒找到护士，问："咱们的宣传栏里不是说移植的成功率是百分之九十五吗？这个成功率指的是什么？"

护士回答："是进仓后可以平安出仓。"

呜呼，就是这样呀！这是不是与我们本来期望的"做了移植就可以痊愈，就可以永不复发"差得有点远？

罗京的离去、小大龙的现状，病友们的复发，自己的身体现状，都强烈地冲击着等待移植的童舒。

终于，童舒想明白了，她跟丈夫说："不做了，带我回家吧。"

有志者的决断

回到家乡的童舒在平静中息养着自己的身体，让满头的毒疮退去，让站不起来的身体可以慢慢站立，可以缓缓行走。但是，几个月后，复查的结果是，肺转移。肺上有几个一两厘米的结节。

怎么办？再回到医院化疗吗？

童舒不愿，也不敢。

童舒说，我不愿，是不愿重蹈同病房病友的后辙，不敢，是不敢再冒险！

童舒的病友有怎样的故事？

原来，半年的住院，她与同病房的病友结下了生死之交。当时，一个病房四个床位，由九位患者轮换使用。她们从陌生到相识，从同病相怜到生死与共，她们同吃同住同欢乐，也同受罪。谁家做了好吃的，分给大家尝尝；谁有了不舒服，帮着叫医生，叫护士；谁的家属不在，其他家属就帮着照看输液点滴。每到大家都结束了输液的时候，就一起唱歌，尽享着生命的美好。然而，她们每个人又都有着各自的病情、各自的身体状况，有着各自的人生经历和不同的经济条件，所以，也就有着不同的治疗经历和治疗结果。

童舒在离开医院时，这几位病友说好要保持联系。可是，走着走着，就散了。没过多久，九个人，有明确消息走了的就有四个，除了童舒自己，另外的四个，都是最初时还能通话，可后来电话就接不通了。在童舒回到医院复查时，她向医生询问那几位病友是否回来复查过，答案是否定的。童舒不知道他们在哪儿，她惦记。

童舒说，这些人里，她最不能忘怀的是两个大学生。一个是徐州的，叫王芳。家庭经济条件不太好，为了移植，几十万扔进去了，后来复发，没钱治了，她的父亲说，女儿喜欢旅行，就趁她还能走带她出去走走吧……

还有一个叫高菲，太原的，大学四年级学生，本来差半年就毕业了，得了淋巴瘤。按说，四次化疗效果不错，所有的指标都正常，身上也没结节了，她也准备出院了。可就在童舒出院那天，高菲的家里来了一位有钱的亲戚，也不知谁说的，怎么说的，意思是高菲最好用一种什么好药再做两个加强疗，就可以让成果巩固，以后就再不会复发了，这让高菲留了下来。可是，谁也没有想到，到第二个加强疗时，高菲出现严重的肺部感染，推进了 ICU 病房，后又转单间病房，为了救高菲，家里又花了 17 万！后来，医生让高菲的妈妈带她回家，跟她妈妈说："您也是护士出身，在这儿护理和在家护理一样"。可到家不久，2010 年 1 月 10 日，高菲就因为呼吸衰竭告别了她年轻的生命。

童舒听到这个消息，哭了整整一个星期！小高菲，那是她在病房里最要好的朋友呀，两人说好出院要互相拜访的，怎么就一下没了？童舒后悔呀，当时怎么就没劝劝这个姑娘呢？就说劝不了医生，劝不了家长，可如果能多劝高菲几句，说不定孩子跟妈妈说不想做了，或许就能躲过这一劫。真是后悔呀！

而今，是童舒自己复发了，又该怎么抉择？

童舒跟丈夫说，我的身体好不容易从将死的状态中刚刚缓过来，刚刚长了点肉，刚刚可以下楼，刚刚白血球升到2000了，如果这会儿再让我为了肺上那两个结节去做化疗，我是绝对不去的。去了，就可能是呼吸衰竭和心脏衰竭！

但是，不去医院又有什么好的办法呢？童舒想，天下一定有治疗淋巴瘤的办法，只是我还没有找到。

为了自救，童舒每天在网上搜索。终于，她发现了淄博抗癌乐园李英伟园长的博客。啊，李英伟也是淋巴瘤，也是晚期，可他活着，活得还那么好！

从新浪博客里，童舒找到了李英伟的电话。拨过去，不接，再拨，还不接。童舒一天拨了十几次，终于通了。原来，李英伟正在北京上课。一旦接通，童舒就像抓住了救命的稻草，哭呀，说呀，李老师，你要救我！

李英伟说，根据你的情况，我向你推荐郭林新气功。你如果想学，可以到淄博去，那里有一个莲池公园，每天都有老师和患者在那里练功。

童舒毫不迟疑，拉上丈夫就出门了。

下了火车，连旅馆都没找，直奔莲池公园！那天，她在长椅上坐下，身边放着行李箱，她看着练功的人们，看一会儿，跟在人家后面走一会儿。她走一会儿，想一会儿——走在前面的都是癌症患者呀，可人家都挺好，我也得这么走下去，看看能走出个什么结果。

从三月走到了六月，后来，她又正式参加了李英伟老师办的郭林新气功学习班。那段时间，她一边学功，一边吃着中药，气功加中医，到了七月，她回北京的部队医院复查，肺上的结节无影无踪了！

有志者感到，她终于找到了未来的路。

有志者的智慧

从 2007 年 3 月 8 日童舒第一次到医院看锁骨窝里那个小瘤子，到如今，已经十二年了。

十二年来，童舒经过了怎样的脱胎换骨的蜕变，吃了多少苦，受了多大罪，只有她自己知道。作为故事的倾听人，我只能想象她夏练三伏冬练三九，只能想象她要忍受长久的寂寞，要一个人独自行走在孤寂的林间，也只能想象她要克服自己可能复发的恐惧与身边病友一个个离去时的悲哀。但是，这一切都是怎样帮她从一个"有志者"演化为"有智者"的，还是让我们看看她自己的博文吧。

看她对自己的坚持怎么说。

2015 年 3 月 8 日

今天我整八岁了。

八年风雨八年路，这期间的艰辛和困苦只有同病相怜的人才能体会得更深。

活着是对人能力的考验，是对人信心的考验，是对人勇气的考验，更是对人耐力和精神的考验。每次复查前的纠结，等待结果时的忐忑，看到好结果时的狂喜，看到结果有些许变化时的惊恐和错愕，那失落和无奈，那无眠和无休地寻找根源，哪怕是多吃了一口肉，内心里都会责怪自己。这样的日子是分分秒秒都伴随着自己，你不能随着性子发脾气，你不能随意改变你的生活规律，你不能过想走就走的日子，你不能承受家中有变故，你不能全力尽孝父母。这诸多的"不能随意"最终都是为了——活着！

这八年，我从有病初期的误诊，到确诊为晚期淋巴瘤，从十数次的化疗后又为干细胞移植而做的大剂量的"预前准备"，到命悬一线放弃治疗，从经常性的昏厥到可以自由地行走于天地间，从双肺转移到放弃传统的手术和放化疗，到依靠中药和郭林新气功让肺部肿瘤消失，这一切的一切，每一次的选择都让我把命赌上。说不怕，那是骗人的。我睡不好吃不下，我对一切失去兴趣，我常常无名地发火，我赌气地消费，我敏感的神经让我对淋巴结哪怕有一毫米的变化都会感到浑身颤栗。这哪里是放松淡定的表现？

这八年，每一次危险来临都让我醒悟一次："好了伤疤忘了痛"，这是无法更改的。修炼是终身的事情，癌人的标签时时刻刻提醒我们要放下欲望，简单生活，快乐生活，远离纷扰，让自己回归清静，要淡雅生活，本真生活。什么面朝大海春暖花开，什么劈柴喂马周游世界，什么四海为家，什么浪迹天涯，什么共话桑麻，什么花前月下，什么放歌纵马，什么青丝白发，什么淡饭粗茶，什么十里桃花，什么相思放下，最终是我种豆得豆，种瓜得瓜！我要参悟真假，我了个去，我就是要活着！

童舒在患病期间得到丈夫小杨无微不至的关爱。病后，她在博客里这样写道：
2017-3-8

今天，我癌后整十岁了，值得庆贺！孩儿他爹隔着屏幕送给我三朵花——我爱你。

十年前的今天，我癌了，那时谁曾想，能活至今日？其间百般艰难，万般滋味，弹指间，如风如云，那么刻骨的事，很多细节都淡去了……

无论如何，他时与今日我都要感恩孩儿他爹的照顾与陪伴，生命与我，除我的不弃，更有他的不离。日夜相照，汤羹将养，从羸弱到健步，如果没有他前些年背负着我楼上楼下地折腾，怎有我今日的诗和远方？

如今，我每天吸吸呼在天地间，片刻不敢停下行走的脚步，风、雨、冰、霜，春、夏、秋、冬，寒来暑往。尽管寂寞、辛苦，生命回报给我的是：无论走多远，我都可以和孩儿他爹分享我生命中的一切——他做菜、我剥葱，他擀皮、我包饺，他开车、我陪聊……这是我期待的生活。平常人、平常心、平常事。尽管没有鲜花美酒夜光杯，可此时，厨房小锅里的粥味飘香，我仍然满心欢喜，孩儿他爹忙里忙外的脚步声，还有时不时地蹭过来吻我的额头的亲昵……

哎，癌症，迄今为止，在人类医学史上，这是我们遇到的最大的难题。

它如洪水猛兽一般扑面而来，让我们无处躲闪；也如山崩地裂般地让我们不寒而栗。很多时候，治，不一定就能痊愈，但是，不治，放弃，就更是死路一条。那我们怎样才能在不治中求治，在几近死亡时求生，怎样才能创造生命的奇迹？何去何从，让我们听听童舒怎样说：

2016-3-20

何为奇迹？就是通过自己的努力让不可能变成可能！

何为奇迹？就是通过自己的争取让难于上青天变成有天梯可登！

何为奇迹？就是通过自己的把握让事情朝着自己要的方向发展！

何为奇迹？就是通过自己的规划让无章可循的事情变得曙光初现！

何为奇迹？就是通过自己的挖掘让内心沸腾，然后选择它，全情投入，全力以赴，背水一战，不给自己犹豫的机会，也就是，不抛弃，不放弃，不离不弃！

为我们这些拼尽全力而争取活着的人，还有正在走来加入这个群体的人点个赞，赞！赞！赞！

不抛弃，不放弃，不离不弃，才能有奇迹，才能有彩虹！

每当我阅读童舒的博文都会深陷感动。确实，在她的文字里我读到的是风雨雷电，是暗夜中的呐喊，是她面对灾难时的挺胸向前！

2019 年 4 月 28 日

将"生命不息化疗不止"变为"生命不息练功不止"

——三位卵巢癌患者的生命感悟

> 练功，一天不能懈怠。练功，就是上班；练功，就是活命。我们就是要用"练功不止"来代替"化疗不止"，这是我们抢救生命的最后办法了。

2019 年 11 月 18 日，北京，大风降温。据说这是几百年来深秋季节最冷的一天。可是，就在这个时刻，一位在玉渊潭公园练功的患者给我发来一条微信："徐晓老师，今天有一位叫欢欢的患者到公园找您来了，她说她是妇科癌症，病情复杂。还说，她昨天在西四的一家什么藏书馆看到您的书了，所以今天就跑到这儿来找您。我告诉她您不在北京，她特伤心。我想，她是把您看成救命稻草了。这么冷的天，她就穿个单鞋，身上穿的也特少，我问她怎么这样就跑出来了，她说，她怕晚了，怕见不到您。我看她实在着急，就把她拉到群里，告诉她您的微信号。没想到她又激动得哭了。哎，是不是打扰您了？"

我马上在我的新朋友名录下找到这位叫欢欢的患者。

"是您吗？徐老师！我太激动了！"手机里传来欢欢的呼叫，以及加着风吼的寒颤声。

"怎么，你在外边？"

"是的。我还在公园里。那位大姐人真好，把您的微信给我了。没想到您这么快就加我了。"

"你是什么问题？"

"我的病医生说很复杂，又是宫颈，又是卵巢。我手术了，也化疗了，可刚停下化疗又骨转了。我跟医生说，我的孩子才十四岁，可医生说，那又怎么样？其实我没别的意思，我就是想多活两年，最好能坚持个三四年，能让我看着儿子进了大学，能十八岁成人……"又是风声。

"我明白。好，你赶紧回家，冻着就麻烦了。你到家咱们再聊。"

嗨，又是一个卵巢患者！

原先我不了解卵巢癌的特性，分不清它与宫颈癌、子宫内膜癌有什么区别。但是这两年，随着我战友因它而离去，我开始关注它，也才看到这里竟然是哀鸿遍野。说白了，卵巢癌最大的特点就是复发，而且它复发的频率和密度远远高于其他的癌种。

有一位年轻的患者跟我说："徐晓老师，我都皮实了，从得病，我基本没闲着，都是在化疗。化几个月，喘口气，再化几个月，真的是生命不息，化疗不止呀！可能因为我心态好，我扛了七年。"

"我想还有一个原因，就是你年轻。你用自己的青春扛着癌的压力。"我说。

跟她说这话的时候，我心里其实很悲哀，我想的是，年轻人可以扛几年，那些年纪大的怎么办？扛得住吗？

当我捧起《抗癌有道——80位卵巢癌患者6年以上康复实录》这本书的时候，我多希望能看到她们轻松快乐地取得抗癌成功的经历呀，可事实却不能如此——几乎百分之九十五的患者都曾经历复发，她们都是在化疗中挣扎，活得都不容易。尽管她们都很坚强，都是不言放弃，可那种一叶扁舟在巨浪中颠簸的飘摇感深深地扎入我心。

有什么办法能帮到她们，有什么路径能救助她们？我能不能找到一些成功者的经验分享给她们？哪怕就是一分一毫，哪怕并不确切，哪怕并不放之四海而皆准！

我在卵巢癌专业群里发出邀请：哪位朋友有抗癌成功的经验愿意与我分享，请加我微信私聊。

很快，群里一片推荐声："玲娟老师康复时间最长""改凤老师也是多年的'老卵巢'了"，山西群的版主又给我推荐了一位叫亚平的大姐。我如获至宝，马上与她们联系，一晚晚，窗边的小灯下，我听她们讲述着自己的故事。

表面上，我称这三位为老师，心底里却叫她们为剑客，因为她们给我的印象真的是倚风仗剑的侠女了。

那么，就让我讲讲她们的故事吧。我希望大家能在这里总结出一些规律，从而找到自己脚下的路。

玲娟老师生于1950年，她与我和海鹰有着大致相同的人生经历，那就是在20世纪60年代末赶上了上山下乡的大潮，只不过我们从北京往西北，去了内蒙古，她往东北，去了天寒地冻的黑龙江。玲娟说，那时极左，因为她是所谓的"资本家"出身，心里就一直有"劳动改造"的压力，所以什么时候都是苦活累活抢着干，那种一百多斤的大麻包，男人能扛，她也是扛起来就走。后来，她在当地找了个朴实的农民结婚了，有了孩子，她也成了农场的民办教师。那会儿，她想，她的一生可能就这样慢慢流逝于那片黑土地了，可谁知，就在她38岁那年，她成了最后一批回京的老知青！

可是，回京，不易呀！二十年后的她，早已不是翩翩女学生，而是裤脚带泥，后面跟着一个农民老公，手里拽着两个半大小儿的"农妇"！这时，国家已经不包知青分配工作了，完全要自谋出路，可他们没房没钱又缺文化，找工作，谈何容易。幸亏，有位朋友的亲戚同情这家人的境遇，给她开了个"后门"，让她进到一家电讯工具厂当了工人，她万分珍惜。

可令她没有想到的是，就是半年后，在1989年的秋天，在一次女工例行的体检中，她被查出患了浆液性卵巢癌。这个病，对她本人，对她的家庭，甚至对她所在的小小的工厂都是沉重的打击。对她，生命就到头了吗？对家庭，支柱倒了，一家大小，谁来操持？对工厂，号称是公费医疗，可工人看病的每一分钱都要从厂里那微薄的利润中掏出，那么，会计的抽屉里有吗？够吗？

玲娟手术了，把肚子里一切与妇科有关的零件全摘了，然后是灌注式化疗，她做了六次。她说，"至今我都感谢那位给我做灌注的大夫。我膀大腰圆，体重不轻，可就是那位大夫，一会儿提着我的胳膊一会儿抱着我的腿，拼命地摇啊摇，翻来倒去，他说，他要把打进我肚子里的'顺铂'摇到腹腔里的每一个犄角旮旯，要把我肚子里的癌细胞一个不留地全部杀死。尽管每次灌注我都疼得要死，可看到那位医生也是满头大汗，我就想，他为什么呀，不就为我不复发吗，他这么替我考虑，再疼我也得配合！"多年后，玲娟一说起自己的康复，就总要提起那位费劲巴力的大夫，她忘不了他！

接下来是化疗，8个疗程。用什么药呢？医生给出了建议。玲娟考虑，工厂不易，自己去的时间也短，没给工厂做过什么贡献，有愧，所以能节省就节省。她跟医生说："哪种药便宜就用哪种药吧。"结果，她一直用的是12元一支的化疗药。后来医生建议她使用三支好一点的药，但一听说是80元一支，她摇头了。

化疗，始终伴随着巨大的副作用，呕吐、无力，躺着都累，可玲娟不敢躺下，她得去上班。八次化疗，每一个疗程的间歇期她都是在岗位上度过的。她想用工作弥补自己对厂子的歉疚。

或许是劳累，或许是得病后夫妻间的不合、离婚，造成了心理上的痛苦，玲娟的病在1991年10月又复发了——腹腔里又长出一个2厘米的包块。

治疗的办法与第一次大致相同。先是两次灌注化疗，接着是微创手术切除，再接着是8次灌注。最后，医生给开出20次的化疗方案，玲娟在坚持到第13次时再也坚持不了了，不得已，停了。那时，她说，要不是因为孩子，她真的想一闭眼了之。

这次的治疗之后，玲娟再没有强壮的身体，牙齿掉光、心律不齐、常常晕厥。虽然她那么想再为工厂多做些事情，可她没有能力了。1994年，她不得不办理了病退手续。那会儿，她能拿到60多元的退休工资——60元，真少，可她说她知足，她感恩——她能用这60块钱养大她的两个儿子。

那么，就在她彷徨不知下一步该怎么避免复发的时候，她遇到了一位教授郭林新气功的老师——田凤梅。田老师耐心地教她，她也认真地学，几个月后，她就成了田老师的助手，也可以带着新学员在公园里"吸吸呼"了。

从此，玲娟有了新的生活目标，她要成为一名传授郭林新气功的合格的辅导员。她说，走这条路真的是一举两得，不仅自己可以用此调心养性促进康复，还能救助更多的人！

时间流逝得真快，一晃她就教功二十五年。玲娟从满头黑发正当中年转眼就银发飘飘成了年近七十岁的老人。这期间，她也犯过痔疮，得过肠梗阻，甚至在 2016 年还发现了原发性乳腺癌，但她都从容应对，化险为夷，最难能可贵的是，那个因卵巢而来的癌细胞再没有烦扰过她，这是不是最大的庆幸？

当我问起玲娟今日的生活，问起她想对新的患者说些什么时，她跟我提到了她那位农民前夫。她说，现在回想起来，挺对不起前夫的。当年，两人在农村时感情挺好，后来她得病了，在夫妻生活上需要节制。可丈夫年轻呀，她应该理解他，不能恶语相加。所以，她劝年轻的患者，要理解丈夫，自己病了，两人虽不能有"夫妻之礼"，但也应该有爱。有爱的日子才是阴阳平衡的日子，才是圆满的日子，才更利于健康。

跟玲娟谈完话，我有一种强烈的感觉：她怎么处处在替别人着想，处处在感恩啊——她看见医生替她灌注时受累出汗，她感恩；工厂给她报销医药费，她愧疚，她感恩；政府给她 60 元的病退工资，那么少，她说够了，她感恩；她跟前夫虽然离婚了，可她记着他的全部的好，抱愧自己不能理解他，说前夫没怨她，她感恩；他的两个儿子、两个儿媳对她的每一点好，她都记着，她都感恩……为什么，玲娟会有这样一种与常人不同的思维模式？她从不想着谁欠她什么，而总是想着她欠了谁！

或许，正因为如此，上苍要给她一个强健的体魄来匹配她那颗柔软博大的心。没准儿。

改凤老师也是北京人，她确诊是在 2005 年，那年，她跟玲娟老师得病时的岁数一样，也是 39 岁。

人都说，卵巢癌不易查觉，一旦有了感觉，就是晚期。可改凤不同，她对自己身体的每一个异常都反应敏锐，都想问个为什么。

2003 年，她感觉例假不正常了，还带着黄色的分泌物。她想，我还年轻呀，不应该是更年期的紊乱，便到北京的妇幼保健医院去看。年轻的大夫给她检查后说，"卵巢囊肿，没事。"2004 年，改凤感觉肚脐下的小腹有胀痛感，腰也疼，她就又去这家医院看。大夫检查后还是说只是卵巢囊肿，让她等囊肿长到 5 公分再来。一年后，改凤的各种症状更明显了，常常肚子疼得直不起腰。她到附近的一家医院去做 B 超检查。那个小大夫左看右看后跟她说："大姐，您赶紧去大医院吧，您的卵巢有点问题。"就这样，她又回到妇幼保健院。这次她挂了一个专家号。专家给她的检查结果是"卵巢囊实性包块"，比之前多了个"实"字。但因她的血液指标一切正常，医生并没有给她提出任何治疗上的建议，只让她观察等待。

那天，改凤买了本妇科的书，她看到书上写着，"卵巢实性包块常有癌变的倾向"，心里便提高了警惕。随着身体不适的加重，她想不能再等了，一定要处理掉这个隐患。

2005 年底，她托人找到了北京朝阳医院的专家。

就在手术的前一天，专家还跟她说，"别紧张，就是一个良性的囊肿，微创手术，两个小时结束。"

那天早上八点，改凤怀着很轻松的心情被推进了手术室，可等她醒来，已经是晚上十点了，而且换了病房，她住进了 ICU 重症监护室。原来，当医生用微创的办法切出那个肿物时，却发现它并不像原先想的那么简单，它带着癌肿的样子，一化验，果真——卵巢子宫内膜样腺癌，中分化，浆液性。这样，大夫们重新制定手术方案，彻底打开，整个切除，子宫、卵巢、宫颈、大网膜，妇科零件一个不留，周围的淋巴，彻底清扫！这台手术的麻烦还在于，因为一开始的微创手术搅碎了肿瘤，造成了腹腔遗撒，清理就变得更加麻烦。而且，她曾经做过阑尾手术和剖腹产手术，腹腔内粘连严重，剥离很要花些时间，这样失血就多，需要补血，而改凤是 AB 型血，医院存血不足，这就要到市里的中心血库去调。一来二去，手术时间变成了十四个小时！

好在，改凤活着下了手术台，她闯过了这一关。

接着，按照常规，是腹腔灌注，她做了四次；是静脉滴注式化疗，她用的是紫杉醇和卡铂，她坚持化了六个疗程。

仍然与玲娟一样，她也是一结束化疗，第二天就上班了。确实，生活不易，这么年轻，不能丢了工作。

巧的是，改凤也是在离开医院后就听说有个郭林新气功可以救命，便马上跑到玉渊潭的"生命绿洲"去看。果然，那里的癌症患者正跟着教功的老师在唱《抗癌歌》："得了癌症，莫悲戚，精神振作是第一，郭林新气功要坚持呀，病重也可传佳音，郭林新气功要坚持呀，身体康复全家喜。"那歌声真是洪亮，唱歌的人没有悲伤，没有萎靡，有的是一脸战胜疾病的豪气。改凤被深深感动了。她打听到在离她家很近的团结湖公园也有教功的老师，便马上跑到那里报了名。这样，姜寅生老师就成了她的启蒙老师。

以后的日子改凤真够忙活的，每天很早起来练功，接着上班，下班回来接着练，晚上要煎熬汤药，还要照顾孩子。2008年底，她生了一场气，就因为这场气，她的肺出了问题，几天连着咳血，再确诊，就是"继发性肺癌"。

复发、转移，让改凤体会到了癌症的厉害，也感到从未有过的恐惧。医生建议她静脉化疗，她担心化疗的副作用，便采用了缓和一些的口服化疗药"替吉奥"。还好，吃药两周后，咳血止住了。

痛定思痛，改凤想明白了，她一定要改变生活方式，不能这么累，还是要以生命为第一！毅然决然，她办了病退，她要将全部的精力投入到康复的努力中去。她说，她每天就是三件事——吃饭、练功、喝汤药，也就是她后来常跟新患者说的：心放下，严忌口，勤行走。

再以后，改凤也成了传授郭林新气功的老师，辅导了一批又一批的癌症患者。特别是这些年来，改凤在自己和他人的抗癌经历中，悟出了很多抗癌的经验，她努力地在卵巢癌患者中传播，希望能凭此救助更多的人。就这一点，我真是由衷地佩服她——抗癌的队伍里需要这样有灵性善参悟的人！

那么，她参悟到什么，听我说来。

她说，任何疾病其实都是有先兆的，不会一丝感觉没有，只是我们要敏锐地感知它，大胆地怀疑它。就像妇女经期紊乱、不明原因的分泌物、小腹胀痛、腰疼，都可能与卵巢的病变有关。虽然那时还没有明显的症状，但是癌细胞已经在集结。如果我们在那时就铲除它，可能就不会有后来的麻烦。也正因为改凤有这种警觉，她的手术就比较及时，当时被确诊为一期C，不是晚期。

她说，根据她自身的经验，生化的癌症指标只能作为参考，不一定十分准确。因为，她的肿瘤症状已经十分明显时，而CA125的数值还一直处于正常范围内。所以，如果只看重这一点，会耽误病情。

她说，对囊性的卵巢肿瘤，如果是良性，医生大多建议采用腹腔镜微创手术。可是，万一切出来发现是恶性的，就要重新开腹，受二茬罪，而且腹腔镜会造成肿瘤的破碎，必然造成癌细胞的腹腔遗撒和腹腔种植，这对未来康复非常不利，不如一开始就采用开腹式手术，可以完整切除，避免后患。

她说，卵巢癌患者的术后灌注式化疗非常重要，一定要做。虽然很疼，但要坚持，因为卵巢癌患者手术之后的腹腔转移太普遍了，这或许是因为卵巢的癌细胞在它形成肿瘤的过程中已经扩散到整个腹腔。

她说，卵巢癌的经典化疗方案是紫杉醇加顺铂。很多患者用此方案都很管用，而且经济实惠。可是现在，医生多建议白蛋白紫杉醇，建议其他一些靶向药，可据很多癌友反应，其效果并不比经典的方案强，还多花钱。

她说，她在出现肺部转移后，看到医生用雾化器治疗气管炎，受到启发，自主创造雾化治疗肺癌方法。她先买了一个雾化器，又到中药房抓白花蛇舌草，煎好后滤除渣滓，倒入雾化器，每天蒸吸两次，每次20分钟，润肺消炎，效果很好。

她还说了对吃的感悟、行的感悟，以及很多很多对患者的叮嘱。

我问她，在这么多叮嘱里，你感觉最重要的是什么？她说，是全部，是点滴的注意，是全方位的小心。因为，治疗，包括手术、灌注、化疗等，虽然痛苦，但那仅仅是万里长征走完的第一步，后面的路很长很长。哪一点不注意都会导致前功尽弃。当然，如果一定要找出最重要的一条，那就是心态，就是要营造一种豁达快乐的心态。她说，她自己，正是在练功与教功中感觉到了这种心态，练功是放松的，教功是快乐的，尤其是，当感知到自己的生命与广大患者的生命融为一体时，便感知到了自己生命的意义。那时，自己的心情无比愉悦，精神也分外昂扬。

唔，我在这个个子不高五官精致的小女人身上体会到什么叫心有灵犀，体会到什么叫智慧抗癌，不由得感叹：改凤，聪明人！

亚平大姐是太原抗癌组织负责人郭京丽老师介绍我认识的，说她生病前就是太原一所综合医院的血液科医生，大家都叫她肖大夫。她是 1989 年患的卵巢癌，至今也有 30 年了。郭京丽老师说，亚平大姐奇就奇在她治疗后居然没复发过，这在卵巢癌患者中是十分罕见的。

什么，居然没有复发过？

谁都知道，卵巢癌是一个极其难缠的癌种，而亚平大姐居然不曾复发，那么，她得的是一种什么分型的卵巢癌？是早期还是晚期？她化疗了几次？她做了腹腔灌注了吗？她练郭林新气功吗？或者她有什么其他的运动方式？她康复期间有夫妻生活吗？等等。这一连串的问题瞬间就涌入我的脑海，我是那么迫切地要与亚平大姐建立起联系，我想从她这里找到更多抗癌的诀窍以能提供给后来的患者。

这位大姐是那么爽快地接受了我的邀请，一通相互介绍后，我想，这哪里像 80 岁的人，声音这般清脆，性格如此豪爽！

原来，亚平大姐生于 1939 年，她得病的时候是 1989 年，那年她整整 50 岁。

她说，她记得是在确诊之前的几个月，有一天躺下之后，她无意中摸到自己的小腹有一个包块，她想，这可能是一块"粪便"。可过了两天，包块还在，她想，"这坨粪便怎么一直停在这儿不往下走呢？"可也没太往心里去，毕竟不疼不痒，她也很忙。再后来，她感觉尿频，尿急，给患者看病时也总要停下来上厕所，可她仍然没有在意。时间一拖就是半年。

有一天，她带着一位患者到省医院去检查，患者检查完走了，她便跟 B

超医生说了说自己的症状。结果，一照，发现了问题。她自己医院的领导很重视，让她去北京检查。她先到协和，再到中国医科院肿瘤医院，最后确诊：上皮性透明细胞卵巢癌，肿瘤大小为13.9cm×14cm，属于晚期。

接下来的治疗方案不会有二，首先是手术，彻底地摘除，再就是化疗。亚平记得，那是在手术后的第四天，伤口的线还没有拆除，医生走进来跟她说化疗的方案。她一听"化疗"两个字，不知为什么，抑制不住的眼泪就流了下来，接着，就是嚎啕。身边的医生和患者都被她哭蒙了，不知发生了什么。亚平跟我说，"其实我自己就是血液科的医生，之前二十多年我每天的工作就是给患者开化疗的处方，我深知化疗对患者的摧残。可今天轮到自己了，感觉这是不是一种世事的轮回？手术都没有让我感到恐惧，可化疗，一下让我清晰地感到了自己是癌症患者了。"

亚平一边哭一边说"不化"，医生问为什么，她说，"我现在连饭都吃不进去，我哪来的体力顶得住化疗？"旁边的人都笑了，笑她像个孩子。后来，家里人给她送来了韭菜馅饺子，她一口气吃了十来个，这才答应——化！

医生定的是四个腹腔灌注、十次的静脉化疗。亚平接受了。为了增加体力，亚平尽量地吃，想吃什么吃什么，能吃什么吃什么。可是，即便这样，在她做完第四个疗程后，她出现肝损伤的迹象，她又坚持了两个疗程。当第六个疗程结束时，肝功能就非常不好了，亚平大姐当机立断——停止化疗！

医生说，既然不化了，就放疗吧。每次一分半钟，也不会痛苦。

可亚平大姐看看同病房做了放疗的患者，感觉他们的情况并不好，有的患者出现肠梗阻，有些出现腹膜炎。后来一打听，放射性腹膜炎在所难免。她一听这些——"不做了！"

大夫一听她连放疗也不做了，就火了，"你什么都不做，就回家等着吧！"

亚平大姐说，"我明白医生说等着是什么意思，就是等死。其实，医生对我很好，就是看我不配合治疗生气。"那时，医生们普遍认为晚期的卵巢癌患者就是三到六个月的生命。

既然没有什么其他的治疗办法了，再在医院住下去也没有意义，亚平只好回家，回到太原。有一天，她到公园去闲逛，一下看到有人在练郭林新气功，心想："气功？我不会。可我可以跟着他们走一走，就当户外运动锻炼身体不也挺好吗？而且，这帮人这么快乐，我加入其中，心情也一定会好。"就这样，亚平加入到练功的行列中。几天后，她发现自己饭量大了，吃得多了——这是好事呀，自己才80来斤，能长体重，好事！再后来，她发现自己能睡了，不失眠了，这更是大好事呀！

从此，早起练功成了亚平大姐生活的必须。她一天不落，天天坚持。第二年，她去北京复查，大夫见她有点吃惊——这位晚期患者还活着呀！亚平大姐问大夫："您说，我能上班吗？"大夫说："得了这病，上什么班呀。想吃什么吃去，想玩什么玩去吧！"从此，亚平大姐真的想干嘛就干嘛了。她背起行装，就一个人，报名参团旅行，人家上哪她上哪，爬高山，下大海，团里的年轻人都奇怪：哪来的这么一位老太太还真能折腾！

又过了一些年，她又回到北京的医院去复查。她问医生，"您看我情况怎样？"医生说："我看你可以上班了！"亚平大姐说："开什么玩笑，我都六十多了，好人也都退休了，我去上班，谁要我呀！"

回到太原，亚平大姐对习练郭林新气功更有劲了。她说，"如果说头几年我练，那真是无心插柳，现在有了这么好的结果，练功就成为我自觉的行动了。"所以，她每天早起到公园，不论刮风下雨，不论年节假日，一天不落。

同时，她学游泳。以前根本不能下水，一点也不会，可在病友的帮助下，她居然学会了，而且一下水就是一两千米！她还学会了打乒乓球，可以大板扣杀。凡是看见她打球的，都会感叹：厉害呀，老太太！也是，亚平大姐已经80岁了，怎不叫人惊叹？

我问亚平大姐："肖大夫，如果新患者问您，您的成功经验是什么，您会怎么说？"

亚平大姐说："其实就是两句话，一是要心胸放开，要心态好，这是康复的根本，二是治疗上要适可而止。"

接着，亚平大姐对这第二层意思给我讲了她曾遇到的两个病例。

"有一次，我去医院看望一位卵巢癌患者，这位患者的癌症指标居高不下，多次化疗后十分衰弱。其实她对化疗药并不敏感，可医生还是让她化。我在旁边插嘴说，'她不能再化了。'可医生说，'不化怎么办？'我说，'当年我也是这个样子，就停了。'医生说，'你是个例！'这位患者怕我和医生争执，就说，'没关系，我还是听医生的吧。'结果，没几天，这位患者就走了。而另一位姓高的患者，也是同样情况。她住在医院化疗，越化身体越差，我又是多嘴，我说，'你都这样了，不能化了，赶紧出院吧。'结果，这位患者听了我的，出院了，我又带着她学功。过了三个月，大家跟这位患者开玩笑'这不是没死吗，好好练吧。'后来这位患者吃着靶向药，加上练功，现在好好的，每天都在公园走着呢！"

亚平大姐给我的印象是爽朗，带着一股女人身上少有的豪气，有种"天塌下来有我顶着"的女丈夫的气概。这真的让我既羡慕又佩服。

当我提笔记录下这三位卵巢癌患者的故事时，我想，她们年龄不同、性格不同、生活经历不同、所得的卵巢癌分型不同，治疗办法、用药多少也有些差异，他们对待治疗的态度也不尽相同。比如，改凤希望患者对身体的状况密切关注，积极复查，而亚平大夫认为可以大而化之，不必为身上的一点小问题而戚戚然。但是，这三位女侠，都靠着自己的办法成功抗癌，特别是成功抵抗住了卵巢癌不断复发的魔咒，走出了自己的生命长度。

那么，我想的是，我们的患者要在她们身上找到什么共性的东西可以作为自己仿效的样本？我仔细思考，感觉以下三条是她们三人所共有的东西，提出来，供妇科肿瘤患者参考。

第一，她们都练郭林新气功。玲娟老师和改凤老师自不必说，她俩不仅自己练，还是多年的教功老师，功力非同一般；而亚平大姐虽没担任老师，但是练功比谁都积极主动。她们三人都这样表示过，"练功，一天不能懈怠。练功，就是上班；练功，就是活命。我们就是要用'练功不止'来代替'化疗不止'，这是我们抢救生命的最后办法了。"

第二，她们都有一个非常好的心态——豁达、乐观，能正确对待生死，而且乐于助人。他们都是帮助患者的热心人。

第三，这个问题本不该在这里说，但是为了患者，我只能对她们说声抱歉了。因为这虽然是很私人问题，可它又似乎带着不能被忽视的共性规律，我希望这个规律能被新的患者所知晓。这么说吧，这些年来，我看了一些书，不记得是在哪本书上看到这样一种说法：妇科癌症大多与一种被称为"人类乳头状病毒"有关，而这种病毒多由男性携带。所以，妇科肿瘤与性生活有一定的关联。那么，我想，这种说法有多大的可能性？如果是真的，是不是杜绝了性生活就可以减低卵巢癌的复发率？为了弄明白这里的相互关联，我将这个问题同样提给了这三位姐妹。巧的是，她们在生病后，因为各自不同的生活境况和原因，同样地，她们再没有了这方面的生活。

喔，为什么会这样巧？难道，性生活真的会与复发有些关联？我想，这个答案一定不够准确。但是，我希望引起患者和她们家属的重视。

另外，我想多补充一点，就是卵巢癌患者最怕累。

我的兵团战友幼里和数位患者都跟我讲到她们是因为带孙子受累而复发。所以，为了生命，我们的姐妹还是要多一些自我保护意识，要珍爱自己。

在这篇文章结束时，让我再次感谢玲娟老师、改凤老师和亚平大夫。谢谢你们！谢谢你们毫无保留的真诚的讲述！祝你们永远健康快乐！同时，我也希望我们的姐妹们能在自己的抗癌路上多一些思考，走出自己生命的长度。祝福你们！

2019 年 12 月 1 日

打开心扉，寻找生命的出口
——两位胰腺癌患者的求生之路

> 他们以自身的坚强和智慧在抗击胰腺癌的路上
> 探索着。我仰视他们，因为他们是在用自己的身体
> 替人类寻找着胰腺癌患者逃生的出口！

我的妹妹和妹夫是大学的同班同学。那时，因为是"文革"后刚刚恢复高考，同学的年龄参差不齐，他们的班长要比他们年长几岁。毕业后，这位班长在单位里很快显露出为人亲和厚道的品性和处事灵活果断的作风，不久就走上了领导岗位，最后成为一家国企大公司的董事长。因为妹夫跟他是最要好的朋友，妹妹也总会说起他，所以他在我的脑海里并不陌生。

然而，就是今年九月的一天，妹妹突然给我来信，告诉我：班长病了，胰腺癌，晚期。

我说，胰腺癌确实比较难治，但是，也不能说胰腺癌就是不治，就在我的圈子里，也有不少胰腺癌患者好好活着呢，最好让这位班长加我微信，我跟他聊聊。

可妹妹说，不行，班长自从得了病，便关了手机，屏蔽了微信，杜绝了与外界的一切往来，能与他联系的唯一通路就是他的太太，可他的太太永远说"不方便见"。

十一期间，妹妹和妹夫觉得再不见就太不近人情了，干脆直接开车到班长家楼下，打电话告诉他太太他们已经在门口，可等了好一阵，他的太太回话："家里有客人，此时不方便，回吧。"

直到十二月初的一天，班长的太太才让我的妹夫去见了班长一面。妹夫回来跟妹妹说，班长已经瘦得变了样，基本说不出话，满眼都是不甘，能够表达的所有意思就是——这是怎么啦，世间再棘手的事情都可以摆平，为什

232

么一个癌症就摆不平，就能夺命？

几天后，妹妹在单位突然接到妹夫的电话："班长不行了，快来。"待赶到医院，班长已经失去知觉，几个小时后人就走了。

妹妹跟我说，当班长走后，他的太太才把情况讲给她听。原来，自八月下旬确诊，医生就说已经肝转，属于胰腺癌晚期，不能手术。后来勉强做了四次化疗，效果并不好。这期间他们几乎请到了京城所有的知名专家，都说没有更好的办法。三个月间，每一次检查都是恶讯，没有一点儿可让人看到的希望。他们也不敢跟班长说实话。就这样，一步步，按照医生的预言，班长真的在三个月里走完了人生的旅程。其间，家人为了不影响班长的心情，想让他生活在平静中，便关闭了他与社会联系的一切通路。

当妹妹给我讲述这些的时候，我真的是替班长懊恼：这些糊涂的家人呀，你以为你替患者关闭的仅是电话和微信吗？实际上，你们关闭的是患者开放的心灵和寻找逃生之路的门呀！

我跟妹妹说：他们太无知了，他们以为胰腺癌就是不治，以为一旦肝转就没有希望。可是，他们知道吗，在我们的抗癌队伍里有多少胰腺癌患者在顽强地活着，走着；他们知道吗，大多胰腺癌患者在发现时都有肝转，而肝转，并不意味着就要死亡！更大的问题是，你屏蔽了患者与外界的联系，你屏蔽得了患者纷乱的心吗？他心里翻江倒海却无人能够诉说，他心里得有多么的憋屈？而胰腺癌患者，最怕的是内心的纠结，如果他能倾诉，他能在对外沟通中找到苦闷的释放，他会好很多。最关键的是，因为关上了对外联络的门，他们的眼里就只有西医一条路了，他们请张专家、李专家、王专家，可这些专家均出自一门——西医，这些专家站成一排，以他们的名望和气势构成了一堵高墙，封住了患者向外张望的眼睛，他们就没有机会去了解中医，了解运动，了解那救治了数十万患者的郭林新气功！真是遗憾呀！

从妹妹的这位班长，我想到了我的另一位同学，他跟班长一样，也是非常好的人，也是人中翘楚，学问没得说，博士后；地位没的说，国家一门艺术研究所的所长；成就没的说，多部小说和电视剧的作者。可是一旦罹患癌症，他就切断了与我们所有人的联系——微信不通，电话不接，完全不顾我们曾是那么要好的朋友和同事，不顾我们几个月前还聚会聊天，他就把我们当成陌路人甩了。我那么想救他，想在治疗上给他出出主意，可是我联系不上他。只听说他到香港治疗去了。再见面，就是追悼会！一米八五的大个子呀，瘦得没有百斤！我真的想不明白，这都是怎么啦！

还要把话转回胰腺癌。

是的，胰腺癌被称为"癌中之王"。这不是说它有多毒，不是说它是眼镜蛇，毒性大，而是因为胰腺的位置不好，它长在人体腹腔的深部，被一些重要的脏器所包围，与胃、脾、肝、胆、肠紧密相临，又被血管、神经紧紧缠绕，是一个你要手术却令你无法下手的地方。切，不易切干净，还容易伤了相邻的脏器；切不干净，倒还刺激了它，其后果不如不切。它就是这么一个尴尬的地方。

那怎么办呢？等死吗？

非也呀，非也！

就在我喊出"非也"这个词的时候，我的脑海里出现的是于军的形象——一个质朴的山东淄博的退休女工。她是胰腺癌，也是晚期，也是不能手术，可是四年了，她活着，她好好地活着，如果不拿出以前的报告，就连医生都不敢相信她曾是位胰腺癌患者！

那她是怎么走过来的？

2015年6月，平时身体一直不错的于军感觉后背不舒服，胃也时常疼。她到医院检查，医生说是胃炎，没有大问题。到了年底，疼痛加重，睡不着觉。她思忖：会不会是肚子里长了东西？母亲就是因为肚子里长了肿瘤去世，自己会不会也是这里出了问题？她去医院检查，CT报告说她的胰尾处有个6厘米乘3厘米的占位，让她马上去省里大医院再看。她的家人拿着片子到了省里，专家一看，说："问题不小，不好治，顶多半年时间。"家人回来没敢告诉她这句话，带着她直奔北京。去北京？于军一下明白了自己病的严重性。而那时，她刚刚50岁。

她住进了北京最著名的部队医院。

第一步，穿刺活检。48小时不能吃饭。管子从腹部进入，不打麻药，疼，忍着。于军受了大罪。可医生说，位置不好，这次没穿到，过两天再穿。

于军实在不愿再受这个罪了，她对医生说：不必穿了，该咋治咋治吧。医生说：肿瘤太大了，又包着大血管，现在不能手术，只能化疗，方案是紫杉醇白蛋白结合型，加口服替吉奥。

于军做了四个疗程，效果不错，可是手脚麻得太厉害了，她不想做了。医生说，现在肿瘤小了，具备了手术的条件，可以考虑手术了。可于军这时对是否要做手术却有了新的想法。原来她的同病房的一位患者，也是胰腺癌，手术了，可是没切干净，伤口还一直不能愈合，十分痛苦，就在于军做第三个疗程时，这位同室病友走了。于军跟医生说："手术，我不做了。"

医生说，既然不做手术，那就做放疗吧，36次。

就在做放疗期间，于军了解到，胰腺放疗的最大风险是肠穿孔，而她的一个病友，也是她的老乡，一位济南大学的老师正因为放疗造成肠穿孔而在疼痛中很快离世。所以，每次放疗，于军都十分紧张。10次放疗之后，她跟医生说："我不做了，白细胞太低了，就让我带瘤生存吧。"

放弃放疗的于军并没有放弃希望，她一直在寻找新的救治的办法。说来也巧，不知是哪位患者丢在病房的几本关于郭林新气功的书让于军看到了希望。她上网四处联系教功的老师。终于有一位老师愿意给她单独授课，可教功的地点要在北京宋家庄地铁站附近。于军说，路虽远，但有地铁，方便！这样，她每天从五棵松站出发，拥挤的地铁成为了于军走向生命出口的连线。

回到家乡后，于军就在她的家门口，找到了一家中医院，找到了淄博莲池公园的郭林新气功辅导站。从此，她一边喝中药，一边练功，体力逐渐恢复。后来，她参加了李英伟老师的多期郭林新气功辅导班，更坚定了抗癌的信心和勇气。

2017年3月，于军在一次体检中发现，她的癌症指标CA19-9升高了，到了150，一个月后又升到了260，而正常值应该在30以下。于军去做PET-CT检查，可身上并没有发现肿瘤和癌细胞活跃的迹象。于军便去找到李英伟老师和高新丽老师商量怎么办。老师们分析，这种生化指标的升高可能与她前期练功劳累造成体虚有关，便帮她调整功法，从原来以"泻"为主的功法改为以"调整"为主的功法，并让她以站桩为主。一段时间以后，于军的指标正常了，再没有反复。

以后，于军又根据自己的身体状况学习了动作舒缓的杨氏太极拳。每天，从天刚蒙蒙亮，她带上干粮和水出门，到将近中午回家。其间，她一段郭林新气功的"吸吸呼"行走，一段气定神闲的杨氏太极拳，再或是跟功友们交流一下练功的体会，她上午的时间充实而快乐。下午，她午睡，再出门练一个小时的自然行功。晚上，早早睡觉，以便第二天的早起。2018 年，于军再去复查，医生拿着她的 CT 片子——胰体光洁，没有一丝肿瘤遗留下的疤痕。医生简直不能相信面前的这个女人曾是三期的胰腺癌患者！

这就是于军的故事。

她，一个小城市里的普通女工，用她自己的话说，文化不高，初中水平，同样的，她也是不能手术，医生也是判定她没有多少时日，可她不想轻易服输，为了寻找逃生的路，她可以去挤地铁，可以去学气功，可以啃上口馒头就出门。她说，"天没亮时一个人骑个电动车到烈士陵园练功心里确实有点怕，但是，我可以再教一个病友练功，两个人就有伴儿了，也就不怕了。"我还敬佩于军的聪明，她总能在得知危险时止步。我想，于军在她寻找逃生之门时把她的文化水平用到了极致——她会上网。在北京，她能找到北京的医生和教功的老师，回到家乡，她又能在当地找到最好的中医和教功老师，她还会放开眼界去吸纳其他对康复有用的锻炼方式。她不以任何条规为上，只唯心，唯自己的康复，唯自己的生命！

这就是我在喊出"非也"时想到的第一个人物。

那么，我想到的第二位患者，是无锡人，今年她 70 岁了，她的名字叫高锡华。

锡华大姐是 1999 年生病的，那年她也是 50 岁。开始的时候，她没有什么感觉，只是不想吃饭，后来眼睛开始发黄，到医院一检查，七项指标五项不正常，只好住院。当时医生只是怀疑她的胆出了问题，可上了手术台打开后却发现，她的胰腺、胃、胆、十二指肠全有问题。这病可以叫壶腹部癌，也可以说是胰腺癌、胆管癌、胃癌、肠癌的合并症，毕竟壶腹部仅仅讲的是位置，而不是具体的器官。

医生面对这一摊"烂菜"，真是不知从哪里入手择捡，只好全切。一刀下去，锡华的胃、胆、胰头、十二指肠、盲肠都被切除了！下一步怎么办？按照常规，一定是化疗。

可锡华不能化。为什么？因为锡华遇到了更麻烦的事。

就在锡华手术后的第十天，医生来给锡华拆线。可随着缝线的拆除，她的刀口迸裂开了——伤口不愈合，溃烂。接着，是高烧，是白细胞数值升到了四万五！那一阶段，医生给锡华用上了各种的抗生素，每天还要用紫外线照射，可均不见成效，伤口仍在化脓、发炎，她也一直处于 39 度、40 度的高烧昏迷中。

这样过了很多天，就在所有人不知下一步该怎么办的时候，突然有位医生意识到，伤口的不愈合会不会与血糖高有关？一化验，果然，锡华的血糖值很高。这时人们才恍然大悟：虽说锡华入院前并没有糖尿病史，但是，因为手术切了胰头，这势必影响她胰岛素的分泌，而胰岛素一旦缺失，血糖必然升高，而血糖一高，伤口自然不会愈合。

问题的根源找到了，治疗就有针对性了。接下来就是每天打胰岛素针，等待血糖降下来，待血糖下来了，她的伤口也就慢慢愈合了。这段时间用了整整四个月。

待锡华出院时，她虚弱得不能走路，不能吃东西，吃什么吐什么。她说那时的她就如一个将死的人。对这么虚弱的人，还谈什么化疗？医生也安慰她："你那么多天的高烧，癌细胞早就被烧死了，不用化了。"

不化了，难道治疗就到此结束？可不结束，又该做些什么？

锡华的娘家人给锡华带来了信息：她家附近的公园里有一位教授郭林新气功的老师，叫龚丽云，她每天带着一群癌症患者在公园里练功，而那些患者个个喜眉笑眼，活得非常健康。

锡华去了，她急切地拜龚丽云为师，一天不落，她跟在老师的身后学了两个月。仅仅是两个月，锡华便尝到了甜头——她能吃了，能睡了，脸上有了红色，身上也有劲了。至此，她相信，这个功可以救她。这样，郭林新气功成了锡华每天的必修课，成了她生活的一部分。

转眼，二十年。当然，二十年时间不短，这期间锡华的身体也曾出现过一些问题，但是她坚信运动会给她带来康复，她练郭林新气功，练八段锦，还常与病友们结伴外出旅行，她以镇静的心态面对着疾病，以快乐的心情拥抱着生活，她活了一年又一年。

这是我在喊出"非也"时想到的第二个人物。

此外，我在喊出"非也"时还想到了很多很多。我想到了南通的秦飞、想到了北京的那位军旅画家、想到了广东的水英、想到了贵州的李先生、想到了重庆的安然、想到了福建的碧英……他们都是胰腺癌患者，有的转肝、有的转肠、有的手术、有的没做、有的学练郭林新气功、有的学练太极、有的复发了再好、有的还在治疗。但是，他们都有一个共同的特点，那就是他们没有被"癌中之王"这个词吓倒，没有自动地缴械投降，他们都在战斗——与身体的病痛、与内心的软弱、与自身的懒惰、与周围怜悯的目光、与西医估算的生存期限……我知道，他们的战斗不一定百分之百成功，不一定百分之百可以获得痊愈。但是，人生自古谁无死？他们以自身的坚强和智慧在抗击胰腺癌的路上探索着。我仰视他们，因为他们是在用自己的身体替人类寻找着胰腺癌患者逃生的出口！

我希望，以后，如果有谁罹患了胰腺癌，不要再像班长那样封闭，不要再像我的同学那样切断与大家的联系，而要大声呼喊出来：我是胰腺癌患者，这里有伴儿吗，让我们一起同行！

站出来吧，大家挽起臂膀，一起去叩击生命的门！

2019 年 12 月 22 日

"肝癌无治"的定论可以改写了
——数位肝癌患者的康复经历

> 我人生最好的时光花费在了我家附近的小河边，我每天就是在河边走来走去，看似虚度，可我活着，我的父母高兴，我的家人高兴，同时我还能帮助别人，这就是我生命的意义。

以前，在我的印象中"肝癌"那就是不治，这个结论源自于我的三次亲历。

一次是二十多年前，我的一个年轻的同事突然离去，让我难过很久，看他是那样健康，怎么说走就走了呢？人说，他是乙肝转了肝癌；另一次是我一个同事的丈夫，他本人还是医生，也是因为乙肝转肝硬化，某一天就变成了肝癌，住进医院没两个星期，走了；而那个第三次，对我的触动最大，患者是我兵团战友的丈夫。

这位兵团战友叫兰，是我非常好的朋友，也是连队文艺班的成员，我们曾在一个炕头睡了五年。2005年的秋天，突然听说她丈夫住进了医院，已经是肝癌晚期，我和另外两个战友便一起去探望，并商量怎么救治。

大家说，咱们文艺班另一位战友小田的父亲是国内著名的肝病专家，虽然已经八十多岁，但仍在工作，还经常去参加国际上的专业会议，他应该有办法，兰是不是应该去求助于他？

兰去了。当她见到战友父亲时，悲从中来，情不自禁地跪了下去："田叔叔，救救他吧，救救他吧！"

老人扶起了兰，仔细地去看兰的丈夫的各种检查报告。他看完以后，沉吟了好一会儿，轻轻地对兰说："小兰，你跟我女儿十几岁就在一起，我把你看成女儿一般。今天我要跟你说的话不是作为医生来说的，是作为父亲来跟你讲的。我应该告诉你，你丈夫的病确实是到了晚期，任何的治疗都不会有太好的结果。你可能会问，换肝行不行，我可以跟你讲，咱们国家最好的手术大夫我认识，我完全可以把你介绍过去，但是，我要说实话，从你丈夫的病情看，换了，也不能解决生死问题，那样，又有什么意义呢？而且，那不光是花钱，还会给患者带来极大的痛苦。所以，孩子，你要接受这个现实，别让他受罪，让他平静地走吧。"

没过多久，兰的丈夫走了，他是在兰的怀里闭上眼睛的。

那次，我懂得了何为"大医"，何为"仁心仁术"。

当然，我也知道了，有些病是治不了的，就像乙肝，就像肝癌。

转眼，七八年过去。

记得，那是一个夏天的上午，我陪海鹰到北京玉渊潭的抗癌之家练功。我坐在亭子里闲来无事，东看西看，发现一个四十多岁的男人一直在亭子外转悠，然后，他走到我身边，"这位大姐，你也是来学功的？"

我回答："我没学，是我先生学，他是癌症患者。"然后我问他，"你是患者吗？是不是也想学功？"

"我不是癌症患者，但是我也学过郭林新气功。"

"你不是癌症患者也学这个功？"

"是的。我曾经是乙肝患者。二十多岁时传染上的。当时没办法治，听说这个功能治疑难杂症，就抱着试试的想法学了。练了几年，我的病真的好了。我现在练得少了，可有空儿就过来看看，觉得挺亲切。"

"怎么，这个功还能治疗乙肝？"我真的不能相信。因为，以前听说乙肝病毒很难被杀死，一百度的沸水都煮不死它，怎么一个气功就能把它消灭了？

我对这事将信将疑。

又过了些年。2016 年，我和海鹰受赵继峰老师邀请到青岛参加他的抗癌三十周年庆生活动，居然在会上遇到一位肝癌确诊后又活了 26 年的患者，真是令我惊讶。更令我惊讶的是，我还遇到了一位靠郭林新气功战胜肝炎的人物，他是浙江树人大学的教授周广庆。

　　周教授给我讲了他的经历。他是湖北人，1964 年出生于均州一个十分贫困的农民家庭。因为穷，因为父亲早亡后的生活压力，还因为他在中学时以超乎常人的拼搏精神投入学习，他的身体垮了。就在他高考那年，1981 年，他得了严重的肝炎，虽然考中，却没有过了体检关。第二年，他又带病进了考场。这一次，他考入了湖北大学。可是进入大学没多久，他又因为肝炎发作，不得不休学。怎么办呢？难道就因为这个病，让自己的人生和前途尽毁？

　　就在他十分痛苦的时候，他听说了郭林新气功，他也是抱着试试看的心理给郭林老师写信，表达想学功治病的愿望。郭林老师回信说，"孩子，放了暑假来吧。"1985 年的 7 月，小周揣着好不容易攒起的 180 元赶到了北京，可听到的却是郭林老师已在半年前仙逝的消息。小周四顾茫然，泪流满面。这时，几位郭林老师的弟子——徐嫣阿姨、刘桂兰大夫、具本艺老师对他说："孩子，既然来了，就住下，我们教你。"

　　就这样，小周在北京的紫竹院度过了 49 天。在几位老师的精心指导下，他学会了郭林气功的全套功法。以后，在湖北大学的校园里，人们都会看到一个清瘦的学生起得最早，迎着朝阳，摆手跷脚，行走在绿茵下。小周走呀走，无一日间断，他把乙肝阳性走成了阴性，从病弱走成强健，从大学生走成研究生，从一名学生走成一名讲师，走成教授。他行走了三十年。不论他工作学习在哪所大学，校园里都会留下他行走的身影，他成了朝霞漫撒中不可或缺的一道风景。在我见到他时，他是那么健康，讲课时，他气如洪钟，声震屋宇！

　　也是在同一年，10 月底的深秋，我到山东博山参加淄博抗癌乐园办的一个气功学习班，要在那里跟癌症患者分享我的抗癌体会。

　　博山，是个上上下下、起起伏伏的度假小山村。那两天，每次从饭堂出来，都会有一位"小伙子"主动扶我一把，以免我在湿滑的下坡路上滑倒。我问他什么病，他说是肝癌，可我说他不像。因为肝癌患者挂相，通常脸色都会泛着铅灰，而他不是，白净的皮肤下泛出的是红粉，这怎么会是肝癌？

　　后来，我跟他又遇到过两次，才对他有了更多的了解。

他叫李志飞，是江苏南通人，已经五十来岁。同样，他也曾是乙肝患者，2012年9月确诊为肝癌，中期。他先是做了手术，切除肝上的肿瘤，可仅仅三个月，就又发现肝上和肺上出现了结节占位，脾也肿大，胸腔腹腔充满了积水。怎么办？光靠西医可能不行。那时，他听说有个郭林新气功可以帮助患者康复，便马上加入到习练的队伍中。2014年，他在复查时又发现骶尾骨有了骨转。他思考后，这样认为：癌细胞不会轻易告退，抗癌是个长期的过程，我之所以有了转移，一定是我的功没有练好，气息不够通畅，松静状态把握得不好，我得给自己一点时间再看看。这样，他在老师的帮助下调整功法，继续练习。非常庆幸的是，几个月后，再去复查，他原有的所有症状全部消失，肝好了，肺好了，脾好了，腹腔胸腔没有积液了，骨头上的阴影也不见了！志飞欣喜万分！因为自己的康复，他感谢上苍，感谢教授他郭林新气功的老师们，他也决心去教功回报社会。这些年来，志飞接待着天南地北陌生的肝癌患者的咨询，坚持在家乡的公园里义务教功，很多时候，他还跟随着他的老师到全国各地去传功。是的，他现在成了肝癌患者康复的标杆。因为，只要看到他那张白里透红的脸，你就会相信，肝癌患者有救！

随着我接触的患者日渐增多，我对肝癌患者可以康复的信念也越来越强烈。我想，还是让我再举两位患者的例子吧，不说，真的不足以证明我的感觉的正确性。

韦东，广西南宁的一位中学老师，男性。

韦老师是在2014年出现病情的，那年，他49岁。一天，他家来了个亲戚，他陪亲戚多喝了两杯，晚上就肚子疼，疼得睡不着觉。老婆说，一定是肠胃炎，到医院看看吧。第二天，他找到一位在医院B超室工作的朋友。朋友给他检查完，又叫了院长出来再看，院长又带他做了CT检查，最后对他说："肝上有个5厘米乘7厘米的占位，赶紧去肿瘤医院吧。"

韦老师记得他是8月6日住进的肿瘤医院，8月8日，做肺功能检查。当时医生让他做深呼吸，尽力多吸一些，再用力吐出去。就在用力往外吐气的那一瞬间，他感觉肚子疼了一下，一旁在看监视器的医生马上喊："有液体流出来了！"原来是韦老师的肝肿瘤破裂了。紧接着，韦老师昏迷过去。待24小时后他醒过来时，他才知，紧急情况下，医生给他做了肝肿瘤切除术。

然而，这次手术仅仅是开始。以后，每隔两三个月，肿瘤都会复发，或长在原位，或挂在肠旁，或夹在肾和肝的中间，所以，"剖腹产"就成了常态。在头七个月里，韦老师三次开腹。第四次，肿瘤复发在膀胱处，医生本说做个微创手术就可以，可当医生的手指进去想探查一下时，只轻轻地一触，肿瘤就破了，无奈，只好又是开腹清扫。韦老师跟医生说："既然打开，就看看哪里还有，彻底清除干净吧。"医生到处翻看，果然，发现了10粒非常小的结节。切下来查看，其中8粒都带有肝癌细胞！后来，韦东又做过第五次手术——微创，和第六次手术。

第六次，瘤子长在距离肛门很近的地方，3个厘米大，医生也是计划微创，可是，当他的手指一进入，肿瘤又破了，又造成癌细胞的遗撒。无奈，再次剖腹清理！

接下来是腹腔灌注式化疗。说好5次，但是做完第三次，因为太痛苦，也因为自费价格不低，韦老师放弃了后面的两次。

那么，韦老师打算依靠什么来避免复发呢？他说，当西医的路越走越窄时，他想到，或许郭林新气功就是最后托底的路了。

韦老师从2014年学功，每天坚持，虽然在2015年和2016年病情出现过反复，但他都在手术后缓过来了。以后，随着身体的强健，接下来的四年他的肿瘤没有再复发。

我问韦老师："你找到得病的原因了吗？是乙肝病毒吗？"

韦老师说不是。他不曾有过乙肝。他分析得病的原因是劳累。那时，他在学校里是身兼数职，首先是语文老师，是教导主任，再就是毕业班的班主任，是学校工会的干部，每天的事情处理不完，全校有两千四百多名学生，哪个孩子有问题都有他的事！所以呀，即便有千斤顶的能力，当万斤之力压下来时，人也是受不了的。

韦老师希望通过我转告患者：一是在做肝癌的检查时，不要做肺部的呼吸测试，以免造成肿瘤的破溃。因为，一旦破溃，液体流出，就会造成癌细胞的遗撒和播种，那时，满腹腔的转移和复发就在所难免。所以，带瘤时，弯腰用力的动作也不要做。二是心态的好坏在癌症的康复中占很大的比例。他说，即便是患病时，他也始终保持着开朗乐观的状态，周围的人都说"东哥的心态真好。"三是郭林新气功在他的康复中起到很大作用，他虽然多次手术，但是郭林新气功总能帮助他再站起来。

这就是韦东老师的故事。他，一个多次复发、多次手术的患者，居然没有在复发时气馁，而是乐观面对、积极思考，终于让自己找到了逃生的路，开始一段悠闲的人生。

下面我还想讲一个年轻的肝癌患者的例子，他的名字叫高凤磊，上海人。

小高的病是在他上大学期间被传染上的，乙肝，那年是 1995 年。到了 2010 年，在单位的一次例行体检中，医生发现他的肝上有个 6 厘米大的占位，而且，甲胎球蛋白的数值很高，到了三四百（正常值为 0~20）。他在上海东方肝胆医院确诊为肝癌，那年，他刚刚 34 岁。

6 月 8 日，小高做了手术。当他醒来时，发现自己住进了 ICU 重症监护室，一问，才知道，手术时他的肿瘤破溃，为了避免癌细胞的播撒，医生给他的胸腔和腹腔清洗了五遍，因为出血过多，还给他输了 1800CC 鲜血。十天后，小高出院。

然而，仅仅两个月后，8 月复查，就发现他的甲胎球蛋白数值又高了，而且肿瘤原位处又长出一个 5 厘米的肿瘤！他第二次入院。这次采用的是介入手术。

小高说，第一次手术，住的是外科病房，能禁得住手术的患者大多身体还算强健，可这次住的是内科病房，见到的都是病病歪歪的患者，身边也有患者陆续离去，所以他自己的心情也低落到冰点，感觉死之将近。

好在，这种悲观的情绪没有持续多久，他就调整过来。2011 年初，他到公园里学练郭林新气功。6 月，孙云彩老师在上海开班，他跟孙老师学了十天，收获很大，以后，又到无锡找龚丽云老师学习，练功逐渐进入状态，身体感觉越来越好。

那天，隔着万里大洋，我问小高："自从你第二次手术后，你又复发过吗？"

"没有。从 2011 年到 2014 年，我没有再做过 CT 检查，只是验血。而验血的报告始终显示正常，我也就没有再做更多的检查。这些年来我对自己的身体一直感觉很好。"

"那真是太好了。"我说。"小高，我算了一下，你今年应该四十多岁了。你有孩子吗？"

"没有，我没结过婚。"

"可你得病时正是该结婚的年龄。"

"我姐姐是医生，她跟我说，肝癌病人不适于结婚，还是保命第一吧。我想也是，我也不应该拖累别人。"

"那你现在工作吗？"

"没有。我跟孙云彩老师学功时，孙老师跟我说'不要上班，现在就是救命，活命是第一。'所以，自从得了病，我全部的心思和时间都放在康复上了。每天早上四点起床，乘一个小时公交到公园练功，中午回家。那时，我确实没有时间上班。"

"那你靠什么生活？"

"刚得病时靠父母，后来单位给我办了病退，每月给我一些生活费，虽然不多，但是够了，不就是吃饭吗，我又没有其他大的消费。"

"小高，我真佩服你，作为年轻人，能像你这样放下心态静心练功的不多。"

"是因为我心里放不下我的爹妈。记得我得病那会儿，有一天，是我妈的 60 岁生日，她对我说：'孩子，别担心生活，有爹妈在，就有你的吃喝。我们现在六十岁，你一定要再陪我们二十年！'那会儿，我想，二十年，太渺茫啦，我两个月就复发，这二十年得有多少个两个月，得复发多少次呀，我真的是没希望。可我不敢说，我不能让我妈伤心。我知道，我要为我的爹妈活着。"

"确实，这是一种家庭的责任。"

"后来，我感觉自己好了，我就常常跟新的患者分享我的抗癌经验。这样，一传十，十传百，就有一些新的患者找到我向我取经，这时我就感觉我有了一种社会责任，这就是——帮助弱者，帮助新的癌症患者，就像当年郭林老师帮助大家一样。所以，我也开始义务教功。有一次，一位湖南的患者家属跟我联系，询问怎么才能救救她的老爸。我跟她讲了我的体会，没想到，这个女孩居然带着他的老爸从湖南来到上海，更没想到，老头子和我能在车站，还是站着，一口气聊了两个小时。分手时，老头子说，他对生命有了信心。也有一些患者，特别是肝癌患者，见到我就流眼泪，他们不相信肝癌患者能活得这么好。我就给他们讲，我人生最好的时光花费在了我家附近的小河边，我每天就是在河边走来走去，看似虚度，可我活着，我的父母高兴，我的家人高兴，同时我还能帮助别人，这就是我生命的意义。"

"真是太棒了。现在，癌症患者越来越多，社会上最缺你这样的救助者。"我说。

"是呀。尤其像我这样的年轻、没负担、说走就能走的，真的很难得。"小高笑着说。"徐晓老师，你知道吗，现在找我学功的人不少。前几天，一位广东的患者要学功，找不到老师，我背起背包就走，不就是火车吗，方便。还有，一位辽宁丹东的患者，总是复发，对生命已经失去信心，可他见了我，感觉眼前又有了希望。我觉得，这就是我生命的意义。"

当我挂断了与小高的语音通话，我的心潮久久不能平复。真不容易呀，对于一个年轻人，对于一个肝癌患者！

这就是我要给大家讲的故事。其实，我的有关肝癌患者的故事还有很多很多，在李英伟老师抗癌之家微信群的"肝胆群"里，就有数千患者（有好几个不同编号的"肝胆群"），群里的管理员李辉，也是年轻人，也是患者，每次在微信群里看到他的头像，我就想起他身后的那一群不肯向命运低头的人们。

我无以言表，只是希望他们都好好地活着，像前文提到的广庆、志飞、韦东、凤磊，像他们那样红光满面，气若洪钟！

2020 年 1 月 10 日

号召起全社会，把抗癌事业做大
——武夷山参会感想

我们需要一张能够托住患者生命的救治大网！

关注癌症，不仅仅是患者的责任，更是社会的责任。

要让全社会的相关部门都来成为"织网人"！

2018年的年底，我和海鹰被邀请参加武夷山的"首届康养健身旅游季"大会，起初还犹豫，毕竟出国的机票已经订好，但经不住福建癌症康复协会方曦书记的盛情，再加上在会上可能见到两位抗癌名人——世界医学气功学会的副会长林健先生和上海癌症康复俱乐部的会长袁正平先生，就决心去了。可这一去就不禁发出感慨——幸亏来了，否则，将遗憾终生呀。因为，这真是一个独特的旅游季，一个能召唤来全国各地癌症康复组织和世界各地癌症患者都来参加的旅游季！这是患者的节日！

就说12月1日那天，我刚从大巴车上跳下，就被眼前的景象所震慑——远景，是武夷特有的俏丽青山；近景，是身着彩服欢笑的人群——他们一队队伫立广场，手中擎着各自的名牌：上海抗癌康复俱乐部、北京抗癌乐园、福建省癌症康复协会、安徽省癌症康复协会、青海省癌症康复协会、西安市癌症康复协会……从南到北，由东到西，我们版图上许许多多省份的抗癌队伍都铺陈在这里！更令我惊叹的是，一个省分居然还能细分到地区、县市，就像福建的旗下还有福州，安徽的旗下还有合肥、淮安，广东的旗下有深圳、珠海，河南的旗下有郑州、开封，江苏的旗下有常州、盐城，而盐城的旗下居然还有大丰！我发现，除了我们大陆的抗癌组织的旗帜外，香港、澳门、台湾的队伍也在其中，更有美国、加拿大、新西兰、新加坡……数千人呀，他们来自四面八方，来自世界各地，他们聚会在这里，欢歌笑语，如同庆祝自己的节日。然而，人们会想到吗，他们都是患者。而且，有一个算一个，他们都是癌症患者！这是不是很震撼？

这一天，确实震撼到我。它让我思考"群体抗癌"的外延究竟有多大。

早前，我想，所谓群体抗癌，就是几个病情相似的患者建立联系，相互安慰，抱团取暖；后来，我想，群体抗癌，就是利用现代化的通讯方式把更多的患者联系起来，共享治疗信息，整合治疗经验，在大数据的分析中去发现生命的出口；而今，我突然感悟到，群体抗癌的"群体"二字，已经远远迈出了"患者"的界碑，触碰到了整个社会！

不是吗？方曦书记利用"首届中国武夷山康养健身旅游季"的机会，不仅请来了来自北京、上海、广州、西安等地的多位著名的中西医专家，请来了政府的各个相关部门：国家中医药管理局、中国癌症基金会、福建省扶贫基金会，还有武夷山市的财政、旅游、卫计、体育等部门；请来了人民日报、香港大公报，以及众多的网络媒体的新闻记者；请来了许多关心公益事业的社会活动家……他要尽可能地动员全社会都来关注癌症，关心患者——这是一个更大的群体——全社会的群体！

我们需要这些群体！

坦白说，癌症患者是弱势群体，一旦罹患癌症，马上就要面对生死，一个家庭，一旦有人患癌，往往会因病致贫，因病返贫，甚至人财两空。而在我国，每年就有四百多万人罹患癌症，这四百多万患者又会伤及多少亲属和家庭！所以，我们需要一张能够托住患者生命的救治大网！

我曾在我们的两本书里写道，"郭林气功或许就是那张可以最后托住患者生命的大网"，我希望每一个患者康复后都能转身成为"织网人"，去传播郭林新气功，去救助他人。武夷山会后，我想，我们的织网人不该仅仅是患者，而应该有更多的健康人，有更多的社会上"有权力"的人。他们手中掌握着卫生、扶贫的资源，他们的加入，会更精准地帮助到那些最该救助的人们。所以，关注癌症，不仅仅是患者的责任，更是社会的责任。要让全社会的相关部门都来成为"织网人"！

记得，2006 年，我作为撰稿人随央视的一个摄制组到福建长乐采访。那次，我和当地人有一段对话令我感触很深。

福建长乐以做纺织品生意闻名全国。当地有个不成文的习俗：村里不管谁家孩子长大，邻里一定会一齐出力帮他立业。有教技术的，有借钱给他的，就是让他早立门户。我很奇怪，问一个乡里："你们就不怕他成长了就抢了你们的饭碗？"人家笑了："天下生意那么大，我一家怎么做得过来？只有把长乐做大了，做出名了，才能吸引来天下的客商！"那时，我脑洞大开，明白了何为"做势"。

我想，我们的抗癌事业也要"做势"。

这次在武夷山，一次随意的街边午饭，我也发现那些饭馆饭铺的老板们也是在相互帮衬，相互补台。这令我很是高看一眼。我想，这种"共同做大"的想法或许就是"闽商"的智慧。

闽人就是这么思考问题的，他们做事就是要号召起所有能号召的人们一起做，一起走，把事业做大，做得让天下人都知道！

我相信，当我们全社会的人们和部门都来关注癌症的时候，我们的患者将获得更广泛的救助！

2018 年 12 月 5 日

打开更广阔的视角
——我对郭林新气功的再思考

曾有患者弱弱地问我："徐晓老师，您说，我练了郭林新气功就一定能活吗？"

也曾有患者的家属殷殷地问我："徐晓老师，您说，郭林新气功真的有用吗？我家那位不信，根本不愿出门，就在家里躺着，耗着，我怎么才能说服他出去试一试呢？"

是啊，怎么能说服患者，说服大家，甚至说服我自己呢？

我对郭林新气功的认知回顾

记得，我接触郭林新气功是在 2012 年海鹰罹患了癌症之后，那时也只是听说有些患者练了此功病就好了，便抱着试试看的心态带海鹰走进抗癌乐园，走进了"生命绿洲"。那时，我们对这种气功到底能不能救命也是充满了狐疑。

后来，海鹰在学功的队伍里提升了抗癌的信心，心情变得快乐，身体也一天天好转，我们才真正信服了它。2014 年，我和海鹰完成了第一本关于癌症的书稿《抗癌：第一时间的抉择》，其中有三篇文章向读者介绍了郭林新气功。虽说那仅仅是我们的感性认识，但也打动了很多读者的心，不少患者就是抱着这本书去到玉渊潭，去找"生命绿洲"的。

自第一本书出版以后，我和海鹰有机会接触了更多的患者和抗癌组织，这使我们打开眼界，看到了中华大地上涌动着的向命运抗争的气浪，便知道，在我们的国土上，抗癌的办法、良方、攻略、招数，如此之多！因此，我们在 2017 年出版的第二本书《抗癌：防治复发》里也就有了更多的对郭林新气功习练者的介绍。

时间在脚下流过，我接触的患者越来越多，他们的救治之法给我带来更多的见识和思考。为了给后来人多一些抗癌的经验和教训，我特地采访了一些难治癌种的患者，如肝癌、胰腺癌、卵巢癌等。并将这些文章归列为"抗癌英雄谱"。

然而，当这些故事齐刷刷地排列在一起时，我突然发现：我认识的这些抗癌成功的勇士，几乎都在习练郭林新气功。我问自己：难道，我要这样去告诉患者吗——练，就可以活命，不练，就是死路一条？

结论一定不是这样，事情也绝不这么简单。一个真理的得出，要经得住正反两面，甚至更多侧面的拷问，绝不可能出自"管窥"，我们对此问题的思考必须有一个更宽阔的视角！

习练郭林新气功是唯一的康复之路吗？

确实，这是我首先要问自己的问题：练者活下来了，不练者，就一定死吗？

事实并不如此。

我在国外，看到西方的癌症患者生存率不低，可他们没有郭林新气功，那他们是凭借什么活下来的？

在国内，也有不少患者活下来，他们也并不都是加入了气功的习练队伍，甚至很多人都不曾听说过郭林新气功，那他们的"活"，凭借的又是什么？

更残酷的发问是：即便是习练者，也不是所有人都能活呀，不也有很多人离去了吗？这其中不就包括了我心爱的丈夫海鹰吗？他可是郭林新气功的拥趸，他可是每天练习，一天不落呀！

那么，到底是什么曾经挽救过他们，曾让他们见到了生命的曙光，可又是什么把他们带离了这个世界？——我这样拷问着自己。

这不能不让我想到了运动的意义

西方的患者没有气功，但是他们有运动。他们喜欢竞走、骑车、游泳、瑜伽、爬山。这些能否替代气功？

　　我所了解的一些国内的康复者，除了练功之外，他们也各自加上了其他的运动方式，如传授郭林新气功的老师孙云彩、赵继峰，他们都是游泳爱好者，甚至是冬泳爱好者；而胰腺癌患者——淄博的于军、南通的秦飞，他们又在练功之余加入了太极，甚至就多以太极的站桩为锻炼的方式；卵巢癌患者肖大夫是乒乓球爱好者，那种大板扣杀的乐趣让她感觉到全身心的释放；而我的一位同学告诉我，她在瑜伽的习练中体会到的是整个心灵的放空，而这一点与郭林新气功提倡的"松静"很像；还有我的一位亲戚，子宫内膜癌患者，后来转肺，她没有学功，就是走，每天围着公园的湖边走，可她也走出了自己的生命长度……这些，说明什么？我想，这些活动方式虽然各不相同，有轻有重，有弱有强，有缓有急，但它们在一点上是相通的，那就是运动，运动是所有这些活动共同的外延，它们都囊括于"运动"这个范畴之下。所以，我们是不是可以这样说：你不一定非要练习郭林新气功，但你一定要找到一种适合你身体状况的运动方式（应以有氧运动为主），这样，你才有康复的可能。

　　毕竟，运动提升了你的心肺功能，促进了你的血液循环，调整了你的内分泌，一切化疗的热毒、身体里的毒素，可随你的汗液和呼吸被排出体外，而新鲜的氧气、大自然中的各种负离子又会被你的身体吸收。吐故纳新，万物勃发，就这样，你身体里的健康细胞便活转过来。

　　所以，对于癌症患者，我们不能说没有手术就没有康复，不能说没有化疗放疗就没有康复，也不能说不练郭林新气功就没有康复，但是我们可以说没有运动就没有康复！

郭林新气功是一种适合癌症患者身体特点的运动方式

　　可能有人会问：哪样的运动方式更适合癌症患者？

　　我想，这因人而异，因时而异，因病而异。

　　在西方国家，或者在我国的一些偏远地区，那里没有传授气功的老师，学练气功就成为一项较奢侈的运动方式，特别是传统气功包含了很深的学问，缺乏指导的练习容易出现偏差，那对身体不利。所以，癌症患者要因地制宜，去选择自己便于学习、容易掌握的运动方式。

还有的患者，身体很弱，不能上来就去快走或爬山，一定要缓行。有的患者伤在了腿上，比如骨肉瘤的患者为了保命不得不失去部分肢体，这就不容易做行走的运动，那么游泳是不是更好？（当然，这要克服羞耻心。）

还有些患者，特别是一些男性的成功人士，他们真的会觉得在公园里摆手跷脚很丢面子，或者根本不愿让别人知道他是癌症患者，那么，是不是可以考虑学练太极拳，尤其是舒缓的杨氏太极？

说句心里话，在这许多的运动方式里，我还是向广大的患者推荐郭林新气功。为什么？

因为它自然、好学、可循序渐进。

我想，当年郭林先生在中国传统气功的基础上编创出这一功法，就是希望将古老的气功变成可由现代人接受的运动方式。所以，她化繁为简，化深为浅，化"以冥思静想为主的静功"为"以摆手行走为主的行功"，让深奥变得浅显，使繁杂化为简单，你只要还有一口气，就可以离开病床，你只要还能行走，你就可以出得门来，你只要能坚持三分钟，就有三分钟的步态，你能站立五分钟，就有五分钟的升降开合，你能发声，就可以去试试"吐音"。哪一天你有力了，就可以加上两步点、三步点、中快功、特快功。我不是教功的老师，但是几年的观看也让我对其有了大致的了解。我感觉郭林新气功还是很适合癌症患者不同病期的身体状况的。

其实，我常常想：可能，郭林新气功的本质就是让患者"走起来"！

对，就是走。走，这种运动方式最自然，最美好，如果在这个基础上再多加一点呼吸，那就更是锦上添花了。

这也正如著名的中医张大宁大夫所说：数十年来，我身边出现了数不清的习练郭林新气功的中晚期癌症患者，他们用绝地求生的顽强、群体抗癌的精神和郭林新气功赋予的特殊的运动方式，书写了他们起死回生的人生故事。这些奇迹让我认识到，科学合理的运动是癌症康复的良药与良方。

为什么习练者也会复发，也会离去？

这是个很残酷的问题，但必须问！

这问题不能不让我再次强调：抗癌是个系统工程，哪一道程序都不能错；抗癌也是套组合拳，拳拳都要打到点上，哪一拳都不能落空；抗癌，更像一个装水的木桶，它是由正确的治疗、快乐的心情、适度的锻炼、健康的饮食、良好的生活方式等一块块木板组合而成，哪一块木板都不能出现纰漏——任何一块木板的缺失或损毁，都会让桶里的水跑光！

我接触过这样一些患者：他们都曾习练郭林新气功，也都曾"康复"过，起码都曾经历过"肿瘤消失"以及"指标正常"的美好时光。但是，一段时间的松心后，他们复发了，这又是为什么呢？

一位唐山的肺癌患者，练功三年，康复三年，以为自己好了。当朋友请他帮忙去处理一件十分棘手的追款案子时，他接受了。老婆劝他不要干，可他说"朋友张一回口不容易，能帮还是要帮的。"三个月的追讨和诉讼，案子结束，朋友取回了应得的钱，可这位患者却复发了。几个月后，他走了。他本以为练功可以抵得住他的心累，其实，心情那块"桶板"不是气功可以替代的。

一位福建的乳癌患者，康复多年，因为以前会唱戏，气息好，所以她的"吐音功"练得很好。一次气功学习班上，她作为辅导老师给学员示范，反复演示，又加上工作辛苦、晚睡，她感到分外疲劳。当学习班结束回到家后不久，她就复发了。这次复发没有给她再缓过来的机会，是劳累把她"抗癌水桶"上那块"体力的木板"抽走了。一年多后，离世。

还有我家的海鹰。一次次复发，一次次抢救，他一次次地变为"抗癌的新人"。而这多次的复发没有引起他的警觉，倒造成他对癌症的轻视。也可能还因为性格的原因，他不甘寂寞，一旦感觉自己好了，就想干事——写作、讲课、熬夜！但，终于有一天，那块兜着他身体免疫力的包袱皮再也不堪重负，它被撕扯得太多次了，它破了，破得无法收拾。这时，海鹰很想再靠练功重拾自己的体力，可羸弱的身体和崩塌的免疫力没有再给他机会……

我常想，如果我们将练功比喻为给"身体银行"存钱，那么费心、劳神、劳累便是对"存款"的支取。可问题在于：存钱时，是一分一分地存，可支取时却是几元几元地取！而且，往往我们计算不出到底是存款的数额大，还是支取的数额大。这是最遗憾的！当我们的花销大过储存时，就是"透支"！而很多时候，透支，就是破产的开始。它会产生一连串的负面影响，那时，身体便如江河日下，便如大江溃堤，再也无法收拾。这时，我们悔呀，可又能归罪于谁？

所以呀，我们的患者，你在习练气功的时候还要守好每一道防线！

群体抗癌，是郭林新气功的核心

如果把习练郭林气功仅仅看作一项体育运动，那就把它看窄了。当年，海鹰之所以那么快地喜欢上了这个运动，并全身心地投入其中，是看中了它群体抗癌的力量。

想想吧，当一个人，某一天，突然被宣布为癌症患者，突然感到自己可能不久于人世，他的心里会多么悲凉——"你们都好好的，唯独我，可能就再见不到明天的太阳"——失落、愤懑、孤独，心灵透不进一丝阳光。

谁能安慰他？健康的人不一定行。因为，从健康人嘴里说出的任何话都无力，都是"站着说话不嫌腰疼"——你不会死，为什么让我不怕死？

但是，在习练郭林新气功的队伍里，都是癌症患者，即便有些人好了，也是康复了的癌症患者。这里没有歧视，没有俯视，没有谁会居高临下地"同情"他；他也不必去羡慕谁，仰视谁，不必带着"自卑"去向别人讨同情。队伍里都是他的同行者，都是他的伙伴儿。他们一起练功，这位走二十分钟，那位也是这个时间；他歇功了，你也坐下了；伸手去掏书包，掏出来的都是大苹果；说的话，全是"今儿感觉怎么样？""哪天复查呀？"——大家走的是同一条路，亲切，自然。

很多地方的抗癌组织，也常以教授郭林新气功为引线，串联起一个个患者，关心他们、鼓励他们，让他们建立起与命运抗争的信心，要大家牵起手来，一起走，一起活！

就像上海市癌症康复俱乐部为患者所做的事情，那怎会是一个"教功"就能够囊括？他们关心患者的治疗是否得当，体察患者的心情是否快乐；家庭有矛盾，帮助调节；家里有困难，协助解决；病患的孩子有个临终的愿望，他们千方百计助他实现；为了鼓励患者生存下去的信念，他们组建艺术团，展现患者人生的光彩；他们组织康复的患者参加拔河比赛、龙舟竞渡，以彰显癌症患者生命的力量；他们发起"拼搏五年，相约北京奥运"活动，号召患者每天存下几元钱，五年后到北京看奥运，以使患者有盼头，能够一步一步地走出生命的长度。

这样的情景不仅上海有，我在其他的抗癌群体里也曾见到、听到。像北京、山东、江苏、福建、山西、陕西、青海、四川、重庆、湖南、广东、香港、澳门等，几乎遍及祖国各地。那里的癌症组织扛起抗癌的大旗，在他们当地的公园里、广场上、树林中、小河边，奋力舞动着，呐喊着，他们共同在昭示着一个主题，那就是：癌症不等于死亡！

这些团体，就像是茫茫夜海中的灯塔，给患者点亮光明，让大家聚拢来，一起向命运抗争。而这，才是在郭林新气功习练队伍中被折射出的闪光点，也才是最吸引人的地方。

爱，是郭林新气功的本质

那么，在郭林新气功队伍里还有什么吸引我呢？是爱，是无私的人间大爱。我想，这一点，是郭林新气功与生俱来的。它出自郭林先生本人。

20世纪70年代，郭林先生每天都来到公园，风雨无阻，指导患者练功治病。她心中没有自己，有的就是病痛中的患者。她说："救死扶伤是人间正道！"

就当年的患者回忆，曾有多少外地的患者住进过郭林老师那并不宽敞的家，曾有多少患者被老师请到家中用饭，又有多少患者接受过她衣物钱款的救济？无法统计。

我听李英伟老师讲过一件事，那是郭林老师的亲传弟子黄松笑讲给他的。

那还是 20 世纪 70 年代末期的一天，年轻的黄松笑到东单公园找郭林老师学功。一进公园，就看到郭林老师正蹲在地上，仰着脸，跟一位坐在花坛边上的老人说话。老人穿着破旧，赤着脚。而郭林老师居然把他的脚捧起来查看。中午了，老师招呼身边的几个患者："到我家吃饭吧。"同时，转身对老人说"你也来吧。吃了饭下午再来公园，我教你练功。"老人不好意思，执意不肯。可郭林老师拉着他的手，说"来吧。有什么吃什么。"

老师带着这位病患的老人在前面走着。一会儿，黄松笑看到老师从裤兜里摸出十元钱，塞在老人手里，说："一会儿吃了饭到外面买双鞋吧。"老人又是不肯，可郭林老师硬是把钱塞给了他……

当黄松笑把这个故事讲给李英伟时，黄的眼睛里含着泪，他说："那是个粮食短缺的年代，买粮凭票，谁家粮食也不富裕，外人多吃一碗，自家人就少吃一碗呀！而且，当年的十块钱是个很大的数，那是普通人一个月的生活费，而老师的工资也不高，她居然舍得！那还不是心疼那位没鞋的老人！"

李英伟给我讲述的时候也是声音哽咽。

我想，这个功之所以能够广为流传又能漫播海内外，它一定不止于形式，不止于一种治疗的办法，它一定有其更强大的内涵。那是什么？我想，那就是爱！

最可贵之处，郭林新气功在传承的过程中，爱被传承下来！

2003 年，年轻的脑瘤患者杨文辉从广东到北京求治，来到了"生命绿洲"。当何开芳老师和抗癌乐园的老师们了解到他的经济困难后，便每人每月都捐钱救助他，这个一百，那个几十，甚至带动着周围的患者也都这个三元，那个五元地帮助他。两年的学功练功，他居然真的活下来了！他没死，他康复了！那么，这是气功的功劳，还是爱的功劳？谁能分得清？

青海，远离繁华，虽有大美的风光，但经济却相对落后。那一年，青海的抗癌组织号召人们把不用的毛线捐出来，他们要给牧区的患者织帽子。一针一线，厚厚实实，患者戴在头上，感觉到的是社会的关爱。以后，这个活动便被传承下来，毛线——帽子——温暖。

就我知道，一些教功的老师，当获知某位患者经济困难，他们都会主动放弃这些人的学费，义务教功，只盼他们活下来。我也知道，就是患者之间，也有了超乎常人的友谊，他们相互鼓励，相互关爱，相互支援。

爱，把大家粘合在一起——团结就是力量；爱，让阳光射进心房，生命便有了希望！

以上，就是我对"郭林新气功"的再思考。

顺便说一下，有人问我："'郭林气功'与'郭林新气功'有什么不同？是不是有前后和新旧之分。"我答："没有。仅是叫法不同。还有一些抗癌组织为了避免郭林新气功与其他不健康的气功混淆，被人误解，又管它叫'抗癌健身法'。这些不同的叫法，其本意都是为了保护它，以免被不知者误解。"

总之，我希望，郭林新气功能够健康发展，能够长久地成为一个被更广大癌症患者所接受的运动方式。

2020 年 7 月 6 日

致谢

　　尽管我们的书稿发给出版社好几天了，独差这个"致谢篇"，不能说完成了"全稿"。可，谢谁，谢什么，怎么谢，我真的是捋不出个头绪。八年呀，往事浩浩汤汤，这里涉及了多少人，多少事，多少情，那怎是一个"谢"字可以了得？

　　谢医生？是啊，第一位的！从 2012 年 3 月，海鹰因为在腹股沟摸到个瘤子去医院检查，被医生高度怀疑淋巴瘤——癌症，我们便踏上了一条艰辛的、不知前景如何的求医之路。其间，我们遇到了 305 医院的沙杭、丁康，遇到了中国医科院肿瘤医院的高燕宁、荣维淇、石远凯、杨建良、季洪波，遇到了人民医院的高占成，遇到了温哥华癌症中心的卡萨、姽瑞，遇到了中医步云霓、祝肇刚、赵书群、庞洁。他们都是好大夫呀，人好，医术好，学问高，为了救海鹰，他们尽心尽力！我至今都记得荣维淇大夫那天中午气喘吁吁跑上楼来的样子——他要抢时间给海鹰做个活检以便能使他尽快确诊开始治疗，记得步云霓大夫给海鹰看病时那长时间的号脉、凝视和对药方的斟酌！我感谢你们，海鹰感谢你们！

　　谢传授郭林新气功的老师们？是的，这是我们一定要说的！从最初海鹰到北京玉渊潭公园找到了抗癌乐园，见到了姜寅生、付宝华，就感觉找到了家，感觉自己不再孤单，不再恐惧，感到生命有了希望。以后，他又遇到了万柔柔、石增军，遇到了青岛的赵继峰、淄博的李英伟、高新丽、唐山的马莉、广州的连长、珠海的杨文辉、齐明石、澳门的黄静文、香港的郑铭凤、重庆的殷群、山西的郭京丽、李芳、于午、南通的李志飞、陕西的张建设，最后在武夷山，我们居然还遇到了袁正平、孙云彩、张景绪、龚丽云、罗淑云、方曦，更结识了郭林先生的儿子、世界医学气功协会副主席林健先生！这些老师们，不仅教授了海鹰练功的势子、功法，还传递给我们救助癌症患者的责任、担当，让我们感受着满满的人间大爱！我们沉浸其中，享受其中！

谢患者吗？当然，这是我们时刻记挂着的一个群体！自从海鹰生病，你们就是他的伙伴，让他感到自己不是孤军奋战，你们比他难，可你们更英勇！我也是要对这些年来在茫茫人海中找到我，跟我倾诉，向我询问的患者说声谢谢！我谢你们的信任，谢你们的真诚，谢你们的眼泪，谢你们的哀叹，谢你们让我了解到癌症治疗上的沟沟坎坎，让我看到我从未想到过的社会现象和人间悲苦，谢你们给我讲述的一个个直击心灵的故事！这些故事，让我悲悯，令我升华，使我的心里永远充盈着爱——我在救助你们的同时也在洗涤着自己！我知道，我与你们虽然没有见过面，但我更知道我们心里有彼此，你们爱我，爱海鹰，你们会成为我一生的朋友和亲人。海鹰虽然走了，但你们会一直陪伴着我！这一点我深信不疑！

谢战友？谢同学？是啊，这不会忘！少年时艰苦的农田劳作夯实了难兄难弟的情谊，青年时课堂求学、围炉夜话的经历又让"豆汁协会"的成员结下了一生的友谊。海鹰病了，你们犹如家人病了，多少次的叮嘱、鼓励和探望，让我们感觉又重拾回青春的记忆！

谢同事？是呀，必须说！海鹰自离开兵团，又经历街道工厂、国家机关、中央媒体、国际公司，一步一个台阶，几经转战，终于成为一名职业经理人。其间，他既承受着商场搏击的腥风血雨，又享受着职场成功的荣耀与风光。而这一路走来，都有你们的支持、包容与陪伴。特别是，海鹰病了，离开了岗位，你们便化同事、伙伴、属下为兄弟，为姐妹，嘘寒问暖；待海鹰离去，你们又以鲜花、挽联、祝福，送他一程又一程……

谢亲人？谢海鹰的兄弟姐妹？还是谢我的姐妹兄弟？应该，也不必。海鹰得病，你们比谁都急，血脉相连呀，我知道，海鹰痛，你们就痛，我痛，你们就心疼。可没有办法呀，八年来，我们只能带着你们的祝福，争取活，多活一天是一天！

我还要谢谁？谢儿子？是的，似乎不提他，总觉得少些什么。我和海鹰要孩子晚，海鹰生病时他刚二十来岁。可他从小被爸爸培养得很是自立，开拓精神又强，爸爸得病的八年，是他事业不断进取的八年，他没让我们为他的事业操心，他以自己的成绩让爸爸感到欣慰和骄傲。

那么，我还要谢谁？谢海鹰？用吗？用呀！不说出对海鹰的感激，我的心会疼，会很疼很疼！海鹰是我的丈夫，也是一名癌症患者，且不说我俩相识五十载，相伴四十年的柴米油盐，就是这抗击癌症的八年，他也让我的人生有了一段刻骨铭心的爱的记忆。海鹰对我的所有的好，是让我尝到了一个女人可能转换的全部角色的扮演成功。他爱我，依恋我，心疼我，信任我，一生中，他没有埋怨过我半句。我曾是他的战友、女友、未婚妻、妻子、老婆，他得病后，我又成了他的"徐妈"，成了他生命的依托。每每他身体出现了病状，他都会看着我，等着我拿主意，我说没事，他就真信了，就能大步出门！可是，在夜深人静之时，他又会拍着我的腿说"我好心疼你呀，伶伶。"（我俩掉头睡）。就在他的病最危重的时候，他给他的哥哥姐姐和弟弟写了一封信，他说："如果有一天我走了，你们不要埋怨徐晓，在我的治疗上，所有的方案都是我们两人一起商定的，如果说我们没有完全听从医生的，也是因为我的身体不堪承重。"啊，我的海鹰，作为女人，一生能有你这样的丈夫相伴，夫复何求？

从 2019 年初，我跟海鹰就着手写这第三本抗癌书了。到了九月，书稿基本完成。可那时，原来合作的出版社在机构上有了变故，我们要重新寻找合作者。可海鹰病了，我们没有机会回到北京去四处联络，心里不禁有些发愁。

就这样，我想到了法国的医生刘炳凯博士，他从来是郭林新气功的积极推广者，也是我们前两本书的拥趸。他一听这个情况，马上说："这么好的书还愁没地方出，我来联络！"当即就把我推荐给了他的好友——两家很有影响力的出版社的大编辑，这让我和海鹰的心一下就踏实了。刘博士，谢谢！

说到书的出版，我真的还要感谢人民体育出版社的编辑们。他们真诚、热情，对癌症患者倾注了深切的关心。他们告诉我，关注癌症群体，救助癌症患者，这是他们的责任，也是他们出版内容的重要主题。在这点上，他们与我一拍即合！

谢谢人民体育出版社的编辑们，是你们让我看到了未来抗癌事业会一点点做大，会慢慢得到更多社会关注的前景和希望！

这就是我要致谢的人和事。可能此文会落下一些人一些事，但是我的心里有，心毕竟比这书页大！

再次祝我们的读者快乐，祝我们的患者健康！

同时，我也要用此书告慰天上的海鹰："放心吧，咱们的第三书本书如期出版了，你的名字没有被打上黑框，你会永远跟我在一起，也会永远活在读者的心中。"

徐晓

2020 年 6 月 10 日

——海鹰 67 岁的生日

出版说明

　　《抗癌：生命至上》是徐晓、海鹰《智慧抗癌三部曲》的最后一部著作。我们想在这本书的最后一页给患者一个说明。本书的目的是告诉患者和他的亲属在癌魔来临后可以如何思考、如何制定治疗方案，向他们传播"活着"是癌症治疗中的第一要务的观念，为他们提供智慧抗癌的指导。每位癌症患者的情况都不同，本书中的观点及案例不能代替专业临床医生的诊断，如果本书中的内容与医生的意见相左，请跟主治医生耐心沟通。

　　祝愿天下所有的癌症患者都能开心、快乐地一直生活下去。

人民体育出版社
2020 年 9 月 27 日